EL GRAN LIBRO DE LAS HORMONAS

EL

GRAN LIBRO DE LAS

HORMONAS

CASA
CREACIÓN

La mayoría de los productos de Casa Creación están disponibles a un precio con descuento en cantidades de mayoreo para promociones de ventas, ofertas especiales, levantar fondos y atender necesidades educativas. Para más información, escriba a Casa Creación, 600 Rinehart Road, Lake Mary, Florida, 32746; o llame al teléfono (407) 333-7117 en Estados Unidos.

El gran libro de las hormonas editado por Siloam
Publicado por Casa Creación
Una compañía de Charisma Media
600 Rinehart Road
Lake Mary, Florida 32746
www.casacreacion.com

Traducido por: www.pica6.com (con la colaboración de Salvador Eguiarte D.G.)
Diseño de la portada por: Lisa McClure
Director de diseño: Justin Evans

Originally published in the U.S.A. under the title:
The Big Book of Hormones
Published by Siloam
Charisma Media/Charisma House Books Group
600 Rinehart Road
Lake Mary, Florida 32746
www.charismahouse.com

Library of Congress Control Number: 2015959074
ISBN: 978-1-62998-828-3
E-book ISBN: 978-1-62998-872-6

Nota de la editorial: Este libro contiene opiniones e ideas. Es solamente para utilizarse con propósitos informativos y educativos y no se debe considerar como un sustituto del tratamiento médico profesional. La naturaleza de la condición de salud de su cuerpo es compleja y única. Por lo tanto, usted debe consultar a un profesional de la salud antes de comenzar cualquier nuevo programa de ejercicio, nutrición o suplementos alimenticios, o en caso de tener preguntas acerca de su salud. La editorial no podrá ser señalada como responsable por cualquier pérdida o daño presuntamente provocados por cualquier información o sugerencia de este libro.

Las declaraciones de este libro sobre productos consumibles o alimentos no han sido evaluadas por la Administración de Medicamentos y Alimentos de los Estados Unidos de América (U.S. Food and Drug Administration, FDA). Las recetas de este libro deben seguirse exactamente como están escritas. La editorial no es responsable por sus necesidades específicas de salud o alérgicas que quizá requieran supervisión médica. La editorial no es responsable por cualesquiera reacciones adversas al consumo de alimentos o productos que hayan sido sugeridos en este libro.

Aunque la editorial hizo todo lo posible por proveer teléfonos y páginas de internet correctas al momento de la publicación de este libro, la editorial no se responsabiliza por errores o cambios que puedan surgir luego de haberse publicado.

Resumen: "Finalice de una vez y para siempre los altibajos de las hormonas. Las mujeres desean lucir más jóvenes, vivir más tiempo, llevar vidas más dinámicas y balanceadas, todo mientras logran sus metas como supermujeres. Valiéndonos de las ricas fuentes de información de los más populares autores de temas de salud del sello Siloam, que incluyen: Janet Maccaro, Mary Ann Mayo, Don Colbert, Reginald Cherry, Cherie Calbom y Scott Farhart, es que hemos compilado este libro. *El gran libro de las hormonas* le ofrece a los lectores información completa y detallada sobre la salud hormonal de las mujeres; cubre temas como: antienvejecimiento, pérdida de peso, remedios naturales (suplementos, vitaminas, superalimentos, jugos y batidos), manejo del estrés y más. Las damas aprenderán: Cómo identificar el desequilibrio hormonal, cuándo ir al médico, los mejores pasos a dar para la restauración, pérdida de peso, conciliar el sueño, recuperar la memoria, regular los estados de ánimo y cómo prevenir otras enfermedades relacionadas al agotamiento hormonal como lo son las enfermedades del corazón, osteoporosis, ciertos cánceres y más".

Porciones de este libro fueron previamente publicadas por Siloam y Casa Creación en *La dieta "Yo sí puedo" de Dr. Colbert*, de Dr. Don Colbert, copyright © 2010, 978-1-61638-038-0; *La nueva cura bíblica para la osteoporosis* de Dr. Don Colbert, copyright © 2012, ISBN 978-1-62136-117-6; *The Bible Cure for PMS and Mood Swings* de Dr. Don Colbert, copyright © 2001, ISBN 978-0-88419-745-4; *The Christian Woman's Complete Guide to Health* de Scott Farhart y Elizabeth King, copyright © 2008, ISBN 978-1-59979-207-1; *A Woman's Body Balanced by Nature* de Janet Maccaro, copyright © 2006, ISBN 978-1-59185-968-9; *Midlife Meltdown* de Janet Maccaro, copyright © 2004, ISBN 978-1-59185-550-7, y *Good for You* de Mary Ann Mayo, copyright © 2003, ISBN 978-1-59185-170-7.

Impreso en los Estados Unidos de América
16 17 18 19 20 * 7 6 5 4 3 2 1

CONTENIDO

Introducción

UNA OBRA FORMIDABLE Y MARAVILLOSA

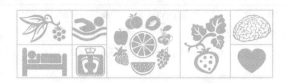

Te alabaré; porque formidables, maravillosas son tus obras;
estoy maravillado, y mi alma lo sabe muy bien.
—Salmo 139:14

En algún cumpleaños quizá citemos un pasaje semejante a este. Pero, ¿lo creemos, realmente, en nuestra propia vida; especialmente cuando enfrentamos el inevitable paso de los años? ¿Cree usted que la manera en la que luce y se siente hoy es tan formidable y maravillosa como en el pasado? Quizá vea hacia atrás incluso una década y se pregunta qué fue de aquella mujer llena de vida, joven y sonriente que solía ser. Ha capoteado muchas tormentas y ahora puede observar su paso en su cuerpo. Esas responsabilidades, decisiones, hábitos y traumas de la vida adulta le han pasado factura definitivamente.

Tras bastidores sus hormonas han desempeñado un enorme papel en lo que respecta a su salud y bienestar. Así que mucho depende de ellas, así como su funcionamiento depende de muchos otros aspectos de su vida. Todo es interdependiente. A pesar de la tendencia femenina de lamentarse lastimosamente por sus hormonas, especialmente en cierto momento del mes, la mujer sabe que Dios inventó las hormonas y que sabía lo que estaba haciendo. Él fue quien diseñó sus intrincadas coreografías dentro de su cuerpo. También Él diseñó su mente para que pudiera comprender cómo mantener su cuerpo y como vivir en él aunque, al parecer, en ciertas ocasiones le perteneciera a alguien más.

¿Víctima o sobreviviente?

A medida que envejece la población de mujeres, emergen dos grupos diferentes: las víctimas y las sobrevivientes. Ambos grupos quizá han experimentado aproximadamente la misma cantidad de aflicción y dolor en su vida, pero su perspectiva con respecto a sus experiencias termina siendo dramáticamente distinta. Las víctimas se quedan pasmadas, paralizadas por el pasado, incapaces de perdonar y de avanzar. Por otro lado, las sobrevivientes han aprendido del pasado y lo utilizan para que las impulse hacia adelante utilizando la sabiduría que han obtenido y el crecimiento espiritual que han experimentado para continuar, con la fe y la esperanza como compañeras de viajes.

Entre más crece, más importante se vuelve esta sabiduría madura. "Madurar" no tiene que ser una palabra no bienvenida. Usted puede aprender en el camino a manejar cada aspecto de esta vida propulsada por hormonas: sus preocupaciones dietéticas y de salud, su crecimiento espiritual y emocional, asuntos de la madurez y más. De hecho usted puede definir el proceso de maduración de modo que incluya refinamientos personalizados que beneficien a su propio y único cuerpo, mente y espíritu.

La vida de la mujer está llena del gozo de muchas temporadas maravillosas, según el diseño de un Creador sabio. La Palabra de Dios dice: "Todo tiene su tiempo, y todo lo que se quiere debajo del cielo tiene su hora" (Eclesiastés 3:1). En la primavera, la feminidad de la mujer despierta en el tierno florecimiento de su juventud. En el verano su fructífero cuerpo llena su vida con el ajetreado gozo de los bebés y los niños. Pero el otoño de la vida de la mujer puede ser la estación más maravillosa de todas. Durante los años de la menopausia, una cosecha de todas las cosas buenas que una mujer ha plantado en las personas a su alrededor viene de vuelta a ella. Además, el gozo de los hijos adultos, los nietos y la libertad de nuevas búsquedas pueden pintar su vida con una explosión de cambios tan hermosos y variados como la expresión del color otoñal.

El deseo de Dios para usted a medida que pasa por las transiciones de la vida natural de la postpubertad, premenopausia y menopausia es ser saludable y renovada, como declara el salmista: "Colma mi vida de cosas buenas; ¡mi juventud se renueva como la del águila!" (Salmo 103:5, NTV).

Mayordomas de un regalo precioso

Usted puede calcular las estadísticas sobre el promedio de vida esperado y especular acerca de los factores presentes en el proceso de maduración, ¿pero eso qué dice de *su* vida? A cada una de nosotras se nos ha dado un número de días predeterminado en esta tierra, y cada uno de esos días es un regalo. ¿Cómo está tratando este precioso regalo? ¿Le está faltando al respeto mediante no cuidar de su cuerpo o no alimentar su alma? ¿O está viviendo intencionalmente, dándose cuenta de que tiene una responsabilidad de ser la mejor expresión de la vida que pueda ser?

Al final de nuestros días todas nosotras queremos haber corrido la buena carrera y haber peleado la buena batalla. Queremos haber marcado una diferencia durante nuestra travesía terrenal. Queremos dejar una "huella" (una "huella del corazón" si pudiéramos llamarla así) como prueba de que estuvimos vivas y que le importábamos a nuestros seres queridos.

Aquí es donde entra la mayordomía. ¿Qué va a hacer con los días que se le han señalado? ¿Va a abrazar tanto lo bueno como lo malo, lo oscuro con lo brillante? Cada día, sin importar sus circunstancias, le ha sido dado para enseñarla, hacerla crecer y madurar, y afinarla, traerle gozo y darle la capacidad de ser compasiva, amorosa y perdonadora. En otras palabras, usted está siendo templada en el horno de la vida. ¿Cómo surgirá al final? ¿Llegará al final de sus días con una vida tan hermosa como la porcelana más fina? ¿O más bien llegará resquebrajada y rota, sin un testimonio o legado de felicidad?

Si usted recuerda su vida y ve que no ha vivido al máximo, usted puede comenzar ahora para experimentar una vida más rica, llena de mejor salud, emociones más estables y un caminar espiritual más profundo. Usted puede esperar no solamente vivir una vida larga, sino también vivir mejor en cualquier etapa y a cualquier edad. Usted puede aprender maneras de traer salud a su envase terrenal, maneras de sanar sus emociones y maneras de acercarse más a su Creador.

Hay un equilibrio en la naturaleza que es tan delicado e intrincadamente interdependiente que va más allá del alcance de nuestro entendimiento. Sin embargo, cuando se pierde ese equilibrio podemos ver inmediatamente el resultado. Cuando se reducen las precipitaciones, las plantas acuáticas mueren debido a que descienden los niveles de las aguas, los peces mueren por una mala oxigenación, los animales a la orilla del agua se van o mueren de hambre y las poblaciones de insectos incrementan a medida que las aves y otros depredadores naturales dejan el ecosistema, dejándolo desolado y en peligro. Lo mismo es cierto para el cuerpo de la mujer. Una vez que se pierde el equilibrio la calidad de su vida nunca es la misma. Deja de florecer, y sus sueños de salud llena de vida y abundante son reemplazados con fatigas, pérdida de claridad mental, ansiedad, depresión y enfermedades degenerativas.

Pero una mujer que ha aprendido—con frecuencia por experiencia personal y a la mala—cómo equilibrar su servicio a los demás con el cuidado de sí misma, su trabajo duro con la relajación y el juego, sus necesidades emocionales con sus necesidades mentales y físicas, incluso cómo equilibrar su peso saludable en la báscula del baño, ha aprendido más de lo que la mayoría de las mujeres aprenden alguna vez.

Una mujer que ha logrado el equilibrio está libre de ansiedad, depresión, preocupación y males físicos. El sueño la refresca, la vida abunda y la vida de las personas a su alrededor son enriquecidas con su sabiduría y su capacidad de capotear las tormentas de la vida con gracia y dignidad.

Una mujer equilibrada es un tesoro que contemplar. Su belleza trasciende el plano físico. Su fuerza y perspectiva brillan como un faro para los demás. Su cuerpo, mente y espíritu funcionan en armonía. Ella camina en una salud abundante y divina. Una mujer equilibrada da y cuida incondicionalmente, pero al mismo tiempo sabe que el amor que da con tanta libertad necesita dárselo a sí misma también. Ella sabe que es digna de ser amada y cuidada. ¡El cuerpo de una mujer, cuando está en equilibrio, le permite ser la expresión plena de lo que Dios la ha diseñado para ser! Encontrar el equilibrio vale la pena el esfuerzo.

Año tras año

Es verdaderamente posible seguir avanzando a través de las décadas de su vida, incluso cuando surgen nuevos sucesos importantes, con gozo y vigor. Una mujer cristiana va un paso adelante de las personas que no han abrazado a Jesucristo como Señor y Salvador. Después de todo, Él es el que dijo: "Yo soy el camino, y la verdad, y la vida; nadie viene al Padre, sino por mí" (Juan 14:6).

Una niña recién nacida en los Estados Unidos puede esperar vivir mucho más allá de los ochenta años. Sea que esos años serán llenos de una lucha ansiosa y debilitamiento cada vez mayor o de una victoria gozosa tras otra depende enteramente de la conexión de la mujer con la Fuente de la vida.

El asunto que tenemos entre manos, con relación al tema de este libro, es vivir la vida al máximo en todo lo que a sus hormonas concierne. Eche un vistazo al contenido. El título del capítulo le dice con una sola mirada de qué se trata cada capítulo. Cada capítulo presenta una variedad de recuadros, tablas, listas y cuestionarios con el fin de habilitarla para conocerse mejor y también para que pueda adelantarse y manejar los lanzamientos hormonales que puedan venir en su camino en los años por delante. Usted puede dirigirse directamente a los capítulos que aborden mejor a sus necesidades actuales, y puede volver a consultar el libro a medida que sus necesidades hormonales cambien.

Quizá se sorprenda a sí misma, especialmente si ha llegado a acostumbrarse a sufrir desequilibrios hormonales. Con un poco de ayuda por parte de sus amigas, usted puede aprender, no solamente a como sobrevivir, sino también a cómo *¡florecer!* Su vida este año puede ser un nuevo comienzo para su aventura eterna de gozo.

Capítulo 1
TODAS SOMOS MUJERES AQUÍ

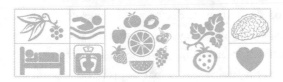

COMO MUJER, USTED es una edición única. Cuando Dios la diseñó, creó a alguien sumamente único, tan especial como la primer mujer que hizo. Usted conoce la historia: "Y de la costilla que Jehová Dios tomó del hombre, hizo una mujer, y la trajo al hombre. Dijo entonces Adán: Esto es ahora hueso de mis huesos y carne de mi carne; ésta será llamada Varona, porque del varón fue tomada" (Génesis 2:22–23).

Lo interesante es que aunque la Biblia declara que las mujeres son formadas a partir de los varones, un feto en desarrollo automáticamente toma forma femenina si no es influenciado desde el principio por la hormona masculina, testosterona. Es la testosterona lo que cierra la vagina, convierte los labios en escroto y hace crecer el clítoris para formar un pene. Sin ella, se formará una mujer de apariencia normal, con todo y desarrollo de mamas y vagina, aun y cuando esa persona tenga cromosomas masculinos. Así que, ser mujer no es un "accidente" o un "error".

Hormonas para la vida

Los ovarios son los órganos dominantes en las mujeres. Casi todas las hormonas sexuales provienen de los ovarios, y guardan el secreto de lo que significa ser una mujer. Estas estructuras ovales del tamaño de una almendra se encuentran localizadas en cada costado del útero. Producen las hormonas sexuales femeninas estrógeno y progesterona, y almacenan todos los óvulos necesarios más tarde para la reproducción. Cada mes docenas de óvulos compiten entre sí para ser seleccionados como el óvulo que será liberado para su fertilización en un proceso llamado ovulación. En una compleja interacción entre el cerebro y los ovarios, un óvulo dominante alcanza la madurez y es liberado en la cavidad pélvica donde la trompa de Falopio lo recibe dentro de sí. Allí uno de los espermatozoides que están a la espera lo fertilizan. El nuevo embrión resultante viaja al interior del útero para comenzar su nueva vida.

Los ovarios elaboran una hormona llamada estrógeno. Desde la aparición de la pubertad a la menopausia, los ovarios producen esta hormona diariamente. Es lo que mantiene la voz femenina aguda, desarrolla las mamas, hace crecer el endometrio para su uso más tarde en la reproducción y cambia la forma de los huesos pélvicos para dar cabida al embarazo. Se ha descubierto que esta hormona interactúa con casi cada órgano del cuerpo en una manera poderosa. Hace que el calcio se fije en los huesos (la pérdida de estrógeno es la principal causa de osteoporosis en las mujeres). Incrementa el colesterol bueno y reduce el colesterol malo, retrasando así la aparición de ataques cardiacos y derrames cerebrales en las mujeres en comparación con los hombres. Y esto no incluye los efectos del estrógeno en el cerebro.

Cuando el óvulo es liberado en medio del ciclo menstrual, una segunda hormona llamada progesterona, se elabora. Su función principal es preparar el endometrio para recibir un embrión. Sin esta preparación, el embrión flotaría por allí y se saldría por el cuello del útero, sin ser nunca implantado y sin generar jamás un embarazo. Si un embrión no se implanta y le da señal de ello al ovario, los niveles de progesterona caen y el endometrio se rasga, comenzando el proceso familiar de la menstruación.

La pubertad marca la transición física, emocional y sexual de la niñez a la adultez. Esta transición ocurre gradualmente y contiene una serie de eventos y marcas bien definidos. El cerebro contiene dos estructuras—el hipotálamo y la glándula pituitaria—que son responsables por encender y regular la secreción de las hormonas de los ovarios de las mujeres (las gónadas). Esto es llamado el eje hipotálamo-hipófisis-gonadal y es inicialmente activo en el feto y durante los primeros años después del nacimiento. Luego se vuelve inactivo hasta la aparición del desarrollo de la pubertad. Aproximadamente a los ocho años las glándulas suprarrenales envían una señal que enciende la producción de hormonas sexuales gonadales aproximadamente dos años más tarde. El proceso del desarrollo de la pubertad requiere aproximadamente cuatro años para lograr la madurez sexual plena.

Usted no quiere vivir sin hormonas. Si se considera que las hormonas ni siquiera se habían descubierto hasta principios de la década de 1900, no sería ninguna sorpresa que apenas ahora estemos descubriendo la información acerca de sus efectos buenos y malos. Básicamente las hormonas son mensajeros de señales involucradas en casi cada proceso químico de nuestro cuerpo. Influencian el crecimiento, el metabolismo, la fuerza, la resistencia y la vitalidad. Las hormonas incluso controlan otras hormonas. Mantenerlas en un equilibrio apropiado según su edad y la etapa de la vida en la que se encuentre incrementa su oportunidad de buena salud y bienestar.

Las hormonas definen las etapas de la vida de la mujer

En cualquier momento después de la pubertad el cuerpo de una mujer es capaz de concebir un hijo. Sus hormonas mantienen su ciclo mensual andando, pero permanecen tras bastidores. Ella quizá no piense mucho en sus hormonas; a menos que la sometan a los incómodos síntomas mensuales del síndrome premenstrual. Sin importar si experimenta o no el SPM o si queda encinta, los meses y los años pasan y una variedad de otros "asuntos" hormonales pueden ocurrir. Ella podría desarrollar cáncer u otro problema importante de salud.

Todo el tiempo, donde haya vida, hay hormonas, no solamente las que son protagónicas en el flujo de información (el estrógeno en particular), sino también todas las demás que regulan el metabolismo, la energía y otros procesos de la vida (usted podrá conocer más acerca de ellas en el capítulo siguiente que versa sobre el sistema endocrino y su robusto, pero delicado, equilibrio).

En algún momento de la cuarta década de vida, la mujer puede comenzar a notar un cambio. Sus periodos menstruales pueden volverse irregulares, y cada parte de su cuerpo al parecer está dejando atrás la juventud. Con el tiempo el periodo mensual es cosa del pasado, y ella ahora puede definirse como "menopáusica". No obstante, la historia está lejos de acabarse, y sus hormonas, aunque se hayan desacelerado un poco (o un mucho) a través de los años, siguen haciendo aquello para lo que fueron diseñadas.

La manera en que una mujer haya vivido su vida afecta cómo experimenta la menopausia y su propensión a desarrollar una enfermedad. La mayoría de las mujeres están cómodas con el concepto de que la procreación no es la única razón de su existencia. Las mujeres ordinarias y extraordinarias frecuentemente experimentan una vitalidad renovada y una fuerza creativa con una nueva dirección después de la menopausia.

Como la menopausia no es una enfermedad, tomar medicamentos para vencerla debería ser innecesario. El estrógeno y la progesterona definen la feminidad física y son básicas para la reproducción; ya no son necesarias a altos niveles cuando esa ya no es la agenda del cuerpo. El cuerpo sabiamente apaga la función hormonal reproductiva a cierta edad, pero continúa produciendo las mismas hormonas a niveles por debajo de los que mantienen la fertilidad. Existen muchos sistemas redundantes: las hormonas se producen en la piel, el cerebro y en las células grasas a partir de otras hormonas precursoras cuando los ovarios ya no son la fuente principal.

El diseño perfecto de la mujer nunca fue dar cabida a niveles proliferativos de hormonas todos los días, a cada hora. El estrógeno y la progesterona sufren altibajos a lo largo del mes, e incluso son liberadas en un modo pulsante a lo largo del día. Este ritmo natural le da reposo al tejido altamente sensible a las hormonas como las mamas, el útero, la vagina y el endometrio de una exposición continua a estos agentes altamente estimulantes. ¿Dónde está la sabiduría en suplementar hormonas fuera del rango normal del reloj biológico femenino? ¿Cómo lo enfrenta el cuerpo? ¿Qué sistemas son responsables de remover las hormonas no deseadas?

> Según el Buró de Censos de los EE. UU., más de cincuenta millones de mujeres serán mayores de cincuenta y un años para el año 2020. Tantas como cinco mil de esas mujeres al día entran a la menopausia. La mujer promedio puede esperar vivir un tercio de su vida en la postmenopausia.

El estrógeno y sus amigos

Cuando un médico le prescribe estrógeno para ser tomado como una píldora, una gragea o a través de la piel, es llamado exógeno: de una fuente externa. Usted también puede ingerir estrógeno exógeno a través de los alimentos que consume y de los químicos a los que es expuesta, tales como pesticidas y otras sustancias que aparentan ser hormonas.

El estrógeno que usted elabora en su cuerpo es conocido como endógeno. Antes de que el ciclo menstrual se detenga completamente, el agotamiento de folículos ováricos en el ovario da como resultado un declive de estrógenos, aunque su medida en el torrente sanguíneo puede variar considerablemente (el estrógeno es identificado adicionalmente como estradiol, el cual está activo a lo largo de los años reproductivos de la mujer; como estriol, predominante durante el embarazo; como estetrol, producido solamente durante el embarazo; y estrona, el principal estrógeno circulante durante la menopausia).

Después de la menopausia la principal fuente de estrógeno proviene de la conversión de una hormona precursora llamada androstenediona que es producida por las glándulas suprarrenales. Obviamente entrar a la menopausia con suprarrenales saludables es importante. Para el momento en que una mujer está bien entrada en los años de la postmenopausia, la mayor parte del estradiol se deriva de la testosterona, pero el estrógeno predominante en circulación sigue siendo la estrona.

El tejido mamario, el cerebro, los huesos, las arterias coronarias y el endometrio son los sitios principales para las etapas finales de conversión del estrógeno. El que esto sea bueno o malo depende de muchas cosas. Una fuerte cantidad saludable de estrógeno convertido en el hueso es benéfico, mientras que en otros tejidos, como el mamario, puede resultar dañino. El nivel de producción de estrógeno en varias áreas del cuerpo incrementa con la edad y el peso. Generalmente una persona con más células grasas va a producir más estrógeno. Como la necesidad de la mujer de estrógeno continúa, el Arquitecto divino del cuerpo se aseguró de que la producción de estrógeno continuara.

Una vez que se produce el estrógeno, debe moverse alrededor del cuerpo con el fin de entrar a las células del tejido objetivo e inducir la actividad biológica. Solamente entre un 2 o 3% es libre para deambular por su cuenta. La mayor parte del estrógeno libre se combina con la "globulina fijadora de hormonas sexuales" (SHBG, siglas en inglés para "sex hormone-binding globulin"). La SHBG es parecida a un taxi; si algo altera la cantidad disponible de SHBG, influencia la cantidad de estrógeno libre, así como quitar taxis de servicio hace que las personas tengan que transportarse por su cuenta. Esto es importante porque cuando el estrógeno va en el taxi, no puede realizar su trabajo.

Una vez que el estrógeno ha recorrido el cuerpo y estimulado a la célula a responder al mensaje que lleva, finalmente se abre paso al hígado donde es descompuesto y vinculado a los ácidos biliares, excretado al tracto intestinal y finalmente eliminado por las heces o a través de los riñones como orina. No obstante, si el intestino de la mujer está habitado por el tipo equivocado de bacterias, el estrógeno puede ser reabsorbido y pasado nuevamente al hígado para comenzar una nueva travesía con una nueva oportunidad de influenciar el metabolismo celular.

Y si su tracto intestinal está funcionando pobremente, el estrógeno puede ser reabsorbido a un nivel que su cuerpo no puede manejar, o puede permitir una sobreabundancia de vuelta a su sistema.

Cuando se trata de mantenerse saludable o enfermarse, las investigaciones nos dicen que la manera en que el estrógeno es degradado es mucho más importante que cualquier gen que haya tenido la suerte o el infortunio de haber heredado. Estos productos de su degradación tienen efectos biológicos significativos que en algunos casos pueden influenciar la seguridad y eficacia del estrógeno que produce su cuerpo o que usted añade a través de lo que come o toma en medicamentos.

Aprendiendo a estacionarse en paralelo

La manera en que el estrógeno afecta una célula y pone en movimiento una serie de eventos buenos o malos está determinada por el tipo de estrógeno que es, cómo lo descompone el hígado, los genes de la mujer, la química celular y el receptor particular al que se fija. Un receptor es como un lugar para estacionarse. Es el punto literal de la célula en el que se fija el estrógeno. Lo que sucede cuando se estaciona es determinado por las proteínas, canales y procesos por medio de los cuales interaccionan los receptores. Hay dos tipos, alfa y beta, y varios subtipos de cada uno. Esto explica por qué el cuerpo puede responder en una manera distinta a la misma hormona: los sitios de estacionamiento son diferentes. Por ejemplo, cuando el estradiol se vincula con el receptor alfa, le dice a la célula que inicie ciertas reacciones químicas; cuando se fija al receptor beta, el mensaje activado es exactamente lo opuesto de lo que es puesto en movimiento con el receptor alfa.[1] (Nota: el receptor alfa fue descubierto en 1986 y el beta en 1996. Estas fechas nos recuerdan lo nueva que es la ciencia del estrógeno).

El tiempo que el estrógeno pasa en su lugar de estacionamiento preferido determina la actividad biológica y, con respecto a la terapia hormonal, la potencia de la hormona prescrita. Los receptores de estrógeno se vincularán con otros además del estrógeno libre. Muchas toxinas y células vegetales pueden estacionarse en un receptor con afinidad y acción variables. Esa es la razón por la que mucha de la investigación sobre hormonas está dirigida hacia el desarrollo de fármacos moduladores selectivos de los receptores estrogénicos—MSRE—que pueden activar algunas, pero no todas las células objetivo.

En algunos casos, cuando se utilizan estos medicamentos, la acción del estrógeno es inhibida; y en otros es simulada. Por ejemplo, el MSRE raloxifeno estimula el crecimiento de hueso a través de su acción en el receptor estrogénico, pero no tiene un efecto de proliferación en el tejido mamario y endometrial. No obstante, en el cerebro actúa en una manera antiestrogénica, haciendo que sea más difícil que los vasos sanguíneos se constriñan y dilaten apropiadamente, lo cual puede causar que una mujer que toma raloxifeno experimente un incremento en los sofocos.

Los isoflavones y lignanos derivados de las plantas y sus productos metabólicos pueden ser considerados MSRE naturales. Aunque con frecuencia se hace referencia a ellos como "fitoestrógenos"; sus acciones en la célula no son las del estrógeno. Funcionan en una manera agonista/antagonista, o como un "adaptógeno". Los adaptógenos tienen un efecto de equilibrio en el cuerpo, trabajan en la dirección que se necesite, en lugar de tener una acción fija.

> La evidencia acumulativa indica que no es el estrógeno—como estradiol o estrona—sino los productos metabólicos del estrógeno, lo que podría estar contribuyendo con los riesgos de salud asociados con el estrógeno durante la menstruación, la menopausia o con la terapia de reemplazo de hormonas.

No se olvide de la progesterona

Al igual que el estrógeno, la progesterona se metaboliza principalmente en el hígado, es secretado en la bilis y excretado en las heces. La versión endógena puede ser metabolizada en el cerebro y activa un receptor que produce diferentes grados de sedación. Como la progestina sintética no se procesa en la misma manera, es mucho más probable que intensifique los trastornos del estado de ánimo. La mayoría de los regímenes hormonales suelen incluir progestinas sintéticas como acetato de medroxiprogesterona (MPA), un fármaco estructuralmente relacionado con la progesterona o con acetato de noretindrona, desarrollado a partir de la molécula de la testosterona. Las progestinas han demostrado incrementar la densidad mamaria, y algunos estudios pequeños la han vinculado con un incremento en el riesgo de cáncer mamario. No obstante, en el útero detiene la proliferación de células. Hay una gran variación en su absorción entre pacientes. La progesterona natural (idéntica a la natural o bioidéntica) se vende en mostrador en dosis bajas que no desarrollan hueso ni protegen contra hiperplasia (proliferación de células). Está disponible en dosis estandarizadas por prescripción en farmacias regulares o de composición de fórmula magistral.

El papel de la testosterona

Además de la progestina, las terapias de hormonas cada vez más incluyen testosterona con estrógeno. La mayor parte de la testosterona que produce la mujer se origina en el ovario y solamente disminuye ligeramente en la menopausia. Cualquier disminución que suceda justo antes o después de la menopausia es principalmente debido a cambios en la secreción de las suprarrenales. Si a una mujer le remueven los ovarios, no será capaz de producir testosterona a niveles apropiados.

Hay dos formas disponibles de testosterona exógena: natural y sintética. Mientras que la mayoría de las personas consideran automáticamente que la "natural" es mejor que cualquier otra cosa, en este caso la testosterona natural se absorbe pobremente a través del tracto gastrointestinal en comparación con la versión sintética, la metiltestosterona, que viene en una variedad de presentaciones incluyendo tabletas. La testosterona natural se encuentra disponible a través de inyecciones o comprimidos, aunque el desarrollo más reciente son los parches. La testosterona tiene receptores específicos en los tejidos objetivo; especialmente en el cerebro y los huesos. Al igual que con las hormonas reproductivas, la manera en que son utilizadas por una mujer individual es altamente variable.

Cómo mantener el equilibrio, año tras año

¿Entonces qué va a hacer usted con esta información? Si comprendemos que el estrógeno, la hormona femenina primaria, es esencial para la buena salud femenina, ¿qué significa ser dominante o deficiente hormonalmente? Cuando se dice que los niveles hormonales de una mujer son "estrógeno dominantes", suena como si ella estuviera tan llena de estrógeno que debería estarse fugando por sus poros.

En realidad, una mujer puede ser estrógeno dominante en su tejido mamario, a causa de los muchos receptores de estrógeno en las mamas, y al mismo tiempo ser estrógeno deficiente y sufrir de ovarios poliquísticos o pérdida ósea severa. Hay estados de salud y procesos de enfermedad en los que estos desequilibrios necesitan ya sea la adición o exclusión de hormonas exógenas. En la mayoría de los casos los valores de referencia de laboratorio son el soporte de una decisión así.

Y tomar hormonas en el punto en el que su cuerpo fue diseñado para desactivarlas puede poner su cuerpo en tensión, requiriendo que trabaje más duro para cambiar el estrógeno en productos secundarios—metabolitos—que sean inocuos. En las mujeres sanas el cuerpo persiste en producir hormonas a los niveles que son apropiados para un cuerpo que está desacelerando. La producción continúa porque, como hemos mencionado, el cuerpo tiene sistemas redundantes. Su propósito ya no es ayudarla a reproducirse, sino que están funcionando al máximo y diseñados para mantenerla andando durante los siguientes treinta o cuarenta años.

En otras palabras, los niveles hormonales que están dentro del rango normal de una mujer menopáusica—cuando una es una mujer menopáusica—no requieren suplementos médicos. Añadir hormonas con el propósito de restaurar los niveles anteriores a la menopausia no es lo que el Creador tenía en mente. ¿Dónde se encuentra la sabiduría en eso? Se supone que debemos avanzar más allá de la crianza de los hijos. Su cuerpo fue diseñado para reproducirse durante tres a cuatro décadas, no durante toda la vida. Con certeza el plan no era inundarlo con los niveles hormonales de una mujer de veinticuatro años 100% del tiempo. Con eso en mente, el avance del envejecimiento no es definido únicamente por el declive en las hormonas. Su diseño perfecto incluye envejecer.

Equilibrio entre buenas y malas noticias

La situación puede parecer un poco abrumadora. ¿Cómo puede reconciliarse usted misma con la idea de que su cuerpo que está envejeciendo le va a causar dificultades y que esto es un desarrollo bienvenido? Para empezar, usted puede aprender acerca de ello. Armada con información sólida—que se debe acumular con el tiempo—usted puede tomar decisiones sensibles en su estilo de vida. Usted no puede cambiar el diseño básico de su cuerpo ni demasiadas de las circunstancias en las que se encuentra, pero puede ciertamente mantener su cuerpo con la mejor de sus habilidades y buscar lograr la satisfactoria armonía interna de la madurez. Una persona que esté madurando en edad cronológica también debería estar creciendo mental, emocional y espiritualmente. La última contiene la llave maestra de una vida bien vivida. Sus hormonas podrán tener una mayor capacidad de ayudar a su cuerpo y a su mente a florecer si su espíritu está en contacto con el Diseñador maestro mismo: Dios.

Él no es solamente su Creador, sino también su médico de médicos. Por lo tanto, usted nunca tiene por qué sentir que se encuentra a la deriva en el mundo sin esperanza por su futuro. Los médicos son solamente humanos, y la comunidad médica tiene opciones limitadas. Su habilidad para tomar decisiones sabias también es imperfecta. Con frecuencia, cuando su salud se ve comprometida en alguna manera, su capacidad de pensar claramente también. Pero Dios sabe justo lo que usted necesita. Si usted recurre a Aquel que creó su cuerpo, Él la ayudará. Él creó este mundo y todos los remedios disponibles en él, y envió a su Hijo para traer restauración a su cuerpo, mente y espíritu. Él es poderoso; y está de su lado. Cuando recurra a Él, siempre estará con usted y le dará la respuesta a sus necesidades más profundas.

El apóstol Pablo declaró esta maravillosa realidad: "Por lo cual estoy seguro de que ni la muerte, ni la vida, ni ángeles, ni principados, ni potestades, ni lo presente, ni lo por venir, ni lo alto, ni lo profundo, ni ninguna otra cosa creada nos podrá separar del amor de Dios, que es en Cristo Jesús Señor nuestro" (Romanos 8:38–39). Todas enfrentarán un momento de crisis, una hora oscura, en algún punto de su vida. Para algunas, el momento llega más pronto que para otras, pero tenga la seguridad de que su momento vendrá. ¿Qué sucederá en ese momento? ¿Sabrá qué hacer? ¿Sabrá cómo orar?

Con frecuencia esto sucede durante una crisis seria de salud. Entonces como con los discípulos de Jesús, usted puede decir: "Señor, enséñame a orar" (ver Lucas 11:1). Jesús les proveyó el modelo de oración que todavía usamos hoy, la oración llamada el padre nuestro. Jesús les dio está oración a sus discípulos—y a nosotras ahora—no solamente para que la memoricemos y la recitemos, sino para enseñarnos los principios básicos involucrados en la oración. Esta oración sencilla refleja ciertos fundamentos como la confianza en la guía de Dios, su provisión y la libertad del pecado. Orar conforme a esas líneas activa nuestra relación con nuestro Padre eterno, siempre amoroso.

Cinco manera de orar por su bienestar físico

Cuando esté preocupada por un asunto "femenino", ¿qué es lo primero que debería hacer? ¿A quién debería recurrir? El salmista declaró: "Dios es nuestro amparo y fortaleza, nuestro pronto auxilio en las tribulaciones" (Salmo 46:1). El libro de Salmos está lleno de oraciones de personas que se regocijaban cuando Dios escuchaba su clamor y los libraba. Usted puede recurrir a sus oraciones y orarlas también en su hora de necesidad, esperando que su amoroso Padre celestial le responda también. Pero algunas veces es difícil saber exactamente cómo orar, especialmente cuando se encuentra confundida o preocupada. Aquí hay cuatro sugerencias:

Ore por apertura para escuchar la voz de Dios

Quizá se encuentre abrumada por la cantidad de consejos no solicitados de amigos o seres queridos bien intencionados. Probablemente también enfrente decisiones confusas con respecto a qué análisis o procedimientos someterse o qué opiniones médicas buscar. Su médico podría preferir cierta opción de tratamiento y podría estarla presionando para que tome decisiones para las que no se siente preparada. El primer paso a tomar en un tiempo así es orar pidiendo que la voz de Dios se abra paso por en medio de todas las demás voces y que se dé a conocer a Sí mismo y su voluntad.

Ore pidiendo saber cómo orar

Algunas veces la confusión puede ser tan grande que podría sentirse sin saber cómo orar. El Espíritu Santo es su guía celestial; su instructor en las cosas de Dios (Juan 16:13). Él está dispuesto y disponible para mostrarle cómo orar. Comience a pasar tiempo esperando en Dios, y pídale al Espíritu Santo que le dé las palabras para orar.

Pida un entendimiento correcto de la Escritura

Cuando entienda lo que dice la Palabra de Dios con respecto a su salud personal, usted se volverá más eficaz en sus oraciones. Si usted cree en la salvación—a través del sacrificio de Cristo en la cruz para perdonar sus pecados—entonces conforme a las Escrituras debemos creer que Él se preocupa por nuestro bienestar físico. La Biblia declara acerca de la muerte de Cristo: "El mismo tomó nuestras enfermedades, y llevó nuestras dolencias" (Mateo 8:17). La Biblia también nos enseña que perseveremos en oración (vea Lucas 18; Efesios 6; Daniel 9).

La Biblia dice: "Orad sin cesar" (1 Tesalonicenses 5:17). Y nuevamente: "Orando en todo tiempo con toda oración y súplica en el Espíritu, y velando en ello con toda perseverancia y súplica" (Efesios 6:18). Sea paciente. Sea fiel. Sea determinada. Siga orando y creyendo, y persevere hasta que venga la respuesta.

Dirija sus oraciones específicamente hacia su situación personal

Infórmese sobre cómo funciona su cuerpo. Aprenda todos los detalles técnicos que pueda. Armada con tanta información como la que pueda reunir, ore activamente, usando esa información a su favor. Por ejemplo, si su médico le dice que una arteria específica cerca de su corazón está bloqueada y generando dificultades cardiovasculares, entonces ore específicamente por esa arteria en particular, para que se destape ¡en el nombre de Jesús! O si hay un crecimiento canceroso en su cuerpo, descubra específicamente donde está, y luego imponga sus manos continuamente sobre esa parte de su cuerpo, ordenándole al cáncer que se encoja y desaparezca.

Pídale a Dios que le aclare el camino que Él ha diseñado específicamente para usted. Traiga las opciones que su médico le presente delante del trono de la gracia y pídale al Padre que le indique qué camino quiere que usted tome. A medida que lo reconozca, Él le dará su paz y la guiará con su Espíritu Santo en el camino en que deba andar.

Capítulo 2

CUANDO LAS COSAS SE DESEQUILIBRAN

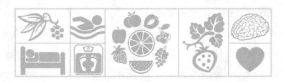

¿Y FINALMENTE QUÉ ES una hormona? Quizá usemos términos como "estrógeno", "testosterona" y "progesterona" como parte de nuestro vocabulario diario, pero ¿realmente sabemos de qué estamos hablando?

Las hormonas son los mensajeros químicos de su cuerpo.[1] Viajan por su torrente sanguíneo a los tejidos o a los órganos. Trabajan lentamente, a lo largo del tiempo, y afectan muchos procesos diferentes, incluyendo:

+ Crecimiento y desarrollo.
+ Metabolismo: La manera en que su cuerpo extrae energía de los alimentos que consume.
+ Función sexual.
+ Reproducción.
+ Estado de ánimo.

¿De dónde provienen las hormonas?

Las glándulas endocrinas, que son grupos de células especiales, elaboran las hormonas. Las glándulas endocrinas más importantes son la pituitaria, la pineal, el timo, la tiroides, las suprarrenales y el páncreas. Además, los hombres producen hormonas en sus testículos y las mujeres las producen en sus ovarios.

El sistema endocrino se compone de ocho glándulas endocrinas que no solamente producen y almacenan hormonas, sino que también las secretan. Aunque las glándulas endocrinas más importantes están distribuidas a lo largo del cuerpo, siguen siendo consideradas un solo sistema, porque tienen funciones similares, mecanismos de influencia similares y muchas interrelaciones importantes.[2]

Las hormonas son poderosas. Se requiere solamente una pequeñita cantidad para generar grandes cambios en las células e incluso en todo el cuerpo. Por eso es que tener muy poco o demasiado de cierta hormona puede ser serio. Los análisis de laboratorio pueden medir los niveles hormonales en su sangre, orina o saliva.

Algunas glándulas también tienen regiones no endocrinas que tienen otras funciones diferentes de la secreción hormonal. Por ejemplo, el páncreas tiene una porción exocrina importante que secreta enzimas digestivas y una porción endocrina que secreta hormonas. Los ovarios y los testículos secretan hormonas y también producen óvulos y espermatozoides. Algunos órganos como el estómago, los intestinos y el corazón, producen hormonas, pero su función principal no es la secreción hormonal.

El sistema endocrino controla la manera en que funciona su cuerpo. Produce hormonas que viajan a todas las partes de su cuerpo para mantener sus tejidos y órganos. Estas son algunas de las áreas gobernadas por el sistema endocrino:

+ Reproducción.

+ Respuestas al estrés y las lesiones.

+ Crecimiento y desarrollo sexual.

+ Niveles de energía del cuerpo.

+ Equilibrio interno de los sistemas del cuerpo.

+ Fuerza ósea y muscular.

Cuando sus glándulas endocrinas trabajan juntas suavemente, su cuerpo funciona como un baile coreografiado, pero cuando algo se descompone, su cuerpo comienza a fallar y a quejarse. Como sus hormonas influencian tantos sistemas diferentes de su cuerpo, un libro como este (una "guía de supervivencia hormonal") requiere capítulos no solamente acerca de su sistema reproductivo, sino también de su cerebro y de su corazón y más.

Estas son las glándulas del sistema endocrino de la mujer, en orden alfabético:

+ **Suprarrenales.** Sus dos glándulas suprarrenales, las cuales se ubican sobre sus riñones, secretan una hormona conocida como adrenalina cuando usted experimenta estrés. Influencian el uso de energía de su cuerpo.

+ **Hipotálamo.** Su hipotálamo es una porción de su cerebro del tamaño de una almendra, ubicado justo arriba del tallo cerebral. Sintetiza y secreta hormonas hipotalámicas que a su vez estimulan a la glándula pituitaria.

+ **Ovarios.** Estos órganos productores de óvulos también producen estrógeno y progesterona (las hormonas de las que se ocupa el resto del libro).

+ **Páncreas.** Su páncreas es parte tanto del sistema endocrino como del sistema digestivo. Libera insulina, necesaria en su cuerpo para metabolizar el azúcar, como cualquiera que haya batallado con la diabetes sabrá.

+ **Paratiroidea.** Esta consiste en un par de glándulas que se suelen situar detrás de la glándula tiroides. Producen una hormona que, junto con una hormona de la glándula tiroides, regula el contenido de calcio de su sangre y de sus huesos.

+ **Pineal.** Ubicada en el centro de su cerebro, es semejante a una pequeña piña (por eso es llamada "pineal"). Produce varias hormonas vitales, notablemente melatonina, que influencia sus ciclos de sueño/vigilia así como su desarrollo sexual.

+ **Pituitaria (Hipófisis).** Abajo en la lista alfabética, pero muy arriba en la lista de importancia de las glándulas endocrinas, su glándula pituitaria impulsa y guía el resto de su sistema endocrino y es esencial para su crecimiento y madurez, así como su desarrollo mental.

+ **Timo.** Su glándula timo que tiene dos lóbulos se puede encontrar entre el esternón y su corazón. Principalmente activa en la niñez, genera células T para su sistema inmune.

+ **Tiroides.** Su glándula tiroides es una de las glándulas más grandes de su cuerpo, localizada en la parte frontal de su cuello cerca de su manzana de Adán. Las hormonas que produce regulan el crecimiento y el ritmo de funcionamiento de muchos otros sistemas de su cuerpo.

Los endocrinólogos son médicos especialistas en función hormonal, y pueden prescribir análisis para ayudar a diagnosticar los desequilibrios hormonales. Tienen una comprensión cada vez mayor de las complejas interacciones de las hormonas humanas, y no solamente entre sí, sino también con los multitudinarios sistemas y procesos dentro del cuerpo de una persona y su ambiente.

El "equilibrio" hormonal es un asunto delicado, sin duda. Pero cuando sus hormonas no están funcionando como deberían, por la razón que sea, usted padece los efectos. Podría adjudicarle su mal a cualquier cantidad de orígenes obvios que generan estrés, y probablemente pueda cambiar algunas de esas circunstancias, solamente para fallar en abordar los desequilibrios hormonales invisibles que permanecen.

La mujeres y las hormonas

De la cuna a la tumba sus hormonas desempeñan un papel vitalmente importante en nuestra salud y bienestar. Como mujer, usted estará más al tanto de la operación de las llamadas "hormonas sexuales", los estrógenos en particular (estradiol, estriol y estrona).

Las mujeres de hoy son afortunadas de tener acceso a mucha información y opciones. Nuestras madres y abuelas no fueron tan afortunadas, pero en su mayoría, sus dificultades hormonales probablemente no fueron tan severas como las que enfrentamos en esta era. Esto debido en parte a la cantidad de xenoestrógenos ambientales y alimentarios a los que somos expuestas a diario, provenientes de contaminantes ambientales, pesticidas, latas recubiertas de plástico, estrés y carne de res, carne de aves y leche cargadas de hormonas de crecimiento.

Los xenoestrógenos son sustancias que ejercen efectos semejantes al estrógeno en nuestros sistemas, y por lo tanto contribuyen con el desequilibrio hormonal debido a la dominancia del estrógeno. Es esta dominancia del estrógeno lo que provoca la pubertad temprana en las niñas. Si se le añade una función suprarrenal disminuida (fatiga adrenal) debido a los estilos de vida altos en estrés y dietas pobres con todo y alto consumo de cafeína y azúcar, tiene los componentes básicos para una nación de mujeres desequilibradas hormonalmente.

Las buenas noticias son que sin importar su etapa de vida y madurez sexual, siempre hay maneras de recuperar su equilibrio hormonal y reclamar su chispa para vivir.

EQUILIBRIO ESTRÓGENO-PROGESTERONA	
Estrógeno	Progesterona
Incrementa la grasa corporal.	Ayuda a utilizar la grasa para energía.
Incrementa la retención de sal y líquido.	Actúa como un diurético natural.
Incrementa el riesgo de cáncer de mama.	Podría ayudar a prevenir el cáncer de mama.
Reduce el deseo sexual.	Restaura el deseo sexual.
Provoca dolores de cabeza y depresión.	Actúa como antidepresivo natural.
Deteriora el control del azúcar en la sangre.	Normaliza los niveles de azúcar en la sangre.
Incrementa el riesgo de cáncer de endometrio.	Podría ayudar a prevenir el cáncer de endometrio.
Reduce el oxígeno en todas las células.	Restaura el oxígeno apropiado celular.

SPM

Una de las primeras experiencias de una joven con la fluctuación hormonal en su cuerpo viene junto con la pubertad: el síndrome premenstrual, o SPM. El capítulo 4 profundiza más en el tema, pero por ahora resumámoslo diciendo que el SPM proviene de niveles inadecuados de progesterona en la segunda mitad del ciclo menstrual. Esto genera una situación "estrógeno dominante" (la dominancia del estrógeno sucede con más frecuencia en las mujeres en esta época gracias a los xenoestrógenos).

Muchas mujeres dicen que experimentan la mayoría de los síntomas del SPM en el periodo de dos semanas antes de la menstruación cuando la proporción entre ambas hormonas es la más dispar. Además, una tiroides baja, baja serotonina cerebral, una función hepática reducida y una dieta que contiene demasiada sal, cafeína, azúcar y carne roja, están todos involucrados en el desarrollo del SPM. Se ha descubierto que muchas de las que lo padecen tienen deficiencias de vitaminas B y minerales. La agitación emocional y el estrés pueden amplificar los síntomas. Gracias a todos los factores que contribuyen con el SPM, no hay una sola causa ni un solo tratamiento. Nuevamente, el equilibrio es importante.

Premenopausia

La premenopausia (también conocida como perimenopausia) comienza en la mujer promedio alrededor de los cuarenta y continúa hasta el inicio de los cincuenta cuando el periodo menstrual se vuelve cosa del pasado, dando la señal del inicio de la menopausia. Durante esta etapa de la vida, muchas mujeres experimentan una disminución o incluso un cese de su producción de progesterona gracias al ciclo ovárico irregular y el envejecimiento ovárico. Al mismo tiempo, los niveles de estrógeno pueden ser excesivamente o moderadamente altos, provocando un perturbador y continuo estado de desequilibrio o de dominancia del estrógeno. Y allí es donde yacen la mayoría de las quejas de la mujer en la mediana edad.

Las mujeres pueden experimentar una plétora de síntomas, algunas durante años. Estos pueden incluir fatiga, dolor mamario, pensamiento nublado, irritabilidad, dolores de cabeza, insomnio, disminución de deseo sexual, ansiedad, depresión, síntomas de alergia (incluyendo asma), engordar (especialmente alrededor del abdomen), pérdida de cabello, cambios de humor, pérdida de memoria, retención de agua, pérdida ósea, cáncer de endometrio, cáncer de mama, metabolismo lento y muchos otros. El desequilibrio hormonal tiene efectos de largo alcance en muchos tejidos del cuerpo, incluyendo el corazón, el cerebro, los vasos sanguíneos, los huesos, el útero y las mamas.

Es posible suavizar la premenopausia a través de hacer que los niveles de estrógeno y progesterona recobren el equilibrio, siempre y cuando el estrés también sea bien manejado. Cuando esto se logra, las mujeres se sienten de nuevo maravillosamente bien.

Menopausia

Con el inicio de la premenopausia y entrados los años menopáusicos (después de que los periodos de ovulación y menstruales han cesado para siempre), las mujeres experimenten muchos de estos síntomas:

- Engordar
- Tumores fibroides uterinos
- Mamas adoloridas y disparejas
- Piel seca, más delgada y arrugada

- ✦ Disminución del deseo sexual
- ✦ Coito doloroso
- ✦ Irritabilidad, ansiedad, posiblemente depresión
- ✦ Insomnio e interrupciones del sueño

- ✦ Dolor en las articulaciones y músculos
- ✦ Olvidos
- ✦ Sofocos
- ✦ Frecuentes infecciones vaginales o de la vejiga

LISTA DE CONTROL DE DESEQUILIBRIO HORMONAL/OVÁRICO

Tome nota de los síntomas o comportamientos que sucedan a lo largo del mes con una frecuencia o intensidad que afecte sus actividades diarias o su capacidad de sentirse bien con usted misma.

- ❑ Ansiedad
- ❑ Irritabilidad
- ❑ Subida de peso temporal
- ❑ Retención de agua
- ❑ Distensión abdominal
- ❑ Mamas adoloridas/hinchadas
- ❑ Antojos de dulces
- ❑ Palpitaciones cardiacas
- ❑ Depresión
- ❑ Periodos pesados y prolongados
- ❑ Periodos inusualmente ligeros
- ❑ Periodos irregulares
- ❑ Sangrado o manchas entre periodos

Consulte a su médico con sus preocupaciones. Para el sangrado inusual menstrual, la sonografía (ultrasonido) vaginal es menos invasiva que otros procedimientos que se podrían utilizar para determinar si se requiere observación o una intervención más activa.

Esta etapa transicional de la mediana edad durante los años de la menopausia puede ser todo un viaje en montaña rusa, con todo y esas fluctuaciones locas de temperatura conocidas como sofocos.

Los sofocos suceden a causa de los niveles fluctuantes de estrógeno que dan como resultado un incremento del flujo sanguíneo al cerebro, la piel y los órganos. Esto lleva a una sensación súbita de calor, usualmente iniciando en el rostro o la zona del pecho y difundiéndose a lo largo del cuerpo. Un sofoco puede ser seguido de escalofríos (una especie de "sofoco inverso"). Pueden durar tanto como treinta minutos, aunque la mayoría de ellos duran entre dos y tres minutos. Es común que se presenten con sudoración y un pulso acelerado. Como las personas que lo padecen saben muy bien, los sofocos pueden ser estimulados por estar en un ambiente cálido y pueden ser acompañados por un enrojecimiento bochornoso del rostro, el cuello y el pecho. A causa de que los niveles de estrógeno se encuentran en su punto más bajo por la noche, algunas mujeres que no tienen sofocos en absoluto durante el día, no obstante tienen varios de ellos por la noche. Los sofocos nocturnos (o "sudores nocturnos") pueden convertir el sueño reparador en una cosa del pasado.

Esto es lo que está sucediendo. En la menopausia, la producción de estrógeno cae entre 75% y 90%, mientras que la producción de progesterona virtualmente se ha detenido. Los andrógenos, las hormonas que estimulan el deseo sexual, caen 50%. Como la aparición de los sofocos coincide con este cambio hormonal, las hormonas son las culpables. Además, pueden haber cambios relacionados con la edad en el control de la regulación de temperatura del hipotálamo dentro del cuerpo.

BENEFICIOS DEL ESTRÓGENO

- Combate la sequedad en general
- Reduce el colesterol LDL malo
- Tiene efectos antioxidantes
- Reduce el riesgo de cáncer de colon
- Mejora la piel; reduce las arrugas
- Es neuroprotector en el cerebro
- Reduce el glaucoma
- Influye en el estado de ánimo
- Ayuda a prevenir la urgencia y las fugas urinarias
- Ayuda a mantener la salud y el bienestar vaginal
- Mantiene la densidad ósea

Consecuencias negativas de la dominancia del estrógeno

Son esos síntomas difíciles de manejar de los cambios hormonales de la mediana edad que llevan a muchas mujeres a buscar soluciones y alivio. Dependiendo de las influencias externas e internas, los estrógenos se comportarán bien o generarán potencialmente daños serios. Aunque sus genes tendrán una parte en la manera en que el estrógeno interactúa con sus células, su expresión es sesgada por muchos factores. La probabilidad de que den una orden para cáncer o algún otro proceso patológico depende en una buena parte de múltiples dinámicas, muchas de las cuales están bajo su control.

Como el estrógeno se procesa en el hígado, hace sentido que el funcionamiento de un hígado saludable es importante. El papel del hígado incluye la "desintoxicación" que significa tomar algo que nos daña y cambiarlo en una forma que ya no sea peligrosa. Si su hígado está funcionando como debería, puede minimizar, a través de la desintoxicación y excreción, la producción de subproductos de estrógeno altamente reactivos que dañan el ADN y disparan el cáncer directa o indirectamente. También se presentan problemas cuando las bacterias patógenas del intestino en un intestino desbalanceado permiten que el estrógeno vuelva a entrar en circulación. Las bacterias dañinas están asociadas con mayor riesgo de cáncer, incluyendo cáncer de mama. Esta amenaza incrementa por una dieta alta en grasa y baja en fibra.

Los fitoestrógenos y otros nutrientes naturales encontrados en una amplia variedad de plantas comestibles (leguminosas; clavo; soya fermentada no modificada genéticamente; kudzu; raíz de regaliz) pueden actuar como un estrógeno o como un antiestrógeno dependiendo de lo que necesite el cuerpo. Vea el capítulo 14 para más acerca de los beneficios hormonales de ciertos alimentos vegetales.

La propensión genética heredada y la obesidad cada una tienen sus propias maneras de escalar el riesgo de cáncer. La obesidad es un problema porque brinda células grasas adicionales para la producción de estrógeno. Adelgazar a su peso ideal significa que usted ha reducido el territorio en el que el estrógeno puede ser elaborado. Adicionalmente, demasiada insulina en el torrente sanguíneo estimula a los ovarios para segregar un exceso de testosterona y a cambio reduce los niveles de globulina fijadora de hormonas sexuales (SHBG), liberando estrógeno para que lleve a cabo su daño. La decisión de adelgazar, si usted ha añadido un poco de peso a su constitución adulta debido a los embarazos, es una excelente primera opción en cualquier esfuerzo por reducir la probabilidad de que su estrógeno se pueda portar mal.

CONSUMO DE ALCOHOL

Para las que deciden tomar bebidas alcohólicas en lugar de comer, las noticias son que no es bueno. Los niveles de estrógeno se incrementan con un consumo de alcohol mayor a 12 onzas [354,9 ml] de cerveza, 5 onzas [147,9 ml] de vino o 1,5 onzas [44,36 ml] de licor de 80° al día.

Después de tomar en cuenta sus genes, sus probabilidades de problemas dependen significativamente de lo que usted come, qué tan buena condición física tenga y qué tan delgada sea, así como de la exposición ambiental a toxinas y hormonas exógenas de diferentes tipos.

Numerosos pesticidas, carcinógenos y ciertos fármacos como la ciclosporina y la cimetidina (Tagamet), pueden causar que la proporción de productos metabólicos se incline a favor de desarrollar cáncer. Esto se debe a que muchas toxinas ambientales tienen estructuras muy similares al estrógeno, y pueden imitar productos metabólicos perjudiciales de estrógeno. Sin importar la fuente, muchos son capaces de fijarse a receptores de estrógeno. Los estrógenos ambientales son conocidos como ecoestrógenos o xenoestrógenos (vea los capítulos 2 y 4 para más información).

A diferencia de los fitoestrógenos en la sangre que se descomponen y pasan poco tiempo en el cuerpo, los estrógenos ambientales sintéticos permanecen en los receptores, incrementando el daño potencial. Los ejemplos incluyen hidrocarburos aromáticos y compuestos de organocloro encontrados en pesticidas, herbicidas, plásticos, refrigerantes, solventes industriales y muchos productos de limpieza del hogar. Además hay preocupaciones legítimas con respecto a las hormonas utilizadas para engordar ganado y promover la producción de leche. Sabemos una cantidad considerable acerca de cómo estas sustancias pueden alterar el ciclo de vida de un animal y su salud. No conocemos toda la magnitud de su efecto en humanos. Debemos suponer que la duración de la exposición, la dosis, la edad, la salud y la diversidad genética individual hacen la diferencia en qué tanto daño es hecho.

Hay también demasiadas preocupaciones potenciales que abordar. Estos son algunos de los problemas más comunes que enfrentan las mujeres después de los cuarenta.

Fatiga

La mayoría de las mujeres de hoy tienen razones para estar cansadas. Es rara la persona cuya vida es serena y equilibrada. En lugar de ello, los días de las mujeres están llenos de muchas exigencias estresantes, que dan como resultado sueño acortado e interrumpido, junto con luchas psicológicas y espirituales. Los medicamentos con frecuencia las mantiene despiertas. El dolor físico no solamente hace que una persona esté inquieta, sino que también incrementa el cortisol y la reacción de "pelear o huir". ¿Suena esto como su experiencia? Si ninguna cantidad de descanso o sueño restaurador la ayuda a sentirse descansada—y especialmente si se siente más cansada que refrescada treinta minutos después de hacer ejercicio—es probable que haya un problema más profundo. Los desequilibrios suprarrenales y tiroideos podrían estar involucrados y deberían ser abordados.

Especialmente en las mujeres que han vivido con mucho estrés o enfermedades, la "angustia de la mediana edad" que no haya quedado resuelta a través de las intervenciones usuales [para aliviar los síntomas] de la menopausia puede ser atribuida con frecuencia a problemas suprarrenales. Las causas son múltiples y usualmente se han estado desarrollando durante años. Un esfuerzo genuino por vivir una vida más tranquila es esencial para que la terapia medicinal funcione. Restaurar la función suprarrenal y volver a equilibrar el cortisol podría tomar de semanas a meses. Se requirieron años para deteriorar la función suprarrenal y se requiere paciencia para deshacer el daño.

Las suprarrenales están diseñadas para redoblar esfuerzos y retomar el hueco dejado por los ovarios durante la mediana edad cuando comienzan a cerrar su producción de hormonas sexuales. Si las suprarrenales están desgastadas y agotadas, no pueden ayudar a suavizar la transición a la menopausia. Por eso es que muchas mujeres con personalidad tipo-A experimentan una menopausia casi insoportable, con todo y ansiedad severa, sofocos monstruosos, fatiga extrema y más. A estas mujeres con frecuencia se les prescribe Paxil, Xanax y semejantes, solamente para ayudarlas a pasar estos años de transición.

Inflamación

Algunos de los mismos métodos para equilibrar sus hormonas también se pueden aplicar a combatir la inflamación porque el equilibrio de la química de nuestro cuerpo, diseñada para nuestro bien, se puede inclinar a un desequilibrio que resulte dañino.

Este es un ejemplo de cómo ese desequilibrio funciona en nuestro cuerpo. Recuerde un momento en el que haya salido a cenar y que se le haya atorado comida entre los dientes. Como no quería removerla frente a los futuros suegros de su hijo, usted hizo algunos movimientos de ballet con su lengua para quitar la mayor parte de lo que fuera que estuviera allí. Usted se fue a casa y le dio a sus dientes su lavada nocturna de dos minutos, pero estaba demasiado cansada para usar el hilo dental. Un pequeño fragmento escapó su higiene dental, y para la mañana una zona de su encía se puso roja, se inflamó y se irritó. Aunque usted pasó de largo este diminuto invasor, su cuerpo no. Envió un arsenal de macrófagos (las células asesinas de su cuerpo) y células T (leucocitos) para aniquilar al atacante con una dosis letal de sustancias que también pusieron en movimiento otros mecanismos salvavidas. Usted usó el hilo dental y se enjuagó, y en un día el dolor y el enrojecimiento menguaron. Esta respuesta de protección, no obstante inflamatoria, ha sido llamada "fuego amigo". Su sistema inmune detectó un peligro y rápidamente respondió para minimizar el daño. Hizo aquello para lo que estaba diseñado.

Pero como usted bien sabe, el fuego, cuando no es contenido, se vuelve bastante poco amigable. El "fuego" inflamatorio, cuando se sale de control en el cuerpo, se convierte en un factor importante en la mayoría de las enfermedades que encontramos a medida que envejecemos. Así que ¿cuál es la consecuencia de no usar el hilo dental en sus dientes? Quizá no desarrolle una encía irritada que indique una invasión de bacterias repugnantes, pero eso no significa que no se esté librando una mini-batalla en su cuerpo. En lugar de que su proceso inflamatorio se apague y descanse hasta el siguiente verdadero ataque, permanece en alerta, pero sin que usted esté consciente de ello, y preparado para actuar, aunque no tenga claro por qué. Y actúa. Sin ninguna invasión que atender, comienza a atacar tejido saludable.

El tejido saludable hacia el que esta inflamación dañina se va puede estar dentro de los vasos del corazón. ¿Cómo sucede esto? La infección de bajo nivel en su boca (o la infección de alguna otra fuente) puede enviar órdenes para producir más tropas (macrófagos y células T) que proceden a atacar el LDL de su torrente sanguíneo, provocando que produzca una placa grasosa y espumosa que se adhiere a las paredes arteriales. Se queda allí, posiblemente durante años, hasta que sustancias inmunes trabajando dentro de la placa, literalmente revientan el sello y liberan factores que producen coágulos en su sangre que se aferran a material sanguíneo. Estos factores rápidamente forman coágulos que navegan por allí hasta que se atoran en las arterias del cuello o del cerebro provocando un derrame cerebral o tapan una arteria del corazón, dando como resultado un ataque cardiaco. De hecho, ahora se piensa que la inflamación es la causa principal de la ruptura de la placa.

Mientras que la arterioesclerosis es la causa principal del desarrollo de placa, la mitad de los ataques cardiacos les suceden a mujeres cuyos niveles de colesterol las ponen en la categoría de "mujeres maravilla" a salvo, dos tercios de las cuales no tienen un bloqueo importante en las arterias. Estos ataques son provocados por procesos inflamatorios demasiado celosos, muy esenciales para nuestra protección que se convierten en un fuego fuera de control con resultados catastróficos.

Se entiende que los procesos inflamatorios están en funcionamiento con el cáncer. La larga exposición a toxinas internas o externas o a demasiado sol, entre otros conocidos agentes cancerígenos, aparecen para encender el sistema inmune, en el que los procesos inflamatorios, irónicamente, terminan alimentando y protegiendo a las rebeldes células cancerosas. El daño de largo plazo de la inflamación debido a una pirosis severa o a una enfermedad inflamatoria del intestino incrementa el riesgo de cáncer. La artritis es una conocida enfermedad inflamatoria. Fue el descubrimiento de que los pacientes que combatían sus articulaciones inflamadas con medicamentos antiinflamatorios como los AINE y la aspirina habían reducido la incidencia de Alzheimer lo que les dio la primera pista a los científicos con respecto a su conexión con la inflamación, también. Incluso la diabetes está bajo sospecha ya que proteínas especialmente potentes involucradas en la inflamación interfieren con la capacidad de la insulina para regular el azúcar apropiadamente. Se especula que la inflamación incluso puede provocar que el hígado produzca demasiada glucosa.

Con el fin de reducir la inflamación al envejecer, para empezar preste atención a una buena nutrición. No hay manera de evitar el hecho de que para mantener los procesos inflamatorios a solamente "fuego amigo" se requiere que evite la comida rápida. Comer una comida alta en grasas y carbohidratos elevará los procesos inflamatorios hasta incluso cuatro horas después de su comida. Si se detuvo en McDonald's para almorzar y luego a las cuatro de la tarde se comió una magdalena o rosquilla con su amiga en el café, es posible que los procesos inflamatorios se eleven durante otras tres o cuatro horas, lo cual significa entre siete y ocho horas de incremento en la probabilidad de daño. Entre más sana sea, menos daño le hará un viaje semejante al "lado salvaje". Pero si se encuentra en riesgo de una cardiopatía, es diabética o artrítica, tal indulgencia podría ser sumamente riesgosa.

Es interesante señalar que el ejercicio de hecho dispara una respuesta inflamatoria incrementada. Pero su cuerpo, que sabe reconocer una cosa buena cuando la ve, de inmediato pone en movimiento la producción de antioxidantes que finalmente reducen la respuesta inflamatoria a niveles de "fuego amigo". Como la inflamación tiene que ver con cambios en la función gastrointestinal; desintoxicación del hígado; y la función de los sistemas inmune, nervioso y endocrino, cualquier cosa que mejore la salud general, tal como el ejercicio, mejorará los procesos inflamatorios.

Quizá haya notado una conexión entre lo que come y un dolor mayor en las articulaciones. Esto es porque el tracto gastrointestinal desempeña un papel importante tanto en la inflamación local como sistémica. El desequilibrio en las bacterias intestinales puede llevar la inflamación a todo su cuerpo. La inflamación se reduce cuando se presta atención al estilo de vida, el ambiente, la dieta y el manejo del estrés. Estudie la tabla siguiente para determinar cómo disminuir los procesos de inflamación dañinos.

CÓMO COMBATIR LA INFLAMACIÓN	
Cosas que incrementan la inflamación	Cosas que disminuyen la inflamación
Las grasas equivocadas: los omega-6 en los aceites de maíz, cártamo, girasol y ajonjolí.	Las grasas buenas: los omega-3 en aceite de oliva, salmón, nueces y linaza; y materia prima para elaborar hormonas antiinflamatorias.
Comida rápida: alta en grasas, baja en fibra, procesada, comida contaminada.	Los probióticos restauran el equilibrio bacteriano intestinal.
Sus propias células grasas producen sustancias que dirigen procesos inflamatorios.	Proporción de grasa saludable/reducido en grasa; el ejercicio produce antioxidantes y reduce la proteína C-reactiva.
El LDL normal además de los factores de riesgo inflamatorios y el LDL alto disparan reacciones del sistema inmune que llevan a ataques cardiacos, derrames cerebrales e hipertensión.	El monóxido de nitrógeno mantiene la salud del revestimiento vascular, lo cual previene la formación de placa; el ejercicio, una dieta estilo mediterránea, las estatinas, los inhibidores ECA, los bloqueadores beta, la aspirina y reducir la presión arterial.

CÓMO COMBATIR LA INFLAMACIÓN

Cosas que incrementan la inflamación	Cosas que disminuyen la inflamación
Infecciones de nivel bajo como la periodontitis, la bronquitis, el herpes labial o las bacterias que producen úlceras.	Soya, ejercicio, equinacea, descanso adecuado, reducción de estrés, y vitamina C para incrementar la inmunidad.
Las hormonas del estrés tales como el cortisol y la adrenalina evitan que se apaguen los procesos inmunes e inflamatorios.	La meditación en la Palabra, la oración, y los masajes reducen las hormonas del estrés.
La falta de verduras y frutas.	Las frutas y verduras contienen fitonutrientes, especialmente antioxidantes y flavonoides que bloquean las hormonas que promueven la inflamación y algunas (frambuesa, pasa, ciruela pasa, brócoli, calabaza italiana, pimientos verdes, salsa de tomate) incluso podrían reducir el dolor naturalmente o calmar la inflamación; las de colores brillantes y los frutos del bosque son las mejores; y las especias como la cúrcuma contienen curcumina que es antiinflamatoria.
Demasiados alimentos con alto índice glucémico, alimentos procesados o comida rápida.	Granos integrales, avena y alimentos que mejoren los niveles de glucosa.
Dietas muy altas en proteína.	La soya. La genisteína/daidzeína tienen propiedades antiinflamatorias y reducen los radicales libres que provocan daño microscópico e inflamación.
Refrescos azucarados.	Té verde o té negro, jugo de naranja o arándano y vino tinto.
Terapia de reemplazo hormonal (TRH).	Cimífuga (suavemente antiinflamatoria).

CÓMO COMBATIR LA INFLAMACIÓN	
Cosas que incrementan la inflamación	Cosas que disminuyen la inflamación
El uso de cortisol y fármacos antiinflamatorios no esteroides con alteraciones gastrointestinales.	Sulfato de glucosamina y condroitín sulfato; Co-Q10; botánicos: ácido oleanólico para reducir la hinchazón, extracto de romero (Rosmarinus officinalis), cúrcuma (Curcuma longa), boswelia (Boswellia serrata) y gengibre (Zingiber officinale).
Agotamiento vitamínico.	Vitaminas E, K y A; caroteno, cinc y selenio.

Cuando los procesos inflamatorios (u otros) se salen de control y perturban la función del organismo a través de atacar células saludables se dice que existe un desorden autoinmune. El cuerpo se ataca a sí mismo. En tales casos, las células T fallan en distinguir entre "usted" y "no usted". Es diez veces más probable que las mujeres sean afectadas que los hombres. Setenta y cinco por ciento de los que padecen artritis reumatoide son mujeres, así como entre 70% y 80% de las personas con lupus y hasta 90% de las personas con esclerosis múltiple. Con la artritis, que es la causa principal de discapacidad entre los adultos en los Estados Unidos, el sistema inmune desorientado ataca las articulaciones.[3]

El dolor es controlado en la mayoría de los casos mediante medicamentos antiinflamatorios, y en casos severos con prednisona o ciclosporina para "apagar" la actividad del sistema inmune, pero estos fármacos tienen efectos secundarios graves.

Soluciones quirúrgicas para problemas provocados por hormonas

Algunas de las cirugías más comunes en los Estados Unidos son ginecológicas. Muchas veces son realizadas para aliviar procesos patológicos en el útero mismo que está provocando ciclos menstruales problemáticos. Con frecuencia otros medios han fallado en aliviar la situación y esa es la opción siguiente.

Algunos de los problemas transitorios en este periodo de la vida incluyen cambios en el ciclo menstrual. Los periodos menstruales pueden volverse más largos, más pesados y más frecuentes, con más cólicos y coágulos. Esto puede ser el resultado de ovulaciones irregulares y niveles bajos de progesterona que no eliminan eficazmente cada mes el revestimiento del endometrio. Suplementar con progesterona a través de ya sea píldoras anticonceptivas de dosis baja o formulaciones con solo progesterona podría ser todo lo que se necesite para regular los periodos. Pero a menudo hay cambios físicos en el útero mismo que necesitan corrección física.

Infecciones del tracto urinario

Las proporciones variables de estrógeno y progesterona incrementan el riesgo de infecciones del tracto urinario. En particular, un nivel reducido de estrógeno en el sistema de una mujer en la mediana edad tiende a realzar las cualidades adhesivas del revestimiento de la vejiga, con lo que evita la remoción adecuada de las bacterias al orinar. Además, para el momento en que una mujer llega a la mediana edad, los músculos del piso pélvico están debilitados como resultados de embarazos y partos previos. Esto puede provocar que la vejiga pierda vigor, lo cual a su vez contribuye con el crecimiento de colonias bacterianas. El envejecimiento por sí solo, la mala postura, los desórdenes espinales, la grasa abdominal excesiva y el estreñimiento crónico son otros factores que contribuyen a ello. Sin embargo, lo más frecuente es que la culpable sea la bacteria E. coli viajando por la uretra. Si se ignoran las infecciones de la vejiga a causa de estilos de vida agitados y si no son enfrentados rápidamente, los riñones también se pueden infectar, convirtiéndose en una condición mucho más grave que puede llevar a una falla renal.

Los síntomas de una infección urinaria incluyen micciones frecuentes y urgentes con dolor en la espalda baja y el abdomen, escalofríos y fiebre mientras el cuerpo trata de combatir la infección. La orina con frecuencia es turbia con un fuerte olor. Ocasionalmente se pueden observar trazas de sangre. Es esencial comenzar a atacar la infección a la primera señal de incomodidad.

El paso normal de la vida

No solamente los síntomas de un desequilibrio hormonal es lo que está molestando a muchas mujeres en la mediana edad. Muchas también han perdido contacto con sus cuerpos y sus sentimientos. Muchas han perdido el contacto social mientras tratan de equilibrar el trabajo y la vida familiar. No se cultivan a sí mismas y terminan cansadas, desconcertadas, ansiosas y deprimidas.

Es lamentable que muchos en la profesión médica han tendido a tratar esta fase de la vida como un estado patológico más que como un paso normal de la vida. En el pasado las mujeres con estos mismos síntomas eran apoyadas con hierbas, afirmación y sabiduría probada por el tiempo de mujeres mayores que habían realizado la travesía antes que ellas. Los estilos de vida actuales son todavía más agitados y los niveles de estrés son incesantemente altos, reduciendo los niveles hormonales todavía más.

Muchos médicos han intentado tratar estos síntomas negativos que suceden en la mediana edad con medicamentos de prescripción que estimulan el estado de ánimo y alteran la personalidad. El reemplazo hormonal sintético ha sido un estándar para el cuidado de la mediana edad. En 2002, un estudio emblemático de los Institutos Nacionales de la Salud de los EE. UU., la Iniciativa de la Salud Femenina (WHI, por sus siglas en inglés) fue interrumpido abruptamente cuando se descubrió que Prempro, un fármaco sintético de estrógeno/progestina, de hecho incrementaba el riesgo de ataque cardiaco, derrame cerebral y cáncer de mama.[4] El estudio fue abortado debido a la posibilidad de poner en peligro la vida de las mujeres en el estudio. Como resultado, por la primera vez en décadas, tanto los médicos como los pacientes comenzaron a reconsiderar la salud hormonal de la mediana edad. Ahora las investigaciones han demostrado que el estrógeno en exceso es un peligroso promotor de cáncer. Impulsa el crecimiento del endometrio (endometriosis), alienta el crecimiento fibroide, contribuye con mamas fibroquísticas y provoca aumento de peso, dolores de cabeza, problemas de la vejiga y periodos más pesados por nombrar solamente algunos de los aspectos negativos.

MUÉVASE

Solamente treinta minutos de actividad moderada casi todos los días, la cual se puede realizar en incrementos pequeños, dilata los vasos sanguíneos, reduce la resistencia a la circulación sanguínea, mejora la proporción HDL/LDL, condiciona el corazón a bombear más eficientemente, reduce la grasa corporal, quema azúcar excesiva, hace que las células sean más sensibles a la insulina, incrementa la energía y combate la depresión, el Alzheimer y la osteoporosis.

Cada mujer es distinta. Muchos factores influencian el momento de la aparición de la premenopausia y la menopausia incluyendo los traumas, las cirugías y el peso corporal bajo, lo cual trae una menopausia temprana debido a la producción reducida de hormonas en los ovarios. La anorexia puede provocar que los ovarios dejen de funcionar por completo. Tener sobrepeso puede retrasar la menopausia debido a que la grasa adicional incrementa el estradiol. Las mujeres físicamente activas y bien nutridas experimentan una menopausia tardía mientras que las fumadoras experimentan una menopausia más temprana. La fatiga suprarrenal provocada por demasiado estrés y una dieta pobre puede causar una menopausia temprana.

Tan complejo como es contemplar esta etapa de la vida, hay muchas cosas sencillas que usted puede realizar para hacer que sea más equilibrada. Para consejos sobre temas específicos, puede comenzar leyendo los capítulos pertinentes de este libro.

Capítulo 3

TENÍAN BUENAS INTENCIONES

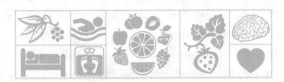

ANTES DEL INICIO de la década de 1900 las mujeres vivían solamente hasta la edad de cuarenta y siete o cuarenta y ocho, así que la menopausia era comparativamente rara. ¡Las mujeres simplemente no vivían lo suficiente como para pasar por ella! Pero a medida que la expectativa de vida de las mujeres comenzó a incrementar, los médicos comenzaron a ver la aparición de ciertos síntomas en las mujeres que envejecían: sofocos, cambios de humor, depresión, ansiedad e insomnio. Lamentablemente, estos síntomas fueron bastante malentendidos por la comunidad médica.

Cuando una mujer que estaba sentada en una habitación perfectamente fresca de pronto irrumpía en sudores, o cuando lloraba incontrolablemente durante días seguidos, los médicos lo diagnosticaban como lo único que entendían que podría ser: locura. Muchas mujeres menopáusica fueron internadas en hospitales psiquiátricos simplemente por demostrar lo que ahora consideramos los síntomas normales que le esperan a las mujeres cuando envejecen.

A principios de los años de 1800 un médico francés había codificado esta creencia en su libro *De la Menopause ou de l'Âge Critique des Femmes*.[1] Si una mujer vivía lo suficiente para alcanzar la menopausia, escribió, sería lo suficientemente desafortunada para tener que enfrentar una larga lista de problemas acompañados por el deterioro mental. Siguiendo el mismo tema, un médico británico escribió en 1887 que la enfermedad "uterina" era un factor para la locura.[2] Al percibir el fin ovárico, señaló, los ovarios en la mediana edad envían señales que provocaban, si no locura, entonces "nerviosismo extremo".[3] Incluso tan recientemente como a finales de la década de 1960, las escuelas de medicina enseñaban acerca de un trastorno psicológico de las mujeres en la mediana edad llamado "melancolía involutiva".

Las hormonas entran a escena

En la década de 1930, las hormonas vinieron a la atención de los médicos, aunque no fue hasta la década de 1960 que reabastecerlas en la mediana edad se convirtió en el tratamiento preferido. Los médicos comenzaron a entender que los síntomas de la menopausia eran provocados porque el cuerpo dejaba de producir la hormona estrógeno.

El suplemento de estrógeno más usado ampliamente, el Premarin, fue aprobado en 1942. Desde entonces el Premarin se convirtió en la prescripción de la hormona estrógeno más común que se recetaba en Estados Unidos. El Premarin contiene estrógenos que se derivan de la orina de yeguas embarazadas. Su aceptación por parte de la Administración de Medicamentos y Alimentos de los Estados Unidos de América (FDA, por sus siglas en inglés) se basó en una química y elaboración satisfactoria, además de informes de pruebas clínicas en las que el fármaco era seguro para el uso objetivo, que era definido como tratamiento de los síntomas menopáusicos y condiciones relacionadas. Sí funcionó. Sorprendentemente, los sofocos, los sudores nocturnos y los cambios de humor desaparecieron por completo.

Pero entonces comenzó a suceder un problema sorprendente: los índices de cáncer de útero comenzaron a dispararse. Algunas estadísticas incluso muestran un salto de 13 a 15% entre mujeres que tomaban estrógeno por prescripción. Finalmente los médicos descubrieron que añadir progestina al estrógeno que estaban tomando las mujeres ayudaba a proteger el revestimiento uterino y a reducir el riesgo de cáncer de útero. Pero entonces el riesgo de cáncer de mama al parecer tuvo un incremento muy alto.

Ahora es importante subrayar que la mayoría de los médicos están motivados por el deseo de ayudar a las personas, pero serán los primeros en admitir que están limitados en lo que entienden y en su capacidad de ayuda. Por lo cual, es cierto que muchas mujeres han sufrido a manos suyas. Cuando resultó que los tratamientos médicos que curaban los sofocos provocaban cáncer fue momento de buscar un mejor camino.

SUPOSICIONES COMUNES ACERCA DEL REEMPLAZO HORMONAL

Desafíe sus propias suposiciones. Pregúntese: "¿Por qué supongo esto?".

- Si soy menopáusica, entonces tengo que hacer algo al respecto.
- Si las hormonas farmacéuticas (TRH) son el problema, entonces las hormonas naturales (hormonas idénticas a las naturales) son la respuesta.
- Si me siento bien con la TRH, entonces puedo seguirla, siempre y cuando reduzca la cantidad que tomo.
- Si no quiero seguir tomando la terapia hormonal o no siento que deba seguir haciéndolo, entonces me voy a proteger comprando todos los productos naturales de la tienda de alimentos saludables.
- Si las hormonas provocan problemas de salud graves, entonces nunca debería tomarlas.
- Si las hormonas provocan cáncer de mama, entonces tengo cáncer porque las tomé.

En la década de 1990 se escribieron varios libros que pusieron el escenario para una discusión abierta de la menopausia. Aunque la percepción de la menopausia como enfermedad estaba comenzando a ser desafiada, la mayoría de las conversaciones todavía se enfocaban en la desdicha y las perturbaciones de la transición. Los escritos acerca de mujeres que se independizaban, reacomodaban su vida y eran felices se encontraban principalmente entre las audiencias más extremas. Ni estar enferma ni arrugarse es particularmente atractivo para nadie.

Los médicos oficiosamente extendieron cuarenta y seis millones de recetas para la hormona Premarin en sus diferentes formulaciones en el año 2000.[4] Con más de un millardo en ventas en los Estados Unidos, era el segundo fármaco más recetado. Ahora ha sido la elección hormonal principal de la profesión médica por más de cincuenta años. El Premarin ha capoteado las protestas contra el maltrato de las yeguas embarazadas de las que se deriva. Ha sobrevivido el hecho de que todo un 40% de mujeres nunca presentaron su prescripción para hormonas y que más de la mitad descontinuó su uso al año.

La introducción del Premarin fue previa a los requerimientos actuales de un análisis exhaustivo de cada componente en un producto bajo revisión. Nadie en esa época sabía todo lo que contenía y, por lo tanto, no era posible analizar cada componente. El pensamiento de la época era que la mayoría de los estrógenos podían ser juzgados por su potencia fiel y que todo en ellos funcionaba bien con ese propósito. La otra hormona que se prescribía comúnmente con Premarin es Provera. Provera es una forma sintética de progesterona que se toma comúnmente en conjunto con Premarin con el fin de prevenir cáncer del útero.

Los investigadores de hoy saben que no todos los estrógenos o progesteronas funcionan en la misma manera y, por lo tanto, podrían no ser intercambiables. Incluso el método de entrega (la forma en que se toman) marca una diferencia.

Es interesante señalar que en 1997 una forma genérica de Premarin fue revocada por la FDA ya que todos los ingredientes y su mecanismo exacto de acción todavía no habían sido definidos y, por lo tanto, no podía ser duplicado. En 1990, Wyeth, la empresa que produce Premarin, le solicitó a la FDA nuevo etiquetado que iba más allá del alivio de los síntomas de la menopausia para que incluyera protección cardiovascular. La FDA pidió pruebas de ello, así que Wyeth inició una prueba clínica doble ciego, aleatoria, controlada por placebo bien diseñada, el Estudio de Reemplazo de Estrógeno/Progestina y Corazón (HERS, por sus siglas en inglés).[5]

Para sorpresa de todos, no hubo una diferencia general en la ocurrencia de enfermedades cardiovasculares, a pesar de reducciones de 10 a 11% en la lipoproteína de baja densidad (LDL, el colesterol malo) e incrementos equivalentes de HDL (el colesterol bueno). Esto era completamente lo opuesto de la sabiduría convencional de la profesión médica. Se diseñó un estudio de seguimiento llamado HERS II para determinar si la terapia de reemplazo hormonal (TRH) brindaba protección cardiovascular para mujeres mayores que ya habían sufrido una enfermedad del corazón. La conclusión inesperada fue que tales mujeres se encontraban en un riesgo mayor, especialmente si estaban apenas comenzando un régimen de TRH.

El análisis subsiguiente de la información del estudio HERS encontró que las mujeres que tomaban estrógeno y progestina y que no presentaban incontinencia urinaria al inicio del estudio (con un promedio de edad de sesenta y seis años, dieciocho años pasada la menopausia) tuvieron un incremento doble en incontinencia de urgencia y un incremento cuádruple en incontinencia por estrés; y el riesgo de desarrollar los trastornos incrementaba con el tiempo.[6]

El golpe en el ojo que recibió la TRH a partir de los dos estudios HERS no fue nada comparado con el golpe que la dejó fuera de combate a partir de la interrupción del estudio WHI en julio de 2002. La revista médica *Journal of the American Medical Association (JAMA)* informó que la Iniciativa de Salud Femenina (WHI, por sus siglas en inglés), un estudio de 161 809 mujeres que habían pasado ya la menopausia (de entre cincuenta y setenta y nueve años) fue cancelado; por lo menos una porción de él. A las mujeres se les estaba administrando estrógeno/progestina o solamente estrógeno, y eran monitoreadas para enfermedades coronarias del corazón, eventos trombóticos venosos, cáncer de mama, cáncer de colon y fracturas. Cuando un "índice global" predeterminado, que mide cuando el riesgo es mayor que el beneficio, alcanzó su punto crítico, el brazo estrógeno/progestina del estudio se descontinuó. Dicho simplemente: el análisis de la información reveló que por cada mil mujeres que estaban recibiendo TRH de estrógeno/progestina (Prempro o Premphase), habría ocho más con cáncer de mamá, ocho más con derrames cerebrales, siete más con ataques cardiacos, dieciocho más con eventos trombóticos venosos, así como ocho menos con cáncer de colon y cinco menos con fractura de cadera que entre las mujeres que no estaban recibiendo la TRH.[7] La terapia de reemplazo hormonal combinada no conllevaba los beneficios de salud incondicional como había sido aceptado previamente por la comunidad médica. Aunque Premarin y Provera al parecer ayudan a prevenir el cáncer de útero, no previenen el cáncer de mama o el cáncer de ovario. De hecho, el estrógeno en realidad fomenta esos cánceres. Además, estas hormonas sintéticas provocan retención de agua y acumulación excesiva de grasa, especialmente en el abdomen, las caderas, los muslos y las mamas. Hubo una caída inmediata de 40% en las prescripciones; y ese fue solo el principio.

Los resultados alarmantes de la WHI no se aplican a cada combinación y tipo concebible de reemplazo hormonal. El resultado pertenece al estrógeno de Premarin y la progestina de Provera. Pero siendo realistas, todavía no se ha probado que otras elecciones, sean idénticas a las naturales o sintéticas, sean mejores y más seguras.

Desde la publicación del estudio WHI, otros dos análisis más pequeños han tenido los mismos resultados sombríos para la protección cardiaca. Al considerar la preponderancia de la evidencia es claro que las mujeres que están tomando TRH para prevenir enfermedades cardiacas deberían dejar de hacerlo. Las que solamente toman la TRH por el riesgo de osteoporosis o enfermedad deberían, junto con sus médicos, considerar descontinuar su uso.

No obstante, a las mujeres jóvenes con menopausia prematura o a aquellas que hayan tenido histerectomías se les recomienda que continúen su uso. Las recomendaciones pueden cambiar, así que es sabio mantenerse en contacto con su médico y revisar el sitio web de los Institutos Nacionales de Salud (NIH, por sus siglas en inglés) periódicamente.

RESULTADOS DEL ESTUDIO WHI[8]		
Resultados	Proporción de peligro	Incremento en riesgo en 10 000 mujeres tomando Prempro durante un año
Cardiopatía coronaria (CHD)	+ 29%	7 eventos CHD más
Derrame cerebral	+ 41%	8 derrames cerebrales más
Trombosis venosa/ coágulos sanguíneos (VTE)	+ 111%	18 VTE más
Cáncer de mama	+ 26%	8 cánceres invasivos de mama más
Fractura de cadera	- 37%	5 fracturas de cadera menos

¿Cómo sucedió que un régimen de fármacos fuera tan aceptado universalmente cuando ninguna prueba controlada previa había mostrado definitivamente que la TRH prevenía las enfermedades cardiovasculares, el Alzheimer o incluso las arrugas? Esta es una pregunta interesante cuando se contempla en el contexto del clamor casi universal de la comunidad médica en contra del uso de productos de origen botánico y los suplementos por carecer de pruebas medidas con estudios de doble ciego controlados por placebo (ignorando dos mil años de uso eficaz y seguro de muchos productos naturales). Los médicos se han vuelto creyentes en la TRH sin prueba de su eficacia. Y las mujeres no pueden ser absueltas de su papel. La promesa y esperanza de ser "femenina para siempre", "joven para siempre y más", "una píldora para un mal" son fuertes motivaciones para hacer una caminata a toda prisa al consultorio médico más cercano. Vemos el mismo comportamiento con los medicamentos para las alergias, los tratamientos para el reflujo y las preparaciones para adelgazar. Fomentado por la mezcla de ciencia y publicidad de la televisión, es el atractivo directo al consumidor, servido junto con nuestro café matutino, lo que da como resultado la demanda de prescripciones.

La menopausia como una transición natural física tiene como síntomas los sofocos que le suceden hasta a un 80% de las mujeres. No obstante, los médicos tratan la menopausia como una enfermedad.

Dicho lo cual, claramente la mayor influencia sucedió porque los laboratorios le dijeron a los médicos que la TRH era algo bueno. Probablemente no esté al tanto de que los laboratorios de fármacos son responsables de mucha de la educación que reciben los médicos después de la escuela de medicina. Con la abrumadora tarea de seguirle el paso a la tecnología más reciente y el desarrollo de productos, es natural que los médicos busquen la conclusión, la versión resumida. Pero esta puede ser una práctica peligrosa. Investigadores financiados por el laboratorio, por ejemplo, han dado presentaciones en congresos que han reinterpretado el estudio HERS para decir que hubo beneficio de la TRH a lo largo del tiempo, ignorando que los eventos cardiovasculares acumulados fueron similares entre los grupos bajo tratamiento y los de control. La nueva lógica fue tan lejos como para decir que como algunas mujeres habían sufrido eventos cardiovasculares, se salvarían de tener más después gracias a la TRH, y que si llegaban a tener cáncer de mama sería menos letal si hubieran tomado TRH. Insistieron en que las que habían estado en HERS II que ya habían tenido enfermedades cardiovasculares simplemente estaban demasiado enfermas para recibir el beneficio, mientras que las mujeres que estaban saludables podrían ser ayudadas por la TRH.

P: ¿Cómo dejó de tomar el reemplazo hormonal?
R: No existe una razón por la que no pueda simplemente dejar de tomar hormonas. No sufrirá ninguna consecuencia médica adversa. De hecho, hay muchas mujeres que no pueden reconocer la diferencia de un día a otro. Dicho lo cual, otras mujeres sin duda sufrirán algunos síntomas incómodos— que serán insoportables—y no habrá marcha atrás. Así que para las mujeres que sus síntomas se encuentren en la magnitud de la escala de Richter, es sabio abandonar la perspectiva de "al mal tiempo buena cara" y regresar a las hormonas y reducirlas gradualmente. Probablemente sea más sabio (y desde la perspectiva de la medicina natural, más fácil para su cuerpo) reducirlas poco a poco. Si usted está tomando la dosis más alta de estrógeno (0,625 mg), podría cortar sus tabletas en dos o pedirle a su médico una receta con una dosis más baja (0,3 mg). Si teme que los síntomas sean más de lo que pueda soportar, intente alternar los días (0,625 con 0,3 mg) durante un mes, avanzando solamente hacia la dosis más baja y reducirla a partir de allí. La misma "reducción gradual" se puede utilizar con el "parche", que se puede cortar a la mitad. La mayoría de las mujeres simplemente extienden el tiempo entre tabletas hasta sentirse lo suficientemente cómodas para dejar de tomarlas completamente.

Los numerosos estudios que demuestran que las mujeres que tomaron estrógeno tuvieron menos eventos cardiovasculares probablemente se explique por lo que algunos investigadores sospechaban todo el tiempo: las usuarias de TRH demostraron tener menos riesgos de salud en primer lugar, porque es más probable que acostumbren cuidar de sí mismas. Aparentemente la TRH puede servir como un marcador para menos cardiopatías, pero no como un factor en su reducción.[9]

El retiro de la TRH como la "solución" principal para "mujeres de cierta edad" generó una plétora de artículos "¿y ahora qué?" en revistas médicas y seculares, y algunos artículos en revistas profesionales no sonaban mucho más esperanzadores que los de los años de 1800. La consecuencia del estudio WHI se ha convertido en un momento definitorio para los ginecólogos. ¿Dosis más bajas? ¿Nuevos métodos de administración? ¿Diferentes fórmulas? ¿Regresar al estrógeno puro? Solamente algunos han ido en pos de una discusión seria de los productos botánicos y de la mejora de la salud general como medio para reducir la sintomatología de la menopausia.

El problema con los tratamientos estándar

De regreso al problema fundamental: el hecho de que con mucha frecuencia los médicos traten la menopausia como una enfermedad en lugar de como una transición natural de la vida. La sabiduría convencional de que las mujeres necesitan hormonas medicinales en la menopausia implica varias nociones con respecto a envejecer. Suposiciones como: "*Si* la menopausia es una enfermedad, *entonces* todas las mujeres que dejan de elaborar estrógeno en las cantidades que solían cuando eran jóvenes la van a padecer muy pronto después de que dejen de menstruar y se van a enfermar y a morir a una edad relativamente más joven en comparación con los hombres".

¿Es esto cierto? No. Las mujeres no se mueren cuando ya no son capaces de reproducirse.

Un escrutinio más cercano, una comprobación, si le podemos llamar así, revela:

1. Las mujeres en promedio viven más tiempo que los hombres.

2. Las hormonas no desaparecen completamente; disminuyen gradualmente y continúan dándole soporte a los huesos, a la salud cardiaca y a otras funciones vitales.

3. Al parecer existe una ventaja adaptativa para los humanos sociales cuando varias generaciones están involucradas. Las mujeres adultas maduras que poseen sabiduría y perspectiva influencian muy profundamente a las jóvenes cuando llega a su fin el negocio y la distracción de tener y criar hijos.

Las hormonas en declive son simplemente una parte del envejecimiento, pero no son una sentencia de muerte.

Si la menopausia fuera verdaderamente una enfermedad, entonces necesitar una píldora para aliviarla sería una conclusión lógica. Pero tomarse la píldora en la mediana edad no va a dar como resultado un envejecimiento saludable, una menopausia saludable y una vida equilibrada. No hace ninguna diferencia lo dramático que sean los resultados en el corto plazo, finalmente todas las píldoras son un arreglo temporal si no están abordando la causa subyacente del problema en cuestión. Sin importar si utilice hierbas, vitaminas, minerales, biofeedback, acupuntura, masajes, quiropráctica, osteopatía, ayurveda o medicina china, si trata el síntoma y no la causa, el resultado siempre será decepcionante.

Medicina funcional

La medicina funcional es el método de cuidado de la salud basado en la ciencia que evalúa y trata las causas subyacentes de los padecimientos a través de terapias diseñadas individualmente para restaurar la salud y mejorar la función. Difiere de los métodos alternativos que dependen más de la integración entre el conocimiento espiritual, ritual y empírico médico (obtenido por la observación o la experiencia). Y la medicina funcional difiere del acercamiento "alopático" (medicina convencional) que enfatiza el diagnóstico de una enfermedad, seguido por la aplicación de un tratamiento estándar que es muy probable que sea aplicable a la mayoría de los pacientes.

El practicante de la medicina funcional cree que la pronta intervención prevendrá el avance de la enfermedad que puede llegar a ser insoportable emocional, espiritual, financiera y físicamente. Él o ella practican un tipo de medicina "río arriba" (que estudia la raíz o las causas subyacentes) a través de interrumpir los procesos químicos que podrían hacer que una persona se enferme "río abajo". Regular la presión arterial es un ejemplo; utilizando la bioquímica, la fisiología, la nutrición y las consideraciones psicosociales para entender y mejorar el funcionamiento psicológico, emocional, cognitivo y físico, un profesional de la medicina funcional no supone que la hipertensión que tiene un paciente es el resultado del mismo defecto metabólico en un largo rango de acciones fisiológicas que es universal para todos. Síntomas similares pueden resultar de diferentes alteraciones metabólicas, así que abordar el "sistema" será un mejor acercamiento que intervenir en un paso a lo largo del camino. Y si alguien ya está enfermo crónicamente, se recomendarán intervenciones secundarias de prevención y terapéuticas. En contraste, un médico convencional con mucha probabilidad sugerirá una píldora que eficazmente logrará reducir la presión arterial, pero es probable que no se haga nada con respecto a las causas subyacentes.

Cualquier cosa que ayude y aumente el diseño natural del cuerpo y los procesos de sanidad simplemente hace sentido. El cuerpo no es una serie de partes aisladas, sino un todo integrado. La meta es curar sin generar un daño mayor. Un practicante funcional es mucho menos capaz de aplicar un acercamiento de "esperar a ver" para tratamientos estándar porque él o ella creen que incluso los pequeños desequilibrios pueden marcar una diferencia en la salud a largo plazo. La salud menos que óptima es un factor significativo en el desarrollo y experiencia de enfermedades crónicas y degenerativas.

Para el médico funcional, los detalles de cuándo y cómo intervenir no se basan solamente en la evidencia aceptada como se define en un libro de texto u observada en un resultado de laboratorio. El tratamiento no se determina por un punto de corte arbitrario, sino mediante una evaluación "funcional" de cuán eficiente y eficazmente el cuerpo o una célula específica, órgano o sistema en el cuerpo está trabajando. La meta en un acercamiento funcional es descubrir las causas raíz y sugerir intervenciones que den un buen resultado a largo plazo. En esencia, la conclusión es que no somos robots programadas para desempeñarnos fisiológica o espiritualmente como todas las demás en una manera rígida, inmutable. Los puntos particulares de nuestras funciones únicas requieren cierto trabajo detectivesco, pero estas cosas no son indescifrables.

Si usted quiere ir en pos de la posibilidad de tratamiento con un médico funcional, hay varias maneras de hacerlo. Hay un centro de capacitación para médicos a quienes les gustaría afinar sus habilidades en medicina funcional, The Institute for Functional Medicine (una organización educativa sin fines de lucro: www.functionalmedicine.org). Contactarlos es un buen primer inicio para que le recomienden a alguien en su zona geográfica. También es posible que encuentre practicantes conocedores entre los médicos de osteopatía (DO), cuya filosofía siempre ha sido encontrar maneras en las que el cuerpo se sane a sí mismo. Muchas veces los asistentes médicos (PA), enfermeras practicantes (NP) o nutriólogos registrados (RD) que se especializan en la salud de la mujer conocen al respecto o por lo menos están abiertos a convertirse en un compañero de salud.

Cualquier profesional de la salud que escuche; respete su opinión; considere su ambiente emocional y físico, y su equilibrio metabólico; y sea sensible a su individualidad bioquímica es alguien recomendable. La medicina funcional necesita tener un acercamiento equilibrado al tratamiento. Tal médico debe estar dispuesto a recomendar o prescribir medicinas y procedimientos drásticos salvavidas cuando sea necesario; sin permitir que la atención a la salud preventiva, crónica y degenerativa sea dejada de lado.

¿Qué puede hacer?

¿Era la TRH realmente necesaria en primer lugar? Su uso se puede comparar a hacerse un examen para un par de gafas. Uno acude al oftalmólogo porque tiene un problema de la vista; de otro modo, no decidiría ponerse gafas. Una acude al ginecólogo por TRH porque tiene un problema verificable con un desequilibrio hormonal que requiere hormonas. O, como sucede con la mayoría, una va por la creencia prevaleciente de que solo por estar en la menopausia la hace esencial. Si pierde sus gafas y no puede encontrar a alguien que evalúe su vista y le encuentre un mejor par de gafas, usted aprende a vivir con su "nueva" vista. Los demás sentidos de su cuerpo están refinados para compensar una vista disminuida. El gusto, el tacto, el olfato y el oído vienen a su rescate; automáticamente. Su mundo es interpretado a través de unas "gafas" que no son dominadas solamente por la vista.

Si usted deja su terapia de reemplazo hormonal (TRH), en la misma manera, su cuerpo lo compensa; a través de ajustarse a un declive gradual. Los niveles hormonales bajos son normales a medida que envejecemos, así como lo son la vista, el oído y los sentidos del tacto, el gusto y el olfato. No obstante, hay una gran diferencia entre las maneras en que mejoramos nuestros sentidos—con gafas, audífonos, dietas especiales, suplementos y ejercicios oculares especializados—y la manera en que mejoramos nuestro equilibrio hormonal. Estos remedios para los "sentidos" no tienen repercusiones; la proporción riesgo-beneficio está a favor del beneficio. No obstante, tratar de remediar el declive hormonal con TRH o en otras maneras conlleva un factor de riesgo que debe ser considerado.

Añadir hormonas y usar gafas son soluciones a problemas reales de una función deteriorada, pero es como comparar manzanas y naranjas, ya que una (usar gafas) conlleva un pequeño o ningún factor de riesgo, y la otra (TRH) sí. Por causa de la analogía, nuestro cuerpo se ajusta a los niveles hormonales más bajos así como a ver sin gafas. Este ajuste no significa que se esté conformando con menos; simplemente significa que tiene la oportunidad de explorar, experimentar y explicar la realidad con una perspectiva diferente a la que tenía cuando estaba viviendo en un cuerpo de veinte años cargado de hormonas.

Es importante entender cómo llegamos a un lugar en el que creímos que el estrógeno era el remedio milagroso. A menos que usted sufra un desequilibrio clínico, la verdad acerca de las hormonas es que es más probable que usted jamás haya necesitado hormonas para la menopausia en primer lugar. ¿Cómo es que llegamos todas a creer que las hormonas eran esenciales en la mediana edad? Incluso la comunidad de medicina alternativa sufragó a favor de las hormonas; siempre y cuando fueran "naturales". La pregunta a considerar es: "¿Quién persuadió a las mujeres de que estaban enfermas y de que necesitaban hormonas medicinales?".

Si usted está en la menopausia y no ha intentado controlar los sofocos y el malestar vaginal naturalmente, debería hacerlo antes de comenzar la TRH. De este modo, podría ser posible que para la mayoría que no sean capaces de aliviar los síntomas naturalmente usen la TRH durante un periodo sumamente breve para manejar los sofocos solo cuando estén en su apogeo. Los sofocos no duran para siempre (¡aunque así podría parecer!), y las mujeres deberían evitar la TRH o zafarse de ella tan pronto sea posible. Al presente no existe evidencia de largo plazo que los sustitutos derivados farmacológicamente del estrógeno (los fitoestrógenos de la soya y otros recursos vegetales que actúan como moduladores de los receptores de estrógeno) sean más seguros que la TRH (vea más adelante para saber más acera de los fitoestrógenos).

P: ¿Hay un periodo seguro para tomar TRH?

R: El consenso general es que si llega a decidir usar la TRH para aliviar los síntomas (solo los sofocos y sequedad vaginal) o ya la está tomando, debería continuarse durante el tiempo más breve posible. Pruebas sofisticadas de diagnóstico podrían finalmente delinear el riesgo de la TRH para cada individuo. Como el riesgo incrementa con cada año de uso adicional, se recomienda un esfuerzo por reducirlo cada seis meses. Básicamente, con algunas excepciones individuales, ningún practicante médico responsable (o su organización médica) recomienda el uso de las hormonas por más tiempo que tres a cinco años.

Si decide usar la TRH, elija la dosis eficaz más baja. Podría considerar el estrógeno transdérmico (parche) para reducir la producción de productos metabólicos dañinos. Las personas con piedras en la vesícula, o con un hígado o tracto digestivo que funcionen pobremente ciertamente deberían considerar esto. Las mujeres que tienen problemas con la sequedad vaginal y el control urinario tienen falta de estrógeno. La vulva, la vagina, la uretra, el cuello de la vejiga y la vejiga son ricos en receptores de estrógeno y responden a la terapia hormonal local. El problema es progresivo, y cuando se detiene el tratamiento, casi siempre es probable que vuelva. Esto significa que si sucede que usted es una mujer que ha sido incapaz de resolver lo que se conoce médicamente como "atrofia urogenital" con soluciones naturales, quizá encuentre que una aplicación regular de la hormona directamente en la vagina es esencial. Después de una dosis inicial "de carga", las cremas o tabletas que se use de una a tres veces a la semana son suficientes para mantener la salud vaginal, que se suele lograr en un mes o en casos severos en seis meses. La dosis es baja y absorbe muy poca hormona en el torrente sanguíneo. Mantener el grosor de las paredes vaginales contribuye a mantener las hormonas localizadas; lo cual es una buena razón para no permitir que la atrofia urogenital se salga de las manos. Los humectantes no hormonales y los lubricantes solubles en agua disminuyen el dolor y la irritación pero no arreglan la causa subyacente. No se avergüence de presentarle este problema a su médico. No obstante, observe que la incontinencia urinaria puede tener otras causas como sobrepeso, cantidad de hijos, diabetes o fumar.

Desde que las mujeres han sido capaces de controlar la fertilidad, obtener una buena educación y ser más activas y saludables, también, como son las mayores usuarias de los cuidados de salud, han tenido una influencia considerable en su dirección. Es el envejecimiento de la generación de la posguerra lo que ha constituido el estímulo de los productos antienvejecimiento. Se tiene la esperanza de que su pasión abrace más que la futilidad de ir en pos de la juventud. El envejecimiento saludable es una meta mucho más realista, asequible y digna.

Aunque la conciencia del poder del estilo de vida para influenciar la salud sin efectos secundarios graves está incrementando, para muchos médicos sus prácticas de curación permanecen centradas en la tecnología médica y los fármacos. Hasta ahora, la capacitación no ha alcanzado al nuevo entendimiento del enorme valor y la seguridad de la nutrición, los suplementos naturales, el ejercicio y las prácticas de un estilo de vida saludable en la prevención y el tratamiento de enfermedades.

Fitoestrógenos

En la búsqueda por el alivio de las miserias de la menopausia, muchas mujeres se han volcado a los fitoestrógenos como la diosgenina, una progesterona natural que suele derivarse de los frijoles de soya o de las batatas tropicales silvestres (observe que se recomiendan los alimentos de soya fermentados no modificados genéticamente y orgánicos como tempeh, miso, natto, salsa de soya y tofu por encima de los productos de soya procesados como la leche, el queso y los sustitutos de la carne; observe también que muchos productos que dicen contener extracto de batata silvestre es probable que no contengan nada de progesterona). La progesterona natural que se encuentra en los fitoestrógenos puede ayudar a aliviar la depresión. Tiene un efecto calmante en el cerebro. Las mujeres que están experimentando sofocos pueden aplicarse crema de progesterona natural con aproximadamente 480 miligramos de progesterona por onza [cada 29,57 ml], que se puede encontrar en las tiendas de alimentos saludables. Pueden usar un cuarto de cucharadita de crema de progesterona natural dos veces al día (aproximadamente 20 miligramos al día), frotando la crema en el cuello, el pecho, las mamas, el interior de los brazos, las palmas y los muslos, rotando los sitios diariamente. Las que toman cápsulas de progesterona natural oralmente deben tomar una dosis mucho mayor, ya que el hígado eliminará una gran parte del suplemento casi de inmediato.

Si la progesterona natural falla en controlar los síntomas de la menopausia, y especialmente si una mujer tiene una tendencia a la osteoporosis y tiene un historial familiar de osteoporosis, el estrógeno natural se puede utilizar como suplemento. Las preparaciones de estrógeno natural más comúnmente recomendadas son triple estrógeno o biestrógeno. El triple estrógeno es 80% estriol, 10% estradiol y 10% estrona. El biestrógeno es 90% estriol y 10% estradiol. El estriol es la forma más segura de estrógeno con los menos efectos secundarios. El estradiol es mil veces más potente que el estriol en estimular el tejido mamario. El estriol es, por lo tanto, mucho más seguro de usar que el estradiol. Una mujer puede utilizar triple estrógeno en forma de crema, como la crema de progesterona natural o en forma de cápsulas.

Aplicar la crema de estriol natural intravaginalmente puede combatir la sequedad y ayudar a prevenir las infecciones vaginales y de la vejiga. Esta crema requiere una prescripción médica y se debe obtener de una farmacia que prepare fórmulas magistrales.

Olvídese de los remedios mágicos

A pesar de las diferentes opiniones, llegado el momento, la mayoría de las mujeres en realidad no saben qué hacer. ¡Es especialmente desconcertante el descubrimiento de que sus médicos al parecer tampoco saben! Después de todo, en su revisión general de 2001 les dijeron que si se rehusaban a tomar hormonas, podrían planear convertirse en la ciruela pasa proverbial, encorvada con osteoporosis y en posición para un ataque cardiaco seguido de un derrame cerebral. Las únicas "buenas" noticias eran que la decisión de no tomar hormonas también daría como resultado que perderían la memoria, ¡así que por lo menos no estarían al tanto de lo mal que se pondrían! La revisión general de 2002 encontró a muchos de esos mismos médicos dando media vuelta. La TRH en un año había pasado de ser la salvación femenina a un trauma cancerígeno, productor de derrames cerebrales a punto de ocurrir. ¡Es una sorpresa que el "traumatismo cervical" no haya sido añadido a la lista de problemas con las hormonas!

El cambio de opinión sobre las hormonas no son las únicas noticias que han socavado la confianza del público en las recomendaciones de la profesión médica. Existe una controversia sobre la validez de las mamografías regulares, las dietas altas en fibra y la vitamina E para las cardiopatías. La cirugía de rodilla para la artrosis ha sido etiquetada como ineficaz. Se ha descubierto que los nuevos inhibidores Cox-2 y Vioxx anunciados como medicamentos "más amables, más suaves" para la artritis provocan úlceras al igual que sus versiones previas menos caras. La pirámide de los alimentos del gobierno no le hace sentido a nadie y, horror de los horrores, justo cuando acababa de aprender a cocinar en una nueva manera, se le dice que necesita grasa después de todo. ¿En quién y en qué debe poner su fe la mujer? Es claro que la completa dependencia de la autoridad médica no es la mejor elección. Jamás lo ha sido. La dependencia total de cualquier autoridad no es una buena idea. La presión a rendirse al poder de los especialistas en cada campo es una explicación probable y una de las razones más importantes por la que muchas de nosotras nos sentimos indefensas. Los doctores jamás fueron los clarividentes que teníamos la fantasía que fueran. Aunque algunos médicos probablemente se han deleitado en tal autoridad, la mayoría estaban dolorosamente al tanto del fracaso de tratar de hacer que un paciente mejore sin su participación y cooperación. Exigir que nuestros médicos hagan por nosotras lo que se supone que debemos hacer por nosotras mismas hace que el bienestar sea un sueño ilusorio.

Si los médicos no lo pueden hacer por nosotras, ¿podrá la tecnología? Esta es la época de la tecnología, después de todo. Si busca lo suficiente en la internet puede encontrar las respuestas. ¿O no? Aparentemente la mayoría de la gente faltó a clase el día que la maestra definió la ciencia como un medio de descubrimiento y no la fuente de las respuestas definitivas, especialmente de las respuestas acerca de la salud.

Aun así, nuestra esperanza permanece firmemente arraigada en la creencia de que existen remedios rápidos y que hay por allí una píldora maravillosa que nos mantiene patinando en nuestra séptima década, resolviendo rápidamente el crucigrama del *New York Times*, derritiendo ese peso adicional y haciendo desaparecer para siempre los sofocos. Todo lo que necesitamos hacer, soñamos despiertas, es elegir la fórmula milagrosa de los estantes de nuestra farmacia local.

El que es probable que no exista ese remedio rápido es rechazado particularmente por la generación de la posguerra. Ellas no tienen intención alguna de contender con los problemas del envejecimiento. Si el infame "remedio milagroso" no está por allí en el momento, lo estará pronto (o así piensan); solamente hay que estar pendientes.

Siendo realistas, ¿y si no existe un remedio milagroso? ¿Y si la prevención y la sanidad son igualmente importantes y no hay garantía de no sentir dolor? Cuando nuestro Creador diseñó el cuerpo humano como masculino y femenino, declaró que este sistema complejo y brillante era "bueno en gran manera" (Génesis 1:31). La magia y el misterio de la salud no yace en el diseño de una píldora milagro, sino en el diseño mismo.

La buena salud hormonal tiene que ver con restaurar un diseño perfecto apropiado para la edad de la persona.

Capítulo 4

CÓMO REGULAR LOS SÍNTOMAS DEL SPM Y LOS CICLOS MENSTRUALES

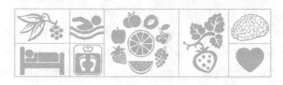

EL CUERPO FEMENINO es mucho más complejo y más maravilloso que cualquier otra máquina jamás inventada. A su nacimiento la bebé tiene unos setecientos mil óvulos en sus ovarios. Para el momento en que alcanza la pubertad, muchos de estos óvulos se disuelven, dejando solamente cuatrocientos mil. Aunque así, esta joven mujer solamente experimentará unas cuatrocientas a quinientas ovulaciones durante su vida, cuando un óvulo sea, de hecho, liberado de un ovario.

La hormona estrógeno es solamente una de las muchas hormonas involucradas en este proceso increíble. Cuando una niña comienza su ciclo menstrual, su cuerpo comienza a liberar y a orquestar una sinfonía intrincada de muchas diferentes hormonas poderosas. Estas hormonas son las catalizadoras de todo lo que sucede.

El ciclo

El hipotálamo, la glándula pituitaria y los ovarios sueltan estas hormonas poderosas. La hormona GnRH (hormona liberadora de gonadotropina) dispara la liberación de hormonas de la glándula pituitaria. La GnRH entonces estimula a la glándula pituitaria para que secrete dos hormonas que hacen que el óvulo madure y que finalmente sea liberado por el ovario.

En promedio, el ciclo menstrual es de veintiocho días, con algunas mujeres sangrando solamente durante tres a cuatro días, mientras que otras experimentan entre cinco y siete días de flujo menstrual. El ciclo menstrual se divide en tres fases. La primera etapa está marcada por el primer día de sangrado (llamado el Día 1 del ciclo menstrual) cuando el cuerpo de la mujer desecha sangre y el endometrio (o el recubrimiento del útero). Mucha mujeres desarrollarán problemas en esta etapa como dismenorrea (periodos dolorosos) o menorragia (periodos pesados).

La segunda etapa del ciclo menstrual es la fase folicular/proliferativa. El ovario produce estrógeno, y las cantidades cada vez mayores de estrógeno hacen que crezca el endometrio y alcance su grosor máximo en el momento de la ovulación. Poco después de que la mujer comienza su periodo, la glándula pituitaria comienza a liberar FSH (hormona folículo estimulante). La FSH estimula el crecimiento de unos seis a doce óvulos y sus sacos, llamados folículos, en los ovarios. Solamente un óvulo madurará completamente y será liberado por el ovario. Los otros óvulos y sus folículos entonces se disolverán.

Alrededor del día catorce del ciclo menstrual, que suele caer justo en medio, marca el inicio de la tercera etapa del ciclo menstrual, la etapa luteal/secretoria. La glándula pituitaria libera otra hormona llamada LH (hormona luteinizante) en el cerebro. Esta hormona hace que el folículo se hinche y se rompa, liberando el óvulo del ovario, lo cual es llamado ovulación. Algunas mujeres de hecho pueden sentir una punzada de dolor en un lado o en el otro cuando ovulan.

Previo a la liberación del óvulo, los niveles de estrógeno incrementan. El estrógeno provoca que el endometrio se engrose en preparación para recibir el óvulo.

Una vez que el folículo desgarrado ha liberado su óvulo, las células que recubren el folículo desgarrado forman el *corpus luteum* [o cuerpo blanco], que segrega la hormona progesterona. Esta progesterona le da la señal al endometrio de que se engrose todavía más, haciéndolo pasar de un estado proliferativo a un estado secretorio. A medida que los niveles del estrógeno y otras hormonas relacionadas se elevan, se envía una señal a la glándula pituitaria para que deje de producir LH y FSH. Cuando estas hormonas disminuyen, el *corpus luteum* comienza a degenerar, lo cual da la señal para una disminución del estrógeno y la progesterona. Cuando los niveles de estas dos hormonas se reducen, el endometrio se desprende y comienza la menstruación.

No obstante, este no es el fin. La sinfonía continúa mientras la glándula pituitaria nuevamente comienza a secretar FSH y LH, las cuales nuevamente estimulan el desarrollo de más folículos. Ahora el ciclo completo comienza nuevamente.

Interacción hormonal

Esta interacción de las hormonas dentro del ciclo menstrual es adecuadamente orquestado por tres actores: el hipotálamo, la glándula pituitaria y los ovarios. Es vital que estos actores produzcan y secreten las hormonas necesarias en el momento oportuno en el ciclo femenino. Este delicado equilibrio hormonal puede ser alterado por muchos factores diferentes.

Todas las hormonas esteroides, que incluyen a la progesterona y el estrógeno, son primero elaboradas a partir del colesterol. El colesterol, como todos saben, proviene de lo que una persona come. Hemos aprendido que el colesterol es el enemigo, pero de hecho forma el fundamento de todas las hormonas sexuales esteroides. Por lo tanto, una pequeña cantidad de colesterol o grasa saturada en la dieta es necesaria para el equilibrio hormonal.

El colesterol se convierte en pregnenolona, que finalmente se convierte en progesterona y estrógeno. Muchos otros pasos suceden a lo largo del camino. Pero si al cuerpo le faltan las materias primas para este proceso, no puede elaborar cantidades suficientes de hormonas. Sin la cantidad suficiente de los ingredientes correctos, el resultado sin duda será afectado; y el delicado equilibrio hormonal se verá perjudicado.

Esas materias primas incluyen colesterol, vitaminas específicas, minerales y enzimas, especialmente magnesio y vitamina B_6. Demasiado estrés también puede afectar el equilibrio hormonal. El estrés provoca que se liberen cantidades excesivas de cortisol en el torrente sanguíneo. A medida que se elevan los niveles de cortisol, el cuerpo comienza a exigir más y más progesterona. Eso es porque el cortisol en realidad está hecho a partir de progesterona. Esto también lleva a síntomas de SPM.

INFORMACIÓN SOBRE LA INFERTILIDAD

Alrededor de 10% de las mujeres (6,1 millones) en los Estados Unidos de entre quince y cuarenta y cuatro años tienen dificultades para embarazarse o tener un bebé, según el Centro Nacional de Estadísticas de Salud de los Centros para el Control y Prevención de Enfermedades. En los Estados Unidos aproximadamente 20% de las mujeres tienen su primer hijo después de los treinta y cinco años. Pero un tercio de esas parejas tienen problemas de fertilidad.[1]

La danza del estrógeno y la progesterona

Demos una mirada más de cerca a cada una de estas poderosas hormonas y por qué son tan importantes para la salud de la mujer.

Estrógeno

La gente algunas veces se sorprende de saber que hay más de un tipo de estrógeno. De hecho, incluyendo los estrógenos elaborados por las plantas y las variedades hechas por el hombre hay varios:

+ Estradiol, que se produce en los ovarios

+ Estrona, que se produce en los tejidos grasos

+ Estriol, que se produce principalmente en las glándulas suprarrenales

+ Xenoestrógenos, que son sustancias ambientales que funcionan como estrógenos en el cuerpo de la mujer

+ Fitoestrógenos, que son compuestos vegetales con efectos débiles semejantes al estrógeno

+ Estrógeno sintético, que se usa en la terapia de reemplazo de hormonas y pastillas anticonceptivas

En cierta forma, el estrógeno es de hecho lo que hace a una niña una mujer. Esta poderosa hormona es la clave que libera el desarrollo de las características sexuales de una niña pequeña, incluyendo las mamas, el vello púbico y los órganos sexuales femeninos. El estrógeno también es crucial en el embarazo y en mantener el ciclo menstrual. Estimula el crecimiento del endometrio, lo cual prepara el cuerpo de la mujer para el embarazo.

El estrógeno estimula el crecimiento celular, y demasiado estrógeno puede de hecho ser un promotor de cáncer de mama, útero y ovarios. Allí es donde entra la progesterona. La progesterona ayuda a prevenir el cáncer por medio de equilibrar las hormonas y minimizar las propiedades de crecimiento del estrógeno.

Dominancia del estrógeno

El concepto de "dominancia del estrógeno" fue traído a la luz por el médico, Dr. John Lee, influenciado por la investigación previa del Dr. Raymond Peat. La dominancia del estrógeno es simplemente estrógeno que no ha sido equilibrado con progesterona. Más que culpar categóricamente a la falta de progesterona por los síntomas de la menopausia, podemos verlo más en términos de la falta de equilibrio.

La dominancia del estrógeno exacerba los síntomas del SPM durante los diez a veinte años antes de la menopausia (premenopausia), usualmente cuando una mujer está entre las edades de treinta y cincuenta. Los síntomas comunes incluyen los mismos del SPM: subir de peso, fatiga, irritabilidad, cambios de humor y depresión, mamas adoloridas (y alargadas o disparejas), tumores uterinos fibroides, endometrosis, migraña, olvidos, problemas para concebir, manos y pies fríos, así como irregularidades menstruales como sangrado entre periodos, periodos sumamente ligeros o periodos muy pesados.

Las causas comunes de la dominancia del estrógeno incluyen:

+ Demasiado estrés
+ Histerectomía
+ Ligadura de trompas
+ Algunas pastillas anticonceptivas
+ Estar pasando la premenopausia cuando el cuerpo sigue secretando estrógeno pero el nivel de progesterona es significativamente reducido ya que no está ovulando
+ Un hígado con un funcionamiento pobre
+ Beber demasiado alcohol
+ Uso excesivo de medicamentos de prescripción
+ Uso excesivo de medicamentos de venta libre como el Tylenol que puede hacer trabajar demasiado al hígado

Otros factores que contribuyen con la dominancia del estrógeno incluyen la proliferación de xenoestrógenos y aditivos agrícolas.

Xenoestrógenos

Xeno es extranjero o forastero en griego. La dominancia del estrógeno puede ser provocada por xenohormonas o xenoestrógenos, que son sustancias elaboradas por el hombre y que se encuentran en el ambiente que engañan al cuerpo para hacerlo creer que son estrógeno natural. El torrente sanguíneo invita a estos extraños a pasar, al igual que un caballo de Troya, donde comienzan a desequilibrar todo el sistema hormonal. Los xenoestrógenos se fijan a receptores de estrógeno y pueden predisponer a una mujer a dominancia del estrógeno, síntomas de premenopausia e incluso cáncer.

Como la mayoría de los xenoestrógenos no son biodegradables, a medida que la mujer envejece tienden a concentrarse cada vez más en sus tejidos grasos. La exposición cada vez mayor a los xenoestrógenos podría ser una de las razones por las que estamos viendo un incremento en el cáncer de mama.

Se pueden encontrar xenohormonas en los siguientes:

+ Alcohol
+ Barniz de uñas
+ Removedor de barniz de uñas
+ Pinturas
+ Barnices
+ Limpiadores industriales
+ Desengrasantes
+ Pegamentos
+ Líquidos para lavado en seco
+ Pesticidas
+ Herbicidas
+ Plásticos
+ PCB (ciertos compuestos químicos tóxicos)
+ Emulsificantes en cosméticos y jabones

Estas sustancias engañan al cuerpo para hacerlo pensar que son estrógeno al fijarse en los receptores de estrógeno, lo cual puede entonces generar los síntomas de dominancia del estrógeno.

El estreñimiento crónico también puede llevar a niveles más altos de estrógeno porque tanto los xenoestrógenos como los estrógenos regulares pueden reabsorberse de vuelta en el cuerpo.

El estrógeno como aditivo agrícola

A los animales se les dan hormonas del crecimiento y estrógenos para engordarlos para su venta. La gente come la carne y esta podría ser la razón para una menarquia más temprana e hijos más pesados y altos en décadas recientes.

Quien haya viajado por el campo probablemente haya disfrutado escenas maravillosas de vacas y otros semovientes gordos y saludables pastando en dehesas a lo largo de este gran país nuestro. Lo que pasa inadvertido es el hecho de que la mayoría de estos animales son mucho más grandes y gordos de lo que el Creador tenía en mente. A los semovientes comúnmente se les da estrógeno y otras hormonas con el fin de engordarlos. Los granjeros estadounidenses rutinariamente utilizan hormonas, incluyendo estrógeno, progesterona y testosterona, para que el ganado crezca más rápido, más grande y produzca más leche y más carne.

Además, las xenohormonas están comúnmente presentes en su pienso. Estas hormonas sintéticas se concentran en los tejidos grasos de los animales que comemos. Esto podría ser la razón por la que muchas mujeres están sufriendo cambios de humor, dolor y malestar característicos del SPM.

SPM (Síndrome Premenstrual)

Tanto como 90% de las mujeres en premenopausia sufren cierto grado de SPM en algún punto de su vida, y alrededor de 5% de ellas experimentan un SPM severo. Los síntomas pueden durar de dos días hasta tanto como dos semanas e incluyen dolor de cabeza, cambios de humor, náusea, acné, distensión, irritabilidad, fatiga, dolor mamario, ansiedad, depresión, dolor en la espalda baja y más. El SPM es provocado por el cambio en los niveles de estrógeno/progesterona durante el ciclo menstrual.

Los síntomas se resolverán hacia el final del periodo menstrual de la mujer; solamente para reiniciar en dos o tres semanas.

SÍNTOMAS DEL SPM

Subir de peso	Dolores en la espalda baja
Dolor mamario	Dolores corporales
Distensión	Náusea
Cambios de humor	Diarrea
Irritabilidad	Dificultades para dormir
Acné	Dificultades para concentrarse, recordar, mantenerse en la tarea
Fatiga	
Disminución del deseo sexual	Antojos de alimentos dulces o salados
	Dolores de cabeza

Cada mujer es diferente en el tipo de síntomas que experimenta, pero todas comparten el momento común de sus síntomas.

Dismenorrea (periodos dolorosos)

Los cólicos menstruales son comunes, especialmente durante los primeros días del ciclo. Se liberan sustancias llamadas prostaglandinas que estimulan los músculos en el útero para contraerse. Los medicamentos de venta libre como el ibuprofeno bloquean las prostaglandinas y pueden ser útiles en el alivio de este dolor. No es común experimentar dolor con los primeros tres o seis ciclos menstruales, antes de que se establezca la ovulación.

La dismenorrea es más común durante los primeros años reproductivos y provoca una interrupción significativa en la vida de 15% de las mujeres.[2] La dismenorrea primaria es dolor sin una causa anatómica, mientras que la dismenorrea secundaria proviene de una anormalidad dentro del útero. En la dismenorrea primaria hay un exceso de producción de prostaglandinas. Los síntomas incluyen:

+ Dolores "como de parto" en el abdomen bajo que vienen y se van
+ Fatiga
+ Dolor en la espalda baja
+ Dolor de cabeza
+ Náusea
+ Vómito
+ Diarrea

Algunas mujeres utilizan una almohadilla térmica en el abdomen bajo en un intento por obtener alivio del dolor. Con frecuencia se prescriben fármacos antiinflamatorios no esteroides (AINE) para el alivio de los síntomas.

Tratamiento de los síntomas del SPM

El tratamiento del SPM está dirigido hacia los síntomas. Existe evidencia de que un multivitamínico con suplementos de ácido fólico y calcio puede ayudar. El ejercicio aeróbico, las técnicas de relajación y los cambios dietéticos como evitar la cafeína, la sal, los azúcares refinados y el alcohol son benéficos.

Una dieta rica en carbohidratos complejos y baja en azúcares simples al parecer reduce la irritabilidad del sistema nervioso. En una manera similar, reducir el consumo de alcohol y cafeína durante esas dos semanas también ayuda. Ejercitarse varias veces a la semana libera endorfinas que tienen un efecto tranquilizante en el cerebro. Disminuir el consumo de sal puede reducir la distensión.

Se ha probado médicamente que los suplementos como el calcio, el magnesio y las vitaminas B_6 y E ayudan con el SPM. De hecho, muchos de los síntomas del SPM son muy similares a los vistos en las personas con deficiencia de calcio. Algunos se han preguntado si el desarrollo del SPM en algunas mujeres se podría explicar por una deficiencia de calcio. A las que prueban este acercamiento se les recomienda que tomen dosis de 1200 miligramos de calcio al día. Como se necesita calcio para mantener una buena salud ósea, es un suplemento útil sin importar su utilidad para vencer los síntomas del SPM.

El magnesio es un mineral que se ha demostrado calma el sistema nervioso. Los obstetras con frecuencia lo administran vía intravenosa para detener un trabajo de parto prematuro o para proteger a las mujeres con toxemia de presentar convulsiones. Se ha demostrado que 200 miligramos al día de magnesio reducen los síntomas del SPM.[3]

También son útiles lo suplementos de vitamina B_6 (no más de 100 miligramos al día) y vitamina E (400–800 unidades internacionales), al igual que los remedios herbales incluyendo onagra, fruta del árbol casto y dong quai.[4]

Algunas mujeres han encontrado que simplemente entender las variaciones de su cuerpo reduce el impacto del SPM. Posponer a propósito decisiones difíciles y respuestas airadas durante algunos días podría ser la respuesta a la confusión y frustración que algunas experimentan.

RELÁJESE

Muchas mujeres con SPM tienen síntomas depresivos similares a los experimentados por personas con TAE (trastorno afectivo emocional). Esta condición inicia con mayor frecuencia en el invierno o el otoño. Pero cuando una mujer con TAE incrementa la cantidad de exposición a la luz solar, los síntomas de TAE simplemente desaparecen.

En una manera interesante, el SPM funciona de forma similar para algunas mujeres. La solución es salir al exterior con más frecuencia. Demasiadas oficinas no tienen ventanas y los trabajadores tienen que irse a trabajar cuando todavía está oscuro y regresar a casa de noche. Eso deja que las horas del mediodía sean el tiempo más probable para empaparse de un poco de luz solar y alejarse del estrés del día.

TDPM (trastorno disfórico premenstrual)

El TDPM es una variación del SPM. Es la forma más severa de SPM que afecta a un 5% de las mujeres.

El TDPM requiere criterios específicos para ser diagnosticado, incluyendo por lo menos cinco de los síntomas siguientes a partir de las dos semanas anteriores a la menstruación y terminando en los cuatro días después del inicio del flujo menstrual:[5]

- Sentirse sin esperanza o triste
- Sentirse tensa, ansiosa o "con los nervios de punta"
- Sensibilidad o llorar con frecuencia
- Irritabilidad o enojo constante
- Falta de interés en las cosas que normalmente son disfrutables
- Dificultad para concentrarse
- Cambios en el apetito, comer de más o tener antojos
- Problemas para dormir
- Sentirse abrumada
- Síntomas físicos como mamas hinchadas, dolores de cabeza, distensión y subir de peso

El TDPM suele ser tratado con medicamentos antidepresivos llamados inhibidores selectivos de la recaptación de serotonina (ISRS). El tratamiento comienza con pastillas anticonceptivas para suavizar las variaciones hormonales que suceden en la segunda mitad del ciclo menstrual. Estas pueden reducir los cólicos menstruales y también disminuir la irritabilidad.

> Se recomiendan ciertos cambios de estilo de vida a todas las mujeres que sufren SPM, tal como reducir el consumo de cafeína e incrementar su nivel de ejercicio.

La mayoría de las mujeres comienzan a sufrir SPM en sus veintes y treintas, con síntomas que de hecho empeoran en el periodo menstrual. El SPM se desvanece con la menopausia. Aunque la ciencia médica no ha identificado la causa del SPM, ya no se piensa que esté "solamente en su cabeza". Las investigaciones han especulado que las variaciones en la progesterona, cambios en las endorfinas o los niveles de prostaglandinas se relacionan entre sí en un momento particular del mes para manifestar docenas de señales y síntomas. No hay dos mujeres que experimenten exactamente los mismos síntomas, y no hay un tratamiento establecido que funciona para todas.

Los suplementos naturales pueden ayudar

Se está comenzando a acumular información sobre el valor de ciertos suplementos como tratamientos eficaces del SPM.

Calcio

Durante años los médicos han observado una asociación interesante que no se ha comprendido todavía. Las mujeres que sufrían de SPM cuando eran más jóvenes tenían un riesgo mucho más alto de desarrollar osteoporosis al envejecer. Resulta que el calcio es probablemente la deficiencia común tanto en el síndrome premenstrual como en la osteoporosis. No es de sorprender, entonces que los suplementos de calcio sean un tratamiento eficaz para los síntomas perturbadores del SPM.

La información más convincente de los beneficios de los suplementos para el SPM señala consistentemente tomar un suplemento de calcio. Las mujeres que toman entre 1000 y 1200 miligramos de calcio diariamente tienen una reducción significativa en los síntomas premenstruales. Para ser precavidas, las mujeres (y los hombres también) deberían suplementar su dieta con un total de 1000 miligramos de calcio en cuatro formas diferentes: el citrato, el carbonato, el ascorbato y el gluconato.

Vitaminas y minerales

Algunos estudios también han sugerido beneficios al tomar suplementos de magnesio a una dosis de 400 miligramos al día y vitamina E con una dosis de 400–800 unidades internacionales al día. La vitamina B_6 (75 miligramos al día) también ha sido usada ampliamente para el SPM; espacialmente debido a sus beneficios preventivos en contra de los derrames cerebrales y las cardiopatías.

Fruta de árbol casto

Un suplemento herbal que puede ser sumamente útil para aliviar los síntomas del síndrome premenstrual es la hierba vitex, también conocida como árbol casto. Se observó una reducción de síntomas del SPM en entre 70% y 80% de las mujeres que usaron este suplemento herbal, que tiende a incrementar los niveles de progesterona en el cuerpo en una manera natural.

SUPLEMENTOS PARA EL CICLO MENSTRUAL

- **La quercetina** es un potente antioxidante que reduce la inflamación de la endometriosis. También ayuda a reducir los niveles de estrógeno y colesterol, al mismo tiempo de impulsar la circulación y la digestión adecuadas.
- **El árbol casto** promueve la producción de progesterona.
- **La bromelina** es una enzima digestiva que reduce el dolor y la inflamación cuando se toma entre comidas.
- **Los ácidos grasos esenciales** ayudan a reducir el dolor debido a la distensión, el dolor mamario, la endometriosis y los cólicos menstruales. También son buenos para la piel, el cabello y el corazón.
- **Vitamina C**. Tomar entre 600–2000 miligramos diariamente (dosis divididas) puede ayudar a combatir las cardiopatías al prevenir la oxidación del LDL.

No ovular lleva a un déficit en progesterona

Aunque es probable que lo desconozcan completamente, muchas mujeres han dejado de ovular aun y cuando siguen teniendo periodos menstruales regulares. Si una mujer no ovula, su cuerpo pierde el ritmo y el equilibrio hormonal se ve afectado. Es como tratar de tocar una partitura sin un instrumento importante; a la orquestación le falta una parte significativa.

Sin ovulación, no se forma el corpus luteum, así que la mujer termina sin suficiente progesterona. Estos son algunos factores que pueden suspender la ovulación:

- Demasiado estrés
- Una nutrición pobre, algunas veces proveniente de trastornos alimenticios como la anorexia
- La exposición a las xenohormonas o xenoestrógenos, sustancias hechas por el hombre con efectos hormonales
- Cantidades inadecuadas de las vitaminas, minerales y enzimas necesarios para convertir una hormona en otra

Ciertos medicamentos para condiciones psiquiátricas o neurológicas también generan un impacto en la ovulación por su efecto en las señales enviadas por el cerebro.

Factores causativos

El estrés excesivo está asociado comúnmente con ciclos no ovulatorios en los que una mujer no ovula y, por lo tanto, no produce suficiente progesterona. Consideremos qué factores pueden contribuir con no ovular.

Falta de equilibrio. Demasiado o muy poco estrógeno, testosterona, cortisol, progesterona o cualquiera de las hormonas intermedias como pregnenolona y DHEA, pueden perturbar el delicado equilibrio del cuerpo.

Demasiado ejercicio. Aunque eso no es un problema para la mayoría de nosotras, demasiado ejercicio físico puede ser tan dañino como muy poco. Los estilos de vida rigurosos de algunas atletas, como las corredoras de larga distancia, pueden provocar que dejen de ovular.

Demasiado ocupada. El estrés mental excesivo trabaja en la misma manera. En nuestra sociedad acelerada muchas mujeres llevan demasiadas responsabilidades sobre sus hombros, haciendo juegos malabares con un empleo a tiempo completo; ser la taxista de los niños; cocinera, lavandera y la encargada de la limpieza a tiempo completo; mamá Scout; y la lista sigue. Simplemente no hay suficientes horas en el día para todas las actividades que muchas tratan de hacer. En poco tiempo, el sueño se ve afectado seriamente y los problemas hormonales se recrudecen. Finalmente, el rigor de los estilos de vida como estos le cobran factura a la mente y al cuerpo de la mujer, y una de las consecuencias puede ser que cese la ovulación. Los síntomas del SPM podrían de hecho ser la manera del cuerpo de decir: "¡Tómalo con un poco más de calma!".

Demasiado agotamiento emocional. El estrés emocional también puede provocar lo mismo. La muerte de un ser querido, un divorcio, manejar el ADD de un hijo, tratar con hijos que están tomando drogas, la ansiedad y la depresión pueden provocar un estrés excesivo, dando como resultado ciclos no ovulatorios.

Cuando una mujer deja de ovular y sus hormonas se desequilibran porque están produciendo muy poca progesterona, la hormona estrógeno se vuelve dominante.

La progesterona en el cuerpo de la mujer se puede convertir en cortisol, que es similar a la cortisona, y también se puede transformar directa o indirectamente en otras hormonas, incluyendo testosterona, estrógeno y aldosterona. Los niveles más altos de cortisol que son producidos cuando una persona está bajo una gran cantidad de estrés dependen de que el cuerpo tenga suficiente progesterona. Si una mujer ha dejado de ovular y se han reducido sus niveles de progesterona, entonces su cuerpo podría no ser capaz de producir suficiente cortisol. Por eso es que, con el tiempo, los niveles bajos de progesterona pueden finalmente llevar a fatiga crónica y agotamiento. Una falta de cortisol llevará a un nivel bajo de azúcar en la sangre, alergias, disfunción inmune y también artritis. La aldosterona ayuda al cuerpo a mantener el equilibrio correcto de minerales. Obviamente es completamente importante para la salud de la mujer tener los niveles apropiados de estas hormonas esteroídicas.

Otros problemas del ciclo menstrual

La hemorragia uterina disfuncional (HUD) es definida como un sangrado excesivamente pesado, prolongado o frecuente que no es causado por una anormalidad uterina, sino más bien por alteraciones hormonales. Los periodos menstruales pesados se definen, ya sea por la cantidad de sangre perdida, conocidos como menorragia, o por sangrar un número de días (más de siete) excesivos (polimenorrea). Una mujer padece menorragia si la pérdida de sangre excede los 80 mililitros, y una manera de cuantificar esto es la frecuencia con la que tiene que cambiarse el tampón o la toalla sanitaria. Con una frecuencia mayor a cada hora mientras esté despierta es demasiado sangrado. Pasar coágulos grandes también puede ser una señal de sangrado pesado. Es normal que salgan coágulos, mientras no sean mayores que una moneda de diez centavos de dólar.

La HUD es un problema común en los "extremos" de la vida reproductiva de una mujer: al inicio y al final. En los ciclos no ovulatorios los niveles de estrógeno se elevan como de costumbre, pero como no se libera un óvulo, nunca se forma el corpus luteum. Por lo tanto, nunca se produce progesterona. El endometrio sigue proliferando y finalmente es de mayor tamaño que su suministro de sangre. Esto lleva a un sangrado irregular ya que una parte del endometrio es desechado.

El síndrome de ovario poliquístico (SOP) es una condición médica que afecta a las mujeres jóvenes en el inicio de su vida reproductiva. El SOP provoca subir de peso después de la pubertad. La causa del SOP es desconocida, pero es principalmente un trastorno endocrino (hormonal). En el SOP los ovarios no ovulan apropiadamente, generando quistes que secretan demasiada testosterona, lo cual lleva a un acné mayor y al engrosamiento del vello facial, del pecho y abdominal. Con el tiempo también puede aparecer un patrón de calvicie masculina.

También hay un incremento en la producción de insulina que alienta depósitos en las células grasas, lo cual lleva a incrementos rápidos de peso durante la adolescencia y el principio de sus veintes. Al mismo tiempo, el desequilibrio hormonal detiene la ovulación, dando como resultado periodos menstruales irregulares o incluso ausentes e infertilidad posterior. Las mujeres que sufren de SOP tienen un riesgo mayor en su vida de diabetes a medida que se vuelven insensible a la insulina. Los altos niveles de colesterol llevan a un incremento en el riesgo de cardiopatías. El SOP es una condición grave que afecta a casi 10% de todas las mujeres.[6]

A causa de que los rasgos particulares de esta enfermedad son el aumento de peso, el acné, el vello facial y los ciclos menstruales irregulares, las mujeres con SOP sufren de una autoestima y una imagen corporal pobres. Sienten que no tienen control sobre su cuerpo y se ven a sí mismas subir de peso aunque suelen comer mucho menos que sus compañeras. Los cambios cosméticos que estas adolescentes y jóvenes adultas experimenten estarán con ellas de por vida.

El SOP se puede tratar con anticonceptivos para poner a los ovarios en "descanso" y detener el desequilibrio que está sucediendo. Esto regulará el ciclo menstrual y el crecimiento posterior de vello no deseado. Para sugerencias de tratamientos consulte con su médico.

Los cambios cosméticos que ya han ocurrido y que tienen que ver con vello facial y corporal son más difíciles de eliminar. Algunos dermatólogos prescriben medicamentos para detener el crecimiento del vello. Esto puede tomar muchos meses para funcionar ya que cada folículo capilar tiene un ciclo de vida largo. Para las que quieren resultados más rápidos, la depilación láser se ha convertido en una alternativa popular, pero es cara para algunas y requiere múltiples tratamientos.

El SOP es una razón común por la que las mujeres no ovulan. Se especula que los niveles locales de insulina podrían ser demasiado altos y que suprimen la ovulación. La grasa corporal almacena estrógeno y envía mensajes falsos al cerebro de que los niveles de estrógeno son suficientes, alterando las señales enviadas por el cerebro a los ovarios para estimular la ovulación. La enfermedad de la tiroides puede enviar señales falsas similares del cerebro que interrumpen la ovulación.

Haciendo que todo funcione

Posiblemente las formas más comunes de trastornos emocionales tratados por los especialistas ginecobstetras que se relacionan con desequilibrios hormonales en las mujeres son SPM, TDPM y depresión y trastorno de ansiedad generalizada (TAG). Los médicos ginecobstetras no se han especializado en el campo de la psicología o de la salud mental, pero trabajan con estos especialistas para ayudar a los pacientes a recuperar su vida.

Todos los trastornos menstruales responden a la combinación correcta de métodos, aunque con frecuencia un periodo de prueba y error antecede al éxito. Por supuesto, también el cuerpo de la mujer siempre está cambiando, así que es probable que se requieran nuevos métodos con el paso del tiempo.

Capítulo 5

PREMENOPAUSIA, MENOPAUSIA, POSTMENOPAUSIA

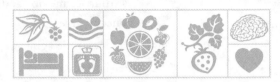

EN LA INTRODUCCIÓN comparamos las etapas de la vida de la mujer con las estaciones del año. Estas temporadas en la vida de la mujer, como las estaciones del año, giran alrededor de su capacidad reproductiva. La primavera es la estación de la mayoría de edad, cuando todo despierta: hermosamente; la feminidad de la mujer se despierta en el tierno florecer de su juventud. El verano es el tiempo fructífero, cuando nacen los bebés y las familias se cultivan. El otoño es el tiempo de la cosecha, un tiempo de gozosa preparación para el reposo y descanso del invierno, una estación en la que la cosecha de todas las cosas buenas que una mujer ha plantado en las personas a su alrededor le es devuelto.

Al igual que el "verano", cuando la producción hormonal de la mujer está en su apogeo, antecede al otoño, así la premenopausia (a menudo conocida como perimenopausia) entra en el tiempo de transición conocido como menopausia. La experiencia de la menopausia varía de una mujer a otra, dependiendo de una multitud de factores que interaccionan entre sí. Pero—a menos que sea inducida por cirugía—ciertamente no sucede de la noche a la mañana. Después del periodo menstrual final de una mujer, el cual solo puede ser determinado en retrospectiva después de meses de cesamiento de su ciclo menstrual hasta ese momento, decimos que se encuentra en la "postmenopausia". Las mujeres que no han tenido un ciclo menstrual durante un año son consideradas postmenopáusicas.

Premenopausia

La premenopausia (o perimenopausia) comienza después de los cuarenta y continúa hasta cierto momento en los cincuenta, cuando el periodo menstrual de la mujer se convierte en cosa del pasado. La premenopausia da la señal del inicio de la menopausia. Comenzando alrededor de los cuarenta, un ginecobstetra meticuloso realizará pruebas de comparación como niveles de colesterol, mamografías y colonoscopía, así como análisis de osteoporosis, cardiopatías y diabetes.

Durante esta etapa de la vida, muchas mujeres experimentan una disminución o incluso un cese de su producción de progesterona gracias al ciclo ovárico irregular y el envejecimiento ovárico. Al mismo tiempo, los niveles de estrógeno serán comparativamente altos, provocando un estado problemático de desequilibrio continuo que ahora es reconocido como "dominancia del estrógeno", que tiene como consecuencias una plétora de síntomas incluyendo los siguientes:

+ Fatiga
+ Dolor mamario
+ Pensamiento nublado
+ Irritabilidad
+ Dolores de cabeza
+ Síntomas de alergia (incluyendo asma)
+ Subir de peso; especialmente en el abdomen

+ Cambios de humor
+ Pérdida de memoria, dificultades para concentrarse
+ Retención de agua
+ Pérdida ósea
+ Metabolismo aletargado
+ Disminución del deseo sexual
+ Ansiedad, depresión
+ Insomnio

Uno de los primeros síntomas serán periodos irregulares. Una mujer podría tener dos o tres periodos normales, y luego saltarse uno o dos, o un periodo podría presentarse en un momento inesperado. Entonces ella podría notar síntomas extraños; los sofocos y los sudores nocturnos se encuentran entre los más comunes. Probablemente ella no esté al tanto de los cambios sutiles que están sucediendo, como los cambios vasculares en el ojo que están empezando a provocar una vista borrosa. Algunas mujeres experimentan una sensación hormigueante en la piel, como si un insecto estuviera caminando por su brazo, pero cuando voltean a ver no hay nada allí. Incrementan las infecciones del tracto urinario así como la sequedad vaginal. Y un síntoma especialmente perturbador que es causado por una disminución en las hormonas femeninas es un incremento en la pérdida de cabello, junto con el desarrollo de vello en otras partes de su cuerpo.

La premenopausia, el tiempo de transición de los ciclos normales menstruales a la ausencia total de ciclos generalmente dura entre cuatro y siete años. Con frecuencia este es el periodo al que las mujeres se refieren cuando se quejan que están "pasando por la menopausia". Después de la fase temprana, usualmente en los cuarentas, en los que los ciclos menstruales comienzan a volverse irregulares, la fase posterior comienza (al final de los cuarentas o a principio de los cincuentas) representado por saltarse ciclos y síntomas menopáusicos. La calidad de los óvulos no "elegidos" anteriormente en la vida es más pobre y tiene como consecuencia niveles de estrógeno más bajos. Esto a su vez evita una ovulación constante del óvulo y provoca niveles débiles de progesterona. Los niveles más bajos de progesterona llevan a ciclos menstruales irregulares o inexistentes.

Es sumamente extraño dejar abruptamente de tener periodos y no volverlos a tener jamás. Para la mayoría de las mujeres la transición de la fertilidad a la menopausia es inconstante e impredecible. Los ciclos pueden ser más seguidos o más separados. Pueden ser más cortos que lo usual o más largos y más pesados. Es muy importante consultar a su médico si es que sus periodos se vuelven extremadamente pesados, duran más de siete días, suceden con una frecuencia menor a veintiún días o si hay sangrado al tener relaciones sexuales. Algunas veces puede suceder un sangrado entre periodos y eso podría requerir ser evaluado también (cualquier sangrado en el periodo de la postmenopausia, después de doce meses o más de la última regla, requiere investigación por la posibilidad de cáncer de útero o cervicouterino).

Algunas de las herramientas que se pueden utilizar para evaluar un sangrado anormal son ultrasonido (o ecografía) ginecológico o ultrasonido vaginal (o transvaginal) para buscar pólipos o miomas. La biopsia endometrial puede tomar muestras del recubrimiento del útero para descartar cambios precancerosos o cancerosos. La histeroscopía es una herramienta quirúrgica para ver directamente dentro del útero para buscar anormalidades. Otras condiciones pueden provocar sangrado menstrual irregular o saltarse periodos, tales como la enfermedad tiroidea, que podrían requerir ser evaluadas.

Progesterona natural

El desequilibrio hormonal tiene efectos de largo alcance en muchos tejidos del cuerpo, incluyendo el corazón, el cerebro, los vasos sanguíneos, los huesos, el útero y las mamas. Si los niveles de estrógeno y progesterona pueden ser puesto de vuelta en equilibrio, el camino a la premenopausia será más suave. Es una bendición innegable para una mujer sentirse maravillosa nuevamente: con vigor, alerta, optimista, sociable y que puede cuidar de sí misma y de otros.

La progesterona natural (idéntica a la natural o bioidéntica) puede equilibrar la proporción de estrógeno y progesterona en el cuerpo de la mujer, y aliviar así todos los síntomas de la dominancia del estrógeno. Además ayuda a desarrollar hueso y aliviar la ansiedad. También ayuda a proteger en contra del cáncer de mama.[1] La progesterona natural suele venir en crema.

> **P:** ¿Las hormonas idénticas a las naturales me ponen en el mismo riesgo que las versiones farmacéuticas tradicionales?
>
> **R:** Honestamente, esta pregunta no se puede responder. Aparte de los mayores beneficios lipidoprotectores, la capacidad de reducir los sofocos y su perfil de efectos secundarios más bajo, la progesterona micronizada (idéntica a la natural) es casi la única hormona "natural" con un poco de apoyo en la literatura científica. La mayoría de los productos de estrógeno, sean de un gran laboratorio o de una farmacia de fórmula magistral, tienen soya como base, y muchas prefieren la forma más débil de estrógeno, el estriol. Como alternativa a buscar un "nuevo" estrógeno, otras prefieren cambios de estilo de vida, nutrición terapéutica y productos botánicos.

Las siguientes directrices para el uso de la crema de progesterona se encuentran basadas en un recipiente de 2 onzas [59,15 ml] que contiene 960 miligramos en total. Las áreas de aplicación incluyen el pecho, la parte interior de los brazos, el cuello, la cara, las palmas de las manos e incluso las plantas de los pies si no están encallecidas. Las mujeres deberían rotar los lugares donde aplican la crema, cambiándolos cada día, aplicándosela en la mañana y nuevamente al acostarse.[2] Las mujeres que todavía tienen ovarios y útero deberían aplicarse la crema como sigue:

- Después de la ovulación (14–18 días después del inicio del último periodo): una pequeña cantidad de crema, no más de ¼ de cucharadita, una vez al día.
- Días 18–23: utilice ¼ de cucharadita dos veces al día, incrementando gradualmente a ½ cucharadita dos veces al día.
- Día 23 al inicio del periodo: utilice ½ cucharadita dos veces al día.

Las mujeres sin ovarios debido a una histerectomía deberían aplicarse la crema de progesterona como sigue:

- ¼–½ cucharadita de crema de progesterona dos veces al día durante veinticinco días del mes calendario, dejando entre cinco y siete días seguidos sin aplicársela.
- Las mujeres con endometriosis deberían usar la crema de progesterona en los días 8–26 de sus ciclos.
- Las mujeres que tienen ovarios, pero que no tienen útero deberían usar ¼–½ cucharadita dos veces al día durante tres semanas del mes.
- Las mujeres en la premenopausia que están menstruando, pero que no están ovulando deberían usar ¼–½ cucharadita diaria, comenzando su uso en el día 10–12 de su ciclo y continuar hasta la regla esperada, luego dejar de aplicarla hasta el día 10–12, cuando volverán a aplicarla nuevamente.

Algunas mujeres notan resultados de inmediato. Otras podrían ver cambios positivos en uno a tres meses. Una mujer que note síntomas desagradables antes de la ovulación (por ejemplo, migrañas o irritabilidad) quizá quiera comenzar a usar la crema antes, y hasta que su periodo comience. La progesterona no suele usarse durante la menstruación, pero las mujeres que experimentan cólicos u otros síntomas durante la menstruación podrían usar la crema hasta que los síntomas sean aliviados.

Menopausia

Usted tiene más de cincuenta años. Está subiendo de peso, han cesado los periodos, ha sido diagnosticada con miomas uterinos, sus mamas están adoloridas y disparejas, su piel ha cambiado y le falta esa textura aterciopelada, su deseo sexual ha disminuido, se encuentra irritable, está ansiosa e incluso está deprimida. Haría cualquier cosa por dormir bien. Es tiempo de abrocharse el cinturón de seguridad, porque la montaña rusa está a punto de comenzar: ¡ha llegado a la menopausia! Las mujeres menopáusicas se encuentran en una encrucijada. ¿Deberían tomar estrógeno para los dolores algunas vez debilitantes de la menopausia—y arriesgarse a tener cáncer relacionado con las hormonas más tarde—o sufren en silencio a medida que sus cuerpos les duelen y envejecen rápidamente? ¿Deberían vivir en un estado hormonal deficiente y sujetarse a la posibilidad de adquirir enfermedades degenerativas que atacan al cuerpo que carece de un equilibrio adecuado?

La menopausia es un tiempo desafiante física, emocional, sexual y espiritualmente en la vida de una mujer.

> El cambio hormonal más prominente de la menopausia es una reducción dramática de los niveles de estradiol circulante. El síntoma más claramente vinculado con la menopausia son los sofocos. La queja más prominente asociada con la menopausia son las dolencias y dolores articulares.[3]

En el mundo occidental la edad promedio de la menopausia es cincuenta y uno, con las edades de cuarenta a cincuenta y ocho abarcando la curva estadística natural. La menopausia anterior a los cuarenta es considerada "prematura", sea que haya sucedido espontáneamente (o sea, naturalmente) o a través de cirugía, quimioterapia o radiación. Cada mujer que viva lo suficiente procederá a pasar esta fase de la vida llamada menopausia.

La menopausia es definida como el periodo en el que los óvulos disponibles en el ovario han disminuido y los niveles de estrógeno han caído dramáticamente. La menopausia ha llegado a su plenitud cuando ya ha pasado un año desde la última regla de la mujer y ciertos niveles en la sangre señalan el final de la función ovárica. Médicamente es un momento identificable en el tiempo. Pero para la mayoría de las mujeres el proceso que llevó a ella puede durar varios años. Toda la vida después de la menopausia es llamada "postmenopausia".

Con la consumación de la menopausia viene la amenorrea o la pérdida de menstruación. El cese de los periodos menstruales es una bendición para la mayoría, pero también señala el fin de la fertilidad. Aunque es raro encontrar a una mujer que todavía quiera tener un hijo en sus cincuentas, el solo hecho de que nunca pueda tener uno otra vez puede traer un tiempo de duelo. Incluso las mujeres que las habían ligado de las trompas años antes descubren que se ponen tristes cuando el último óvulo se va. Sus procesos hormonales y fisiológicos han estado preparados para la fertilidad y la crianza de los hijos. Ahora deben enfrentar el darse cuenta de que ya no va a provenir nueva vida de su vientre. Para algunas esto llama a una reforma radical de su autoimagen. Para otras esto simplemente significa que están "envejeciendo".

En el lado positivo, la falta de menstruación libera a la mujer para ser sexualmente activa en el momento que quiera. Ya no será víctima de algún flujo de sangre inoportuno o dolorosos cólicos menstruales. ¡Libertad! El control de la natalidad ya no es un problema ni una carga. El sexo ahora puede ser por diversión en lugar de llevar el temor de un embarazo no deseado. Los ovarios siguen produciendo una pequeña cantidad de estrógeno débil, y la producción de testosterona continúa. Con el cambio de equilibrio hormonal hacia el lado masculino, algunas mujeres tienen un incremento en el deseo sexual después de que se consuma la menopausia.

Sofocos

A medida que las mujeres entran a la menopausia, habrá alrededor de 15% que no experimenten ningún síntoma excepto por la falta de menstruación. No se quejarán de sofocos o cambios de humor ni de nada de lo que sus compañeras menopáusicas están pasando. De hecho, podrían tener dificultades para comprender lo que el otro 85% de las mujeres está experimentando. Pero la mayoría de las mujeres tendrán diferentes grados de dificultad a medida que hacen la transición durante esta etapa de la vida. Qué tanto las molesten determinará los remedios que busquen.

CONSEJOS PARA MANEJAR LOS SOFOCOS

- Cuando inicie un sofoco, vaya a algún lugar fresco o toque algo frío.
- Dormir en una habitación fresca o con un ventilador podría evitar que los sofocos la despierten durante la noche.
- Vístase en capas que se pueda quitar si se acalora.
- Use sábanas y ropa que permita que su piel "respire".
- Trate de tomar un trago de agua fría o de jugo al principio de un sofoco.

Al inicio de la menopausia, los sofocos nocturnos son los más molestos, haciendo que las mujeres se despierten en medio de la noche, con frecuencia cubiertas de sudor, solamente para volver a enfriarse. Esta interrupción repetida de los patrones de sueño provocan fatiga y una mala concentración durante el día.

A medida que la menopausia avanza, los sofocos comienzan a importunar durante las horas del día. Pueden ser vergonzosos socialmente, con sonrojos, sudor y sentirse acalorada cuando nadie más en la habitación se siente así. La temperatura central del cuerpo de hecho no incrementa, pero la temperatura de la piel puede elevarse cuatro a siete grados en una cuestión de segundos, solo para caer en picada unos momentos después.

Nadie sabe lo que provoca los sofocos, pero algunos especulan que los sofocos provienen de una zona en el cerebro llamada hipotálamo, que es el centro de regulación de temperatura.

Se piensa que se envían señales desde este centro para dilatar los vasos sanguíneos de la piel en un intento por refrescar el cuerpo, llevando a la sensación de "sonrojo" que frecuentemente inicia en el torso y se extiende hacia arriba. Esto puede ocurrir varias veces en una hora o solamente en unas ocasiones al día. Generalmente deja de suceder unos años después de la menopausia, pero algunas mujeres siguen experimentando sofocos hasta sus setentas.

EL LADO OSCURO DE LA SOYA

La soya en su forma más natural (orgánica, no modificada genéticamente) es una proteína completa por sí sola. Esto es porque a pesar de ser considerada una leguminosa o un frijol, contiene todos los aminoácidos esenciales para hacerla una proteína completa. La soya fermentada en forma de tofu, miso, tempeh y natto es digerida y asimilada fácilmente. Se ha demostrado que la soya reduce el colesterol, disminuye el riesgo de infarto al miocardio (IM) y cardiopatías, reduce los sofocos en las mujeres menopáusicas y es probable que prevenga la pérdida de memoria y el cáncer de mama. Lamentablemente, hay un lado oscuro de la soya en potencia como las investigaciones recientes y un poco controversiales indican. Muchos científicos ahora creen que consumir mucha soya puede hacer más mal que bien. El alto consumo de isoflavones, que son las sustancias vegetales semejantes al estrógeno contenidas en la soya, podrían estimular la producción de células de cáncer de mama. También pueden incrementar las probabilidades de desarrollar problemas serios de reproducción, tiroideos y hepáticos.[4]

Además de esto, la mayoría de los productos de soya son procesados y tienen un valor biológico más bajo en comparación con otras proteínas; lo cual significa que el cuerpo no las usa tan eficientemente. Esto incluye dos de los productos de soya consumidos más comúnmente: la leche de soya y la proteína de soya. Estos productos pueden interferir con la función tiroidea y reducir el ritmo metabólico, haciendo que sea más difícil bajar de peso. En general, hay muchos adultos y niños que están tomando leche de soya o polvo de proteína de soya, y podría estar haciéndoles más mal que bien, especialmente si están tratando de adelgazar.

Para darle un mejor panorama, 90% de toda la soya vendida en los Estados Unidos está modificada genéticamente (MG). La soya también es uno de los siete alérgenos principales. Estudios han mostrado que los beneficios saludables que los pueblos asiáticos experimentan al consumir soya es porque consumen soya natural o fermentada y no las versionas altamente procesadas.

Si usted disfruta la soya, se recomienda que trate de recortar o de eliminar los productos de soya por completo. Sepa esto: la palabra final sobre la soya todavía no se ha expresado. Incluso los escépticos de la soya dicen que la conclusión es optar por presentaciones naturales de soya más que las alteradas químicamente o modificadas genéticamente (MG). Como sigue siendo una proteína un poco controversial, se recomienda que proceda con precaución. No coma ni beba productos de soya todos los días; si debe consumir soya, hágalo solo un par de veces a la semana.

Ciertas preparaciones naturales herbales la pueden ayudar con los sofocos, como la soya, el trébol rojo y la cimífuga. La soya es un ingrediente dietético importante en Oriente, y muchas de esas culturas carecen de una palabra para "sofocos". Como la dieta estadounidense no es rica en soya, la mayoría de las mujeres deben incrementar su consumo de soya con suplementos. Este suplemento dietético es seguro, pero bastante débil en su capacidad de reducir los sofocos.

La soya tiene dos isoflavones principales, siendo la genisteína la más prominente, y el trébol rojo tiene cuatro, así que cuando estos dos se toman en combinación uno con el otro, los resultados son poderosos. Aunque la soya imita la dieta de la mayoría de las culturas asiáticas, el trébol rojo contiene muchas de las propiedades de las leguminosas encontradas en los países mediterráneos, como los frijoles y los garbanzos. En ambas de estas culturas los síntomas de la menopausia son raros.

La soya es lo que se llama un "modulador selectivo de receptores de estrógeno" lo cual simplemente significa que bloquea los sitios receptores donde se podría fijar generalmente el estrógeno de prescripción para provocar cáncer ya sea mamario o uterino. Los estudios muestran que las mujeres que están tomando dosis más altas de isoflavones de soya demuestran una reducción de 54% en cáncer de útero. Lo mismo es cierto con respecto a las cardiopatías.[5]

La FDA permite que la soya tenga una "propiedad protectora del corazón", con base en los muchos estudios que demuestran su papel en reducir los niveles de colesterol (malo) LDL y de incrementar los niveles de colesterol (bueno) HDL. También la genisteína presente tanto en la soya como el trébol rojo inhibe la degradación ósea en el cuerpo y estimula la formación de hueso nuevo. Cincuenta miligramos al día de isoflavones de soya y 500 miligramos diarios de extracto de hoja de trébol rojo brindarán el mayor beneficio.

La cimífuga fue utilizada durante siglos por las mujeres indígenas estadounidenses para aliviar los síntomas de la menopausia y se utiliza ampliamente en Europa donde ha sido aprobada por su junta regulatoria para su uso en el tratamiento de síntomas vasomotores (sofocos y transpiraciones nocturnas). En los Estados Unidos la marca más popular es elaborada por un laboratorio farmacéutico grande bajo el nombre de Remifemin. Las dosis de 40–80 miligramos al día han demostrado ser eficaces en reducir los sofocos para muchas mujeres.[6] Parece ser que las mujeres que han quedado más satisfechas con los remedios herbales han sido aquellas con síntomas vasomotores más suaves. No parece haber efectos secundarios de largo plazo para la cimífuga excepto casos sumamente raros de enfermedad hepática.

La cimífuga es un fitoestrógeno (estrógeno derivado de una planta) que proviene de una planta ranúncula. Las sustancias dentro de la cimífuga, al igual que con la soya y el trébol rojo, se fijan a los sitios receptores de estrógeno. La cimífuga al parecer también alivia dolores de cabeza, palpitaciones cardiacas, depresión y ansiedad, así como sequedad y atrofia vaginal, por lo tanto previniendo infecciones del tracto urinario. También ayuda a aliviar el mareo, la hipertensión y la alta glucosa en la sangre.[7]

NUTRIENTES ESENCIALES PARA CALMAR LAS INCOMODIDADES DE LA MENOPAUSIA		
Sustancia natural	Efecto	Dosis diaria
Extracto de hoja de trébol rojo	Hierba rica en isoflavones que ayuda a equilibrar las hormonas, promover huesos saludables y fortalecer la función cardiovascular.	500 mg
Extracto de raíz de dong quai	Hierba utilizada tradicionalmente para fomentar el equilibrio hormonal en las mujeres.	300 mg
Extracto de raíz de gingseng siberiano	Miembro de la familia del ginseng usado tradicionalmente tanto en China como en Rusia para ayudar a incrementar la resistencia al estrés, la fatiga y la enfermedad.	200 mg
Extracto de raíz de cimífuga	Hierba rica en fitoesteroles que ha sido usada tradicionalmente para ayudar a fortalecer el equilibrio hormonal.	80 mg
Isoflavones de soya	Compuestos naturales de soya que ayudan a regular el equilibrio hormonal y a fortalecer la salud ósea y cardiovascular.	50 mg
Bromelina	Enzima derivada de la piña que ayuda con la digestión y la absorción de nutrientes.	45 mg
Boro	Mineral que ayuda a fortalecer los huesos y cartílagos.	3 mg

Se ha descubierto que algunos agentes de serotonina utilizados previamente para la depresión mejoran los sofocos y con frecuencia se les prescriben a las mujeres que han tenido cáncer de mama y que no pueden tomar estrógeno. En un estudio, el fármaco Paxil produjo una caída en los sofocos de 67%.[8]

Otros síntomas de la menopausia

Reducir los niveles de estrógeno ha estado ligado con incremento en la irritabilidad, depresión, privación del sueño y pérdida de memoria. No hay estudios definitivos que hayan establecido la pérdida de estrógeno como la causa, aunque las mujeres que han perdido sus ovarios quirúrgicamente al parecer experimentan estos síntomas en un nivel mayor que las que entran a la menopausia gradualmente. La presencia de sofocos y sudoración nocturna puede perturbar los patrones de sueño normales. Dormir mal a su vez lleva a irritabilidad, depresión y falta de concentración.

Las ayudas para dormir varían desde herbales (raíz de valeriana), pasando por los antihistamínicos (Simple Sleep, Unisom, Tylenol PM) hasta las de prescripción (Ambien, Lunesta, Rozerem). Las últimas pueden provocar problemas si se usan a largo plazo, y requieren la supervisión de un médico.

La falta de estrógeno en la vagina lleva al adelgazamiento del revestimiento vaginal y sequedad. Esto a su vez provoca coitos dolorosos. La pérdida del estrógeno cambia el pH vaginal y sus microorganismos, haciendo que sea más difícil defenderse en contra de infecciones por levaduras o baterías. Los ligamentos que mantienen los órganos femeninos en su lugar pueden debilitarse, permitiendo que la vejiga, el útero o el recto prolapsen en la vagina, trayendo incomodidad al estar de pie o durante el coito. El control de la vejiga se puede perder parcialmente, llevando a humedades o infecciones del tracto urinario. Se puede desarrollar una vejiga demasiado activa, lo cual hace que la mujer siempre sienta la necesidad de orinar. Aunque estos cambios podrían no estar específicamente ligados a la pérdida hormonal, son quejas frecuentes de la menopausia.

Suplementos hormonales: ¿sí o no?

La pregunta principal que viene con la menopausia es si tomar o no suplementos hormonales. De todos los remedios conocidos por la humanidad, nada alivia los sofocos y los sudores nocturnos como el estrógeno. Es la hormona por la que el cuerpo está clamando, y cualquier otro remedio es un substituto que palidece en comparación. El estrógeno solía ser prescrito a casi cada mujer menopáusica en los Estados Unidos en cierto punto de su vida. Se pensó durante décadas que el estrógeno prevendría cardiopatías, derrames cerebrales, osteoporosis y ciertos cánceres al mismo tiempo de mejorar la calidad de vida de las que estuvieran padeciendo de sofocos y cambios de humor.

Este patrón de prescripción llegó a un abrupto final en 2002. Fue entonces cuando la Iniciativa de la Salud Femenina (WHI, por sus siglas en inglés), un gran estudio de miles de mujeres, detuvo el estudio de la terapia de reemplazo hormonal (TRH) antes de tiempo porque estaba descubriendo que las mujeres que estaban tomando hormonas estaban peor que las mujeres que estaban tomando pastillas placebo (o falsas) (vea el capítulo 3 para más información). El cuerpo de la evidencia había mostrado que la TRH, específicamente el estrógeno, era benéfico para elevar el colesterol "bueno" y reducir el colesterol "malo"; se suponía que esto indicaría una mejoría para el corazón. Por lo tanto, se recomendaba la TRH como una manera de evitar los ataques cardiacos y los derrames cerebrales. Como la mayoría de las mujeres no sufrían eventos cardiacos hasta después de la menopausia se pensaba que las hormonas femeninas protegían a las mujeres y que reemplazarlas podría continuar con esta "fuente de la juventud".

Se diseñaron estudios para probar estas teorías. Cuando en lugar de ello revelaron peligros desconocidos de la TRH, los estudios se suspendieron y los médicos de inmediato dejaron de defender las hormonas como un tratamiento preventivo de las cardiopatías y otras enfermedades. Las ventas de Premarin, que había sido el fármaco más recetado en los Estados Unidos, cayeron precipitadamente de la noche a la mañana. Una vez se tuvo la esperanza de que el estrógeno prevendría el desarrollo de la demencia o la enfermedad de Alzheimer. Pero la WHI también mostró que el estrógeno usado durante muchos años puede, de hecho, incrementar el riesgo de demencia, probablemente a través de una serie de derrames cerebrales no diagnosticados.

Aunque los nuevos análisis de la información y estudios subsiguientes han revelado ciertos beneficios relacionados con la TRH, los únicos beneficios probados tanto del estrógeno como de la progesterona incluyen el alivio de sofocos, sudoración nocturna, sequedad vaginal y dolor durante el coito. De hecho, ningún otro fármaco se acerca siquiera a brindar el tipo de alivio que la TRH y la TRE pueden brindar para estos síntomas. La terapia de reemplazo hormonal también previene la osteoporosis en cadera y columna.

Desde el punto de vista de la FDA, el estrógeno y la progesterona son aprobadas para uso de corto plazo (idealmente menos de cinco años) en el tratamiento de sofocos moderados a severos, sudores nocturnos y prevención de osteoporosis. Las mujeres con útero deberían añadir progesterona a su estrógeno para prevenir cáncer de útero. Las mujeres que no tienen útero deberían tomar estrógeno solamente, ya que la adición de progesterona no ofrece ningún beneficio y tiene el potencial de provocar más complicaciones.

Los cambios clínicos típicos de la menopausia incluyen irregularidades menstruales cuatro años antes, cambios hormonales ocho años antes y un declive en la fertilidad hasta diez años antes de que cese la menstruación.[9]

La conexión estrógeno-osteoporosis

Millones de mujeres sufren de osteoporosis y han padecido fracturas vertebrales que provocan columnas jorobadas o fracturas de cadera que las han dejado atadas a una andadera o silla de ruedas. Una visita a un asilo de ancianos en Estados Unidos revelará pasillos revestidos de mujeres ancianas que no se pueden mover o que dependen de otros incluso para llevarlas al baño. Mucho de esto se podría haber prevenido con una mejor salud ósea mientras iban envejeciendo.

El estrógeno es un poderoso agente de prevención de las fracturas de columna y cadera. Por mucho tiempo fue el único agente de prevención que teníamos que podía tomar el calcio y fijarlo de nuevo en los huesos. Pero se han desarrollado nuevos fármacos que no solamente previenen la osteoporosis sin que también pueden revertir un poco la pérdida ósea que ya ha sucedido. Algunos de estos agentes incluso al parecer previenen el cáncer de mama y podrían reducir el riesgo de cardiopatías. Estos nuevos fármacos de "diseño" llamados SERM están atacando las áreas que necesitan ayuda sin los efectos secundarios de la TRH. Con el advenimiento de esta terapia, la necesidad de la TRH está disminuyendo grandemente.

Pero los nuevos fármacos también provocan sofocos, que son noticias no bienvenidas para las mujeres menopáusicas para quienes los sofocos podrían ser ya la peor parte de la menopausia. Para una mujer que haya tenido una pérdida súbita de estrógeno a través de una histerectomía, los sofocos serán todavía más severos.

Para las mujeres con sofocos o cambios de humor severos, no hay nada como el estrógeno para hacerlas sentirse "normales" nuevamente. Si la información actual demuestra ser cierta, no hay daño en tomar la TRH durante algunos años para ayudar en la transición a la menopausia hasta que los sofocos aminoren. Esto, por su puesto, siempre y cuando no haya tenido cáncer de mama o alguna cardiopatía previamente. Solamente su médico puede revisar su historial individual y aconsejarle sobre sus opciones.

¿Hormonas bioidénticas para la menopausia?

A causa de que muchas de las investigaciones citadas anteriormente se enfocaban en fármacos como Premarin que eran elaboradas a partir de fuentes animales, así como sintéticas, algunos creen que los fármacos con base vegetal (fitoestrógenos) podrían ser más "naturales" y por lo tanto, libres de las preocupaciones de salud presentadas por el estudio truncado WHI. Personalizar la dosis del fármaco al paciente individual también ha sido un fuerte deseo ya que muchas mujeres se encuentran insatisfechas con los regímenes tradicionales de dosificación de las hormonas de prescripción y quieren la habilidad de tener las fórmulas ajustadas para suplir sus necesidades específicas. En respuesta, los farmacéuticos de fórmula magistral combinan varias hormonas en la presentación de gel, tableta o supositorio. Estas hormonas incluyen estrógeno, progesterona, testosterona y DHEA.[10]

Para determinar la combinación correcta y la dosificación para cada mujer, se realiza una prueba de saliva para confirmar las concentraciones hormonales actuales de la mujer. Aunque esto parece lógico y científico, existen problemas potenciales que se deben comprender. Primero, el rango "normal" para las concentraciones hormonales en saliva es amplio, y los médicos están ajustando las dosis no basándose en los niveles finales logrados, sino en el alivio subjetivo de los síntomas. Segundo, las muestras de saliva con frecuencia son enviadas a los laboratorios de referencia sin la garantía de que las concentraciones hormonales permanezcan estables durante el envío. A diferencia de la sangre, la saliva no es un fluido estable.

Finalmente, estos fármacos de fórmula magistral jamás han sido probados para efectos secundarios graves de largo plazo. Como son preparados por el farmacéutico, la FDA no requiere las misma etiquetas de advertencia como para los productos elaborados por los laboratorios farmacéuticos. Este es un descuido, no un respaldo de la seguridad del producto. Como cada "lote" es individualizado, la FDA no tiene manera de saber lo que la paciente está recibiendo. El gobierno continúa advirtiendo que hasta que no se realicen grandes estudios de cada producto hormonal potencial (lo cual nunca va a suceder), los resultados del estudio de la WHI son igualmente válidos para todas las preparaciones.[11]

Directrices para el estrógeno

No hay nada parecido al estrógeno para restaurar los sentimientos de bienestar y prevenir los síntomas vasomotores [sofocos]. Es el estándar por el que cualquier otro tratamiento es comparado. Si una mujer se encuentra en bajo riesgo (no tiene un historial de cáncer de mama o uterino, cardiopatías, derrame cerebral, trombos o diabetes) entonces un tratamiento breve de estrógeno para síntomas moderados a severos es seguro y benéfico. Si tiene útero, se le deberá añadir progesterona para proteger contra cáncer de útero.

Nada puede tomar el lugar de una consulta cara a cara con su ginecólogo, pero aquí hay algunas directrices generales. Primero, tome la dosis más baja para el tiempo más corto necesario. Trate de dejar de usar estrógeno en menos de cinco años si puede. Algunas mujeres no pueden ir reduciendo la dosis, y eso es comprensible. Pero la mayoría puede suavemente ir reduciendo la dosis y dejar las hormonas en menos de cinco años.

Los reemplazos hormonales más populares antes de 2002 eran Premarin y Prempro. Prempro es para mujeres con útero y Premarin es para las que no lo tienen. Estos siguen siendo muy buenos productos, pero a causa de la WHI han perdido un poco de popularidad. A las pacientes que les está yendo bien con ellos no deberían cambiarse a algo más automáticamente.

Aunque no existe evidencia para probar esto, algunos sienten que un régimen de estrógeno y progesterona de origen vegetal podría evitar los problemas que vienen con las hormonas de origen animal del estudio WHI. Las hormonas de origen vegetal se encuentran en la lista de cada aseguradora en los Estados Unidos y son menos caras que pagar por los productos de fórmula magistral en efectivo. Vienen en una variedad de presentaciones, incluyendo píldoras, cremas, parches, anillos vaginales e inyectables.

Los ejemplos de los productos de estrógeno oral son estradiol (genérico), estriol (genérico), Enjuvia (una marca de sustitución que es cercana a Premarin, pero elaborada a partir de plantas), Gynodiol (marca de estradiol) y Femtrace (marca de estradiol). Para las que necesitan añadir progesterona a las tabletas de estrógeno, hay Activella, Femhrt y Angeliq. Estas son dosis realmente bajas de pastillas anticonceptivas que han estado en el mercado durante muchos años. Se piensa que como no han habido problemas cardiacos o de mama con las pastillas anticonceptivas en dosis bajas, utilizar dosis todavía más bajas para la menopausia podría ser seguro. Nuevamente, esta es una teoría no probada que podría tener más que ver con la edad de la mujer que este tomando los productos que con el producto mismo.

Algunas mujeres no quieren tomar medicamentos orales o sienten que no están teniendo una buena absorción intestinal de las píldoras. Probablemente deseen una ruta más directa como una crema tópica con la esperanza de maximizar el alivio de los síntomas. Medicamente, absorber los fármacos directamente en el torrente sanguíneo puede reducir el riesgo de coágulos y no interviene el hígado.

Los ejemplos de las cremas de estrógeno son Premarin, EstroGel y Estrasorb. Premarin se suele insertar vaginalmente, mientras que los últimos dos se extienden en los brazos o piernas como una crema corporal. Hay un anillo vaginal disponible llamado Femring. Los parches incluyen Climara y Vivelle. Para las que necesitan que se le añada progesterona, los parches incluyen Climara Pro y CombiPatch.

Algunas mujeres solamente necesitan alivio de la sequedad vaginal o de los coitos dolorosos y no quieren estrógeno circulando por su torrente sanguíneo. Se puede aplicar estrógeno local que no entrará en el torrente sanguíneo y que se puede utilizar de manera segura aun y cuando las condiciones de salud de otro modo no permitirían el uso de estrógeno. Estas incluyen Premarin en crema, Vagifem (un óvulo vaginal) y Estring (un anillo vaginal). Su ginecólogo puede ayudarla a decidir cuál de los productos disponibles pueden ser adecuados para usted, en qué dosis y durante cuánto tiempo.

Aguas tranquilas

La temporada menopausia-postmenopausia es larga, y las mujeres necesitan aprender tanto como les sea posible acerca de cómo todavía pueden navegar a través de ella tan suavemente como sea posible. Para 2015 más de la mitad de las mujeres estadounidenses estarán en la menopausia o postmenopausia. ¿Es usted ya una de ellas?

El deseo de Dios para usted a medida que pasa por la transición natural de la vida de la premenopausia, menopausia y postmenopausia es estar saludable y renovada, para que pueda hacer eco del salmista que declaró: "Colma mi vida de cosas buenas; ¡mi juventud se renueva como la del águila!" (Salmo 103:5, NTV).

Capítulo 6

CAMBIOS DE HUMOR: ESTRÉS; ENOJO, DEPRESIÓN Y ANSIEDAD

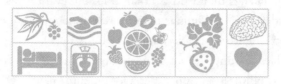

DIOS LE PROMETE a su pueblo reposo y paz; y eso incluye a las mujeres cuyas hormonas podrían estar causando cambios de humor e inestabilidad emocional inquietante. El profeta Isaías escribió: "Tú guardarás en completa paz a aquel cuyo pensamiento en ti persevera; porque en ti ha confiado" (Isaías 26:3). David, quien fue un pastor antes de llegar a ser rey de Israel, escribió estas palabras familiares:

> El Señor es mi pastor; tengo todo lo que necesito. En verdes prados me deja descansar; me conduce junto a arroyos tranquilos. Él renueva mis fuerzas. Me guía por sendas correctas, y así da honra a su nombre.
>
> —SALMO 23:1–3, NTV

Así que a pesar de las subidas y bajadas de la vida de la mujer, puede aprender a caminar en el reposo de Dios, y es vitalmente importante hacerlo, espiritual, mental y físicamente. Esto es más que dormir lo suficiente, aunque eso es sumamente importante. Las emociones pueden ser volátiles cuando una mujer está exhausta, pero dormir y descansar bien puede ser elusivo. Simplemente meditar en la Palabra de Dios antes de ir a la cama y mantener canciones de adoración fluyendo a lo largo del día puede ayudar al cuerpo a comenzar a desacelerar y relajarse. Dormir bien por la noche, junto con reposar mediante honrar el día de reposo, son clave para restaurar y mantener la salud mental, emocional y física de la mujer.

MELATONINA

La melatonina es una hormona antioxidante. Los estudios han mostrado que los suplementos nocturnos de melatonina incrementan el desempeño durante el sueño de los sistemas inmunes comprometidos por la edad, los fármacos o el estrés. Ayuda a mantenernos en ritmo con el día y con las estaciones del año y reduce los trastornos del sueño.

Estrés y ansiedad

Cierta cantidad de estrés es normal y necesario en la vida de todos. Sin el estrés de la alarma del reloj cada mañana, muchas de nosotras fallaríamos en levantarnos a tiempo para cumplir con las responsabilidades diarias. Algunas mujeres responden mejor a un poco de estrés en su vida que a nada de estrés. Pero casi cada mujer hoy tiene más factores estresantes en su vida de los que son saludables. Es importante actuar y determinar ahora traer más equilibrio a la vida de una a través de eliminar un poco del agotamiento mental y físico de los días estresantes, semana tras semana.

SIMPLEMENTE DIGA NO

¿Recuerda cuando tenía dos años y lo poderosa que se sintió cuando dijo "no"? Sin importar qué edad tenga ahora, vaya y actúe como una niña de dos años y simplemente diga "no". Si usted tiene la "enfermedad de agradar a los demás"—intentar agradar a todos—debe aprender como reconocer sus limitaciones y su necesidad de paz. Decir que no a comprometerse de más significa decirle que sí a la paz y la calma.

Cuando se ignora el estrés, puede escalar a *angustia*. Una mujer angustiada se dirige a estar exhausta y al agotamiento total. El estrés es la señal del cuerpo de que algo necesita atención. Se ha dicho: "Si no se toma el tiempo de estar bien, definitivamente se tomará el tiempo de estar enferma". Cuando no se aborda el estrés, hace que las mujeres sean vulnerables a enfermedades emocionales y físicas, como ansiedad, padecimientos, ataques cardiacos y depresión. Cada mujer es diferente, así que las soluciones varían respectivamente.

Un "factor estresante" es cualquier exigencia, buena o mala, que se hace sobre el cuerpo o mente de una persona. Los agentes estresantes pueden ser provocados por presiones externas como un mal ambiente de trabajo o presiones internas como sentimientos de competitividad, inseguridad o demasiado autosacrificio por el bien de la familia o de los demás. El lugar para comenzar es identificar las causas específicas del estrés, algunas veces mediante observar los efectos que está teniendo en el cuerpo, mente y espíritu. Algunas situaciones estresantes no se pueden cambiar. La mujer debe dejar de gastar tanta de su preciosa energía emocional en esas situaciones que no se pueden cambiar para que pueda comenzar a enfocarse en áreas en las que pueda encontrar soluciones.

Deshacer el daño de demasiado estrés externo o interno no es como recuperarse de un resfriado. El proceso toma tiempo y tiene que ver con algunas de las intervenciones más benignas. Aunque existe la opción de cambiarse de trabajo o recortar algunas cosas del programa semanal a través de ordenar sus prioridades, las mujeres pueden contar con siempre enfrentar más estrés.

Siempre habrán miembros de la familia que esperan demasiado, niños que se comportan mal y el paso incesante de la vida moderna. Si no somos capaces de eliminar todo el estrés, debemos resistirlo donde podamos y aprender a vivir con él en maneras que no nos lastimen.

¿SOBRECARGA DE ESTRÉS?

Revise cada síntoma que esté experimentando:

- ❏ Enojo
- ❏ Ansiedad
- ❏ Agotamiento
- ❏ Disminución en el interés sexual
- ❏ Depresión
- ❏ Dolores de cabeza
- ❏ Insomnio

- ❏ Indigestión
- ❏ Hipertensión
- ❏ No ser capaz de concentrarse
- ❏ Irritabilidad
- ❏ Falta de apetito
- ❏ Tensión muscular

Los beneficios de esfuerzos que liberen el estrés como la nutrición terapéutica, el ejercicio y el apoyo social se traslapan entre sí. La respuesta de estrés tiene el propósito de suplir energía para responder a una crisis, pero liberar esa energía a través de caminar o de ir al gimnasio hace que desestresarse sea más fácil; excepto para alguien que se encuentra en la etapa de agotamiento, cuando se requiere menos ejercicio. El ejercicio regular tendrá grandes efectos en ayudar al cuerpo a reclamar su equilibrio hormonal adecuado. Un mecanismo vital del ejercicio que reduce el estrés es la producción y liberación de opioides naturales conocidos como endorfinas.

Mantenga su sentido del humor. La risa libera la tensión. Busque lo divertido en la vida diaria.

Otras intervenciones sencillas que funcionan en contra del estrés incluyen, como ya se mencionó, obtener suficiente descanso y relajación. Las técnicas de relajación, sean físicas o mentales, son intervenciones valiosas que reducen los efectos dañinos del estrés. Solo respirar profundamente puede mitigar un corazón acelerado y el estrés. No hay efectos secundarios o costos financieros para esta poderosa intervención que se puede realizar en cualquier parte. Es imposible estar ansiosa al mismo tiempo de estar respirando profunda, lenta y regularmente.

Las acciones restauradoras de la oración y la meditación en la Palabra también han sido bien investigadas. La meditación contrarresta la respuesta de pelear o huir a nivel hormonal, aletarga el metabolismo de los eritrocitos y suprime la producción de citoquinas, proteínas que generan respuestas proinflamatorias en el cuerpo. El enfoque sobre la respiración que se recomienda durante la meditación mantiene lejos los pensamientos negativos y distractores. El masaje y la aromaterapia son técnicas calmantes adicionales que ayudan a aliviar el estrés.

CUATRO NIVELES DE ESTRÉS

Nivel I

- Pérdida de interés en actividades disfrutables
- Hundimiento o combado de las comisuras de los ojos
- Arrugar la frente
- Explotar con facilidad
- Estar aburrida o nerviosa

Nivel II

- Todo lo del nivel I, más
- Cansancio, enojo, insomnio, paranoia y tristeza

Nivel III

- Todo lo de los niveles I y II, más
- Dolores de cabeza y cuello crónicos
- Hipertensión
- Malestar estomacal
- Lucir más vieja

Nivel IV

- Todo lo de los niveles I, II y III, más
- Trastornos de la piel
- Disfunción renal
- Infecciones frecuentes
- Asma
- Cardiopatías
- Colapso mental o emocional

Los estudios confirman que las personas con una red social activa y satisfactoria manejan las subidas y bajadas de la vida mejor, especialmente cuando pueden reír juntas. Organizar la vida de modo que haya tiempo para jugar y actividades de esparcimiento es restaurador. Al mismo tiempo, demasiada vida social no es algo bueno; las mujeres deben aprender a decir "no" y establecer límites.

Ideas que destruyen el estrés

Al final de un día particularmente estresante, tome un baño tranquilizador de aromaterapia a la luz de las velas. Llene la bañera de agua caliente vaporosa y un aceite fragante de aromaterapia como la lavanda. Ponga un poco de música suave instrumental y relájese. La aromaterapia, o el uso de aceites esenciales fragantes, es la manera en que muchas mujeres prefieren manejar el dolor, la ansiedad y la depresión que viene con el SPM. El olfato tiene una influencia poderosa en el cuerpo y en la mente, posiblemente porque el nervio olfativo se encuentra en contacto directo con el centro emocional del cerebro.

PUNTOS BÁSICOS DE AROMATERAPIA

- Escoja aceites esenciales aromáticos (se encuentran en las tiendas de alimentos saludables)
- Añada entre 5–10 gotas de aceites esenciales al agua caliente mientras llena su tina
- No combine los aceites esenciales con otros aceites o jabón para baño
- Asegúrese de sumergirse en la tina por lo menos 20 minutos para obtener los beneficios aromáticos

Estos aceites esenciales son especialmente benéficos en aliviar los síntomas estresantes del SPM:

- **Lavanda.** Al principio este aceite la estimulará un poco. Pero a medida que se sumerja unos minutos, descubrirá que la tranquiliza. Alivia la tensión nerviosa, la depresión y el insomnio.
- **Geranio.** Combine un par de gotas de esto con lavanda. Tiene un efecto calmante.
- **Romero.** Esta ayuda a la circulación. Úselo solo o con lavanda para aliviar la depresión.

Una taza caliente de té herbal puede ser justo lo que ordenó el doctor para calmar los nervios en momentos estresantes (utilice una o dos cucharaditas de hierba seca para cada taza de 8 onzas [236,6 ml] de agua caliente, pero no hirviendo, sumergida y remojada durante diez o quince minutos). Las infusiones siguientes tienen un historial probado como destructoras de estrés, especialmente para las mujeres que están bajo el estrés hormonal del SPM o la premenopausia.

+ Té de árbol casto

+ Té de esculetaria de Virginia

+ Té de dong quai (conocido en el folclor chino como el tónico femenino)

+ Tés especialmente preparados para el SPM (se pueden encontrar en las tiendas de alimentos saludables o de comestibles)

Algunas personas creen que los niveles de estrés de la mujer están vinculados hormonalmente a su exposición de xenoestrógenos. Para reducir la exposición a los xenoestrógenos, deje de utilizar pesticidas en su casa, así como solventes incluyendo alcohol y trementina. Tenga cuidado con el barniz de uñas, los limpiadores industriales y los desengrasantes, las pinturas y algunos aromatizantes. Para los limpiadores, escoja productos naturales en lugar de productos petroquímicos. También tenga cuidado con beber bebidas calientes o comer sopas calientes en cierto tipo de recipientes o tazones de plástico, y evite meter sus alimentos al microondas en recipientes de plástico, que se piensa que liberan xenoestrógenos.

"Me estoy estresando y entrando en SPM"

El alto estrés eleva los niveles de la hormona cortisol y la adrenalina, lo cual lleva a niveles menores de progesterona y a síntomas de SPM. También eleva los niveles de aldosterona, que regula los minerales en las células. Demasiado estrés hace que las glándulas suprarrenales secreten cantidades excesivas de aldosterona, que puede elevar su presión arterial por medio de darle la señal a los riñones de que retengan sodio y excreten potasio y magnesio. Esto también puede llevar a retener agua, distensión abdominal y edema (o hinchazón) de las extremidades inferiores.

Por lo cual muchos de los síntomas del SPM son causados por elevados niveles de las hormonas cortisol, adrenalina y aldosterona, las cuales son disparadas por demasiado estrés. El estrés también eleva los niveles de otra hormona llamada prolactina. La prolactina estimula las mamas para hacer leche, pero también reduce la producción de progesterona.

> *El calcio ayuda a aliviar los síntomas del síndrome premenstrual a través de ayudar al cuerpo a equilibrar los niveles hormonales adecuados.*

Aprender a controlar o reducir el nivel de estrés general es crucialmente importante para manejar los síntomas del SPM, porque una mujer puede entonces disminuir los niveles de cortisol, adrenalina, aldosterona y prolactina. Con el fin de equilibrar sus hormonas usted debe manejar su estrés.

....

La progesterona puede ayudar con los cambios de humor. Al equilibrar los niveles de cortisol, la progesterona puede mejorar el nivel de energía, la función inmune, la resistencia a las alergias y la concentración mental.

....

Adictas al estrés

Algunas personas cultivan el estrés. Generan una "crisis del momento" para evitar reevaluar su situación de vida o escapar de enfrentar las verdades acerca de sí mismas que son suprimidas más fácilmente. Promueven crisis y estrés con el fin de sentir que algo que les confirme que están vivas; y coincidentemente eso les permitirá recibir la compasión y la atención de los demás. Las personas aventureras al parecer florecen bajo su "inyección de adrenalina", ignorantes del daño que le están haciendo a su cuerpo. Podrían ser llamadas "adictas al estrés".

Las sustancias del estrés que recorren el cuerpo de una adicta al estrés le brindan el impulso que necesita para saltarse el desayuno, trabajar catorce horas y luego celebrar una fiesta en la cena para doce de sus amigas más cercanas. Podrían ser perfeccionistas que se echan a cuestas demasiado trabajo (y con frecuencia trabajan con otras adictas al estrés). Sus días de usar el "impulso" del estrés como herramienta para alterar el humor están contados, pero son adictivos.

Vivir en esta manera durante una cantidad de tiempo sostenida pone a una mujer justo al borde y con frecuencia da como resultado enojo y frustración contenidos sin resolver. Inevitablemente llega un momento de ajuste de cuentas. Se le cae el piso (o termina agotada). Descubre que no se puede levantar de la cama por la mañana, o pasa su descanso para comer escondida en el armario de limpieza de la oficina, derramando incontables lágrimas.

Algunas veces ajustar cuentas con el estrés requiere explotar así, porque fuerza a la mujer a dar una buena mirada honesta a sí misma, en lugar de salir a realizar más tareas. Las exhortaciones a "calmarse" con mucha probabilidad generarán más estrés por el esfuerzo. Está bien decir: "Este es un problema que debo tener la valentía de enfrentar y tomar pequeños pasos para cambiar".

Cuidados simples

Las mujeres suelen utilizar cuidar de otros y las amistades para reducir su estrés. Para las mujeres, la respuesta de "pelear o huir" no es la única. Parece ser que la hormona oxitocina, que es fortalecida por el estrógeno en las mujeres y reducida por la testosterona en los hombres, alienta a las mujeres a atender a los niños y a reunir a otras mujeres cuando se encuentran estresadas.[1] Esta respuesta llamada "cuidar y fraternizar" estimula una liberación adicional de oxitocina, que produce un efecto calmante. Esta respuesta femenina única había sido ignorada porque 90% de todos los estudios sobre estrés se habían realizado sobre hombres. Aparentemente los vínculos sociales de la mujer pueden ser un factor para reducir los riesgos del estrés, y ayuda a explicar por qué las mujeres tienden a vivir más tiempo que los hombres. Un estudio descubrió que a lo largo de un periodo de nueve años, las mujeres que habían tenido más amigas cortaron su riesgo de muerte prematura por más de 60%. Una revisión del Estudio de Salud de la Escuela de Enfermería de Harvard confirmó que las mujeres que tienen más amigas al envejecer tenían menos deterioros físicos y por lo tanto más razones para vivir una vida gozosa.

Desestresarse para evitar la angustia

Para desestresarse, no olvide hacer ejercicio, porque es un alivio del estrés inmenso; ayuda a reducir los niveles de cortisol e incrementa las endorfinas y la serotonina, las cuales inhiben la respuesta estresante. Ejercitarse por lo menos cinco días a la semana y tomar descansos que distiendan el estrés a lo largo del día obrará maravillas. Lleve a pasear al perro, exhale el estrés e inhale con gratitud.

Preste atención a una buena nutrición. Elimine azúcares y carbohidratos refinados, y consuma de cuatro a cinco porciones de fruta y verduras y tres porciones de granos integrales diariamente. Esto la mantendrá llena de energía y menos apta de "comer por estrés".

Reconozca el aspecto mental del manejo del estrés: el estrés no es estrés a menos que usted lo perciba como estrés. Es la manera en la que usted reaccione y actúe lo que determinará si será dañino para su salud. Cuando caiga en cuenta de que el estrés puede subir su presión arterial, incrementar su riesgo de derrame cerebral, elevar los niveles de cortisol, cambiar la composición de su cuerpo, incrementar su riesgo de enfermedades degenerativas y robarle la energía y el entusiasmo de la vida, se sentirá motivada para desestresarse por medio de utilizar cualquier combinación de técnicas que funcionen mejor para su situación única.

Enojo

Los arranques de enojo son comunes en algunas casas, especialmente en ciertos momentos del mes.

Los síntomas de afectación del humor del SPM incluyen irritabilidad y frustración, por lo menos, y en esa semana o dos antes de la menstruación muchas mujeres se encuentran de pronto llorando o gritando de enojo o sintiéndose inusualmente tensas sin ninguna causa real en sus circunstancias externas. Su fluctuación hormonal ha tenido como consecuencia un nivel más bajo del neurotransmisor químico serotonina.

Una mujer puede sentirse completamente fuera de control. Un minuto está preparando la cena y al siguiente minuto está vociferando y gritándoles a sus hijos.

Podrían necesitarse cambios en el estilo de vida. Ella necesita recuperar el dominio de sus emociones. El apóstol Pablo no era mujer por supuesto, pero entendía como funciona esto:

¿No sabéis que los que corren en el estadio, todos a la verdad corren, pero uno solo se lleva el premio? Corred de tal manera que lo obtengáis. Todo aquel que lucha, de todo se abstiene; ellos, a la verdad, para recibir una corona corruptible, pero nosotros, una incorruptible. Así que, yo de esta manera corro, no como a la ventura; de esta manera peleo, no como quien golpea el aire, sino que golpeo mi cuerpo, y lo pongo en servidumbre, no sea que habiendo sido heraldo para otros, yo mismo venga a ser eliminado.

—1 Corintios 9:24–27

Una mujer estresada no tiene que correr una carrera, puede caminar. El ejercicio debería ser una parte del cambio de estilo de vida, y las caminatas dinámicas deberían ser parte de cada semana. Ella puede tomar una caminata de veinte a treinta minutos cada tercer día. O puede intentar otro tipo de ejercicio al aire libre que ella disfrute por lo menos de tres a cuatro veces a la semana, como montar en bicicleta. El ejercicio regular puede marcar toda la diferencia en el mundo al batallar con el desequilibrio hormonal. Ayuda a mantener un metabolismo alto, lo cual evita subir de peso y derrite el estrés. Caminar es probablemente el ejercicio más seguro de todos. No requiere capacitación cara, equipo especial, videos instructivos, programas de computadora o manuales especiales. No requiere capacitación previa o acondicionamiento, y no requiere una gran cantidad de esfuerzo físico al principio. Caminar es más natural que sentarse, estar de pie o correr, y no es tan estresante para el cuerpo como otras formas de ejercicio. Caminar alivia dolores de la espalda, reduce la cintura, disminuye la presión arterial, baja los niveles de colesterol malo, reduce el riesgo de ataque cardiaco, mejora el vigor y la energía, aminora la ansiedad y la tensión, mejora el tono muscular, es suave con las articulaciones, disminuye el apetito, incrementa la capacidad aeróbica, se puede realizar en pequeños lapsos, desacelera la osteoporosis y la pérdida ósea ¡y se puede hacer incluso al viajar!

Quizá esté pensando: "He intentado muchos programas de ejercicio, pero nunca persevero lo suficiente para obtener resultados. Siempre los dejo demasiado rápido". Este es un consejo: escoja una actividad física que verdaderamente disfrute y hágala parte vital de su día. Muchas personas se meten en problemas cuando dejan el ejercicio para su tiempo libre. Si se espera hasta que pueda hacerlo, probablemente nunca lo hará. Programe el ejercicio durante el día como programaría una cita; y no deje de honrar esa cita. Su ejercicio no tiene que ser estructurado. Busque oportunidades sencillas para moverse un poco más; estaciónese más lejos de su destino para una caminata más larga, tome las escaleras en lugar del elevador y juegue a la pelota con sus hijos y nietos en el jardín trasero.

Un estilo de vida que incluye amigos, familia, trabajo, juego, amor, tiempo para una misma y tiempo para crecimiento espiritual lleva a un vida bien integrada que está equilibrada física, emocional y espiritualmente. Una mujer puede hacer de sus amigas y su familia parte de su rutina de ejercicio, si están dispuestos a ello. El ejercicio ayuda con estados de ánimo desordenados de todo tipo. No solamente modera la ansiedad y el enojo lleno de estrés de la mujer, también ayuda con la depresión.

Depresión

Los muchos y variados síntomas de la depresión pueden incluir:

+ Tristeza profunda y persistente

+ Irritabilidad profunda y persistente

+ Llorar sin explicación

+ Pérdida de la autoestima

+ Sentimientos de desesperanza

+ Sentimientos de pesimismo

+ Sentimientos de indefensión

+ Sentimientos de no valer nada

+ Sentimientos de culpa

+ Sentimientos de vacío

+ Ponderar continuamente en el pasado, revisar los errores cometidos

+ Cambios en los patrones de sueño

+ Cambios en los hábitos de alimentación

+ Subir o bajar de peso inexplicablemente

+ Inquietud

+ Fatiga

+ Un "aletargamiento" de movimientos físicos

+ No ser capaz de concentrarse

+ Problemas de memoria

+ Dificultades para tomar decisiones

+ Pérdida de interés en actividades que suelen ser placenteras

+ Pérdida de interés en el sexo

+ Dolores inexplicables, malestar estomacal u otros problemas físicos que no se pueden aliviar con tratamiento estándar

+ Pensamientos suicidas o de muerte

+ Intentos reales de suicidio

Hay diferentes grados de depresión que van de suave a severa. Los tratamientos pueden ir de la terapia electroconvulsiva (TEC) para la depresión intratable, pasando por terapia, fármacos y modificaciones de nutrición y estilo de vida para la depresión ordinaria. Los medicamentos han ayudado a muchas personas a recuperar su sentido de equilibrio, pero estos medicamentos conllevan efectos secundarios potencialmente serios y su uso debe ser monitoreado cuidadosamente.

La depresión también puede ser resultado de un estrés prolongado, lo cual provoca una deficiencia en aminoácidos, lo cual da como resultado un desequilibrio bioquímico. Otras deficiencias nutricionales, la tensión nerviosa, una mala dieta, la mononeuclosis, los cambios hormonales, los trastornos de la tiroides, las alergias y trastornos físicos serios también pueden provocar depresión. La depresión puede tomar la forma de ansiedad, tristeza y trastornos alimenticios; teniendo como consecuencia pérdida de peso, engordar, perturbaciones del sueño y muchos otros problemas.

TÉ VERDE

La L-teanina es un aminoácido que se encuentra en el té verde que produce efectos tranquilizantes en el cerebro. Durante siglos el té verde se ha usado en Oriente por sus propiedades calmantes, curativas sin producir somnolencia. La L-teanina incrementa el GABA (ácido gama-aminobutírico), un importante neurotransmisor inhibitorio en el cerebro que ayuda a regular la ansiedad.

El común denominador para todo tipo de depresión es la sustancia neurotransmisora cerebral conocida como serotonina. Un nivel reducido de serotonina con frecuencia causa depresión, ansiedad y otros síntomas. Cientos de estudios han demostrado que añadir serotonina al cuerpo puede aliviar los síntomas de depresión y la depresión ansiosa, y que puede ayudar a los pacientes a adelgazar y normalizar los patrones de sueño. Como no es posible darle a una persona serotonina directamente, el método médico tradicional ha sido utilizar una clase de fármacos conocidos como ISRS (inhibidores selectivos de la recaptación de serotonina). Estos ISRS previenen la reabsorción de la serotonina en el cerebro, lo cual lógicamente da como resultado un incremento en los niveles de serotonina.

En general, los ISRS son seguros, y se han utilizado millones de prescripciones de ellos. Los fármacos de esta categoría incluyen Prozac, Zoloft, Paxil, Celexa, Luvox y otros. Como con cualquier fármaco, hay efectos secundarios en ciertos individuos, pero generalmente son bien tolerados. En raras ocasiones suceden problemas serios en los que las pacientes experimentan arranques de furia y violencia. También se han observado episodios ocasionales de nerviosismo y fatiga.

Los niveles bajos de serotonina ahora se encuentran implicados en una variedad mucho más amplia de enfermedades que solamente la depresión. Algunas de estas incluyen trastornos del sueño, atracones, trastornos de déficit de atención, dolores de cabeza, SPM y antojos de alimentos y carbohidratos que comúnmente llevan a la obesidad.

El cuerpo naturalmente convierte ciertas sustancias—aminoácidos—en serotonina. Varas sustancias caen en esta categoría, pero una que ha estimulado un entusiasmo particular es un extracto de la semilla de una planta llamada *Griffonia simplicifolia*. Esta semilla contiene una sustancia llamada 5-hidroxitriptófano (5-HTP), que ayuda a normalizar los niveles de la sustancia cerebral crítica, serotonina. Usualmente el cuerpo utiliza el aminoácido llamado L-triptofano para convertirlo en serotonina en el cuerpo humano. El triptofano se encuentra en forma natural en la leche, el pavo y otros alimentos. Antes de que el triptofano se convierta en el transmisor cerebral benéfico, serotonina, es primero convertido en 5-HTP. Sin embargo, cuando el 5-HTP es ingerido directamente como suplemento, 70% de ello es convertido en serotonina, en comparación con el 3–5% que proviene del triptofano de los alimentos.

El 5-HTP al parecer ayuda no solamente con la depresión, sino también con síntomas de ansiedad. Otro beneficio es que estas sustancias neurotransmisores en el cerebro pueden tener un efecto directo en el apetito, y el 5-HTP le puede ayudar a las pacientes con sobrepeso a lograr adelgazar. El insomnio, que también es común con la depresión, también disminuye marcadamente cuando la paciente está tomando este suplemento natural.

El 5-HTP con frecuencia producirá resultados cuando la prescripción tradicional de antidepresivos falla. Un estudio contó con la participación de noventa y nueve pacientes cuyas condiciones no respondían a ningún intento por aliviar su depresión. Se les administró el suplemento de 5-HTP en dosis que promediaban los 200 miligramos diarios y que llegaban tan alto como 600 miligramos diariamente, y casi la mitad de ellos tuvieron una recuperación completa. Ciertamente haría sentido que si el 5-HTP funciona tan bien en estos pacientes difíciles de tratar, podría funcionar todavía mejor en la depresión más comúnmente encontrada de suave a moderada. Y no solo funciona, sino también los efectos secundarios suelen ser sumamente suaves, con el más frecuente siendo náuseas ligeras que afectaron a menos de 10 % de todos los pacientes (no obstante, como el 5-HTP se elimina a través de los riñones, los pacientes con patologías renales deberían evitar el 5-HTP, al igual que los pacientes con úlceras pépticas). Para una depresión suave a moderada, una dosis de 50 miligramos de 5-HTP tres veces al día durante dos semanas es un buen nivel de inicio. La dosis se puede incrementar a 100 miligramos tres veces al día si no se ve mejoría. Ahora hay cápsulas o tabletas recubiertas disponibles, lo cual al parecer reduce las náuseas que las pacientes podrían experimentar.

Muchos tipos de dolores de cabeza crónicos recurrentes (dolores de cabeza por tensión, migrañas) se pueden asociar con los desequilibrios de serotonina. Este conocimiento ha producido una nueva generación de medicamentos de prescripción que afectan a los receptores de serotonina como Imitrex y Maxalt. A causa del efecto del 5-HTP sobre la serotonina, podría ser agregado a esta lista.

Es un conocimiento común que los niveles bajos de serotonina pueden llevar a trastornos crónicos del sueño. El 5-HTP en una dosis de 100-300 miligramos, cuarenta y cinco minutos antes de ir a la cama, han ayudado a promover el sueño a través de hacer que los pacientes se vayan a dormir más rápidamente y permanezcan dormidos más tiempo. Es más sabio comenzar con la dosis más baja y gradualmente incrementarla después de unos tres días. Como subir de peso, los dolores de cabeza y el insomnio pueden causar depresión indirectamente por sí solos, el 5-HTP brinda alivio de estos problemas además de mejorar la depresión misma; por lo tanto, es sumamente eficaz en combatir la depresión y la ansiedad.

Abrazos para la salud emocional

Una no escucha mucho acerca de la importancia de la simple sensación del tacto—especialmente el toque consolador amoroso—en lo que respecta a los cambios de humor. No obstante, el toque humano puede ser la solución más sencilla de todas, especialmente para las mujeres. Así como los bebés huérfanos dejan de crecer y desarrollarse debido a la falta de toque, nosotras las adultas en cierto nivel no nos desarrollamos tan bien cuando en nuestra vida falta el toque. Las mujeres especialmente responden al tacto porque su piel es más sensible que la de los hombres. Como las mujeres experimentan niveles más altos de estrés y niveles más bajos de las sustancias que lo combaten, el beneficio para la mujer del toque físico es poderoso y necesario.

Un simple toque puede:

- Incrementar la producción de endorfinas, DHEA y la hormona del crecimiento
- Reducir los niveles de hormonas de estrés en su cuerpo
- Extender sus años de vida
- Fortalecer su sistema inmune
- Aligerar su estado de ánimo y reducir su estrés

El toque promueve una producción elevada de endorfinas, DHEA y hormona del crecimiento. Las buenas noticias son que esto se puede lograr fácilmente a través de abrazar a un ser querido cada día. Los abrazos pueden reducir los niveles de hormonas del estrés e incluso extender la vida. El toque puede fortalecer el sistema inmune y mejorar el estado de ánimo. El toque, ya sea un abrazo, una palmada o un masaje, brinda muchos beneficios a la salud. Un masaje de media hora puede disparar el sistema inmune de la mujer y reducir el estrés, haciendo que se sienta más calmada y feliz.

¿Cómo puede incorporar más toque en su vida?

- Bese a una amiga en la mejilla al saludarla. O deles un rápido abrazo de "hola". Estos son remedios rápidos antiestrés.

- Considere comprar una mascota. Las personas que dan y reciben amor de sus mascotas pueden satisfacer su cuota diaria de toque. Las mascotas son usadas con frecuencia para traer consuelo a los residentes de los asilos y casas de asistencia de ancianos.

- Acurrúquese con sus hijos mientras ven la televisión. Atrápelos por diversión e incluso deles un masaje de espalda. Tocar a sus hijos los puede ayudar a desarrollarse como adultos amorosos, afectuosos y expresivos.

- Frote la espalda y el cuello de su pareja durante treinta minutos, luego sugiera que a usted también le gustaría recibir el mismo tratamiento.

- Después de una ducha larga y vaporosa, saque su loción aromática favorita y dese un masaje.

La sociedad occidental ha desarrollado una mentalidad de "no tocar". Y, sin embargo, la piel que nuestro Creador nos dio es el órgano sensible más grande de nuestro cuerpo y responde positivamente a cada toque amoroso. Si usted no tiene a nadie a quien recurrir para una palabra tranquilizadora o un toque gentil, rodéese de texturas disfrutables. Las almohadas aterciopeladas, la ropa sedosa y la hierba suave son sensaciones que experimentamos a través del sentido del tacto. Tómese tiempo hoy para explorar maneras creativas de hacer su ambiente un lugar con más "toque". Pronto sus cambios de humor serán cosa del pasado.

Capítulo 7

CARDIOPATÍAS

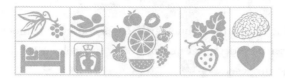

S I USTED LE preguntara a las mujeres de que es más probable que mueran, muchas le dirán que su mayor temor es el cáncer de mama. Algunas se preocupan por el cáncer de ovario o el cáncer de colon. La verdad es que, en las mujeres mayores de sesenta y cinco años, el asesino número uno son las cardiopatías. De hecho, en ese grupo etario las cardiopatías reclaman más vidas que todos los cánceres combinados. Es cinco veces más probable que las mujeres mueran de una cardiopatía que de cáncer de mama.[1]

Ataques cardiacos

Dos de las palabras más atemorizantes que una persona pueda escuchar son las palabras "ataque cardiaco". Durante años los médicos han creído que las arterias eran como las tuberías, que lentamente recolectaban placa a lo largo de los años, generando una acumulación que con el tiempo bloquearía la arteria y provocaría un ataque al corazón Ciertamente parecía una explicación lógica. Lamentablemente, estaba equivocada.

Las arterias que están 90% tapadas, estamos aprendiendo, ¡*no* son las arterias que provocan la mayoría de los ataques cardiacos! La gente con arterias tapadas con frecuencia experimentan angina de pecho, que se define como dolor de pecho al ejercitarse. Es difícil para la sangre fluir a través de sus arterias cuando está ejercitándose. Pero en los ataques cardiacos, con mayor frecuencia sobreviene súbitamente un dolor que comienza en la mitad del pecho y se irradia hacia afuera, frecuentemente a través del costado izquierdo y descendiendo por el brazo izquierdo. Lo que está sucediendo es que se desarrolla placa grasosa no solo dentro de la arteria misma, sino también en la pared de la arteria. Esta placa, que está cubierta por el recubrimiento de la pared arterial, se acumula y de hecho provoca que el recubrimiento de la arteria se rompa. Cuando eso sucede, de pronto, el material graso dentro de la pared comienza a protuberar dentro del flujo sanguíneo de la arteria.

Como nuestro cuerpo fue creado para repararse a sí mismo, cuando detecta una fisura, como la ruptura arterial, el proceso de sanidad del cuerpo da la señal para que se forme un coagulo. En este caso los efectos del proceso de sanidad natural pueden ser desastrosos. Las plaquetas comienzan a unirse, se empieza a formar un coágulo, y en un periodo de unos pocos minutos ese coágulo llena la arteria tapando el fluir de la sangre. Además, la arteria misma comienza a contraerse con el fin de detener el flujo de sangre de la ruptura en la pared del revestimiento, nuevamente con consecuencias desastrosas. El resultado es infarto al miocardio: un ataque cardiaco.

Esta enfermedad que lleva a un ataque cardiaco es conocida como arterioesclerosis. ¿Hay algo que podamos hacer para detener este proceso o está solamente "en nuestros genes", y es una parte inevitable de envejecer?

> *Si un padre o un hermano tuvo una cardiopatía temprana, y usted es obesa, fumadora y tiene otros factores de riesgo, pídale a su médico que la someta a un TAC para evaluar su riesgo real.*

La arterioesclerosis (también llamada endurecimiento de las arterias) realmente es una inflamación en las arterias. Cuando el colesterol LDL (malo) forma una placa sólida o semisólida o un depósito que puede endurecer las paredes de la arteria. Esta placa consiste en leucocitos, células musculares suaves, plaquetas y otros componentes, pero básicamente representa un proceso inflamatorio en la placa. Hay por lo menos cuatro perspectivas que puede seguir para ayudarla a evitar que este problema letal ataque su cuerpo.

Tome una dosis baja de aspirina. Sorprendentemente la mitad de la gente que tiene estas placas que tapan arterias tienen niveles normales de colesterol. Es el daño inicial al recubrimiento de la arteria provocado por el colesterol malo lo que pone el escenario para la inflamación. Por eso es que una dosis baja (81 miligramos) de aspirina para bebés "con capa entérica" puede obrar maravillas para evitar una cardiopatía: detiene la inflamación (el término *capa entérica* deberá aparecer en la etiqueta de la botella). Interesantemente, la aspirina regular (325 miligramos) podría no ser tan eficaz como la aspirina de dosis baja.

EL TÉ PUEDE SALVAR SU VIDA

El té es la bebida más consumida en el mundo. Las culturas asiáticas lo han reconocido como un componente medicinal durante generaciones. El té es rico en antioxidantes (polifenoles y flavonoides) y las investigaciones han verificado su capacidad protectora contra el cáncer y su habilidad para reducir el riesgo de cardiopatías.[2] El té también tiene un efecto relajante debido a un aminoácido activo neurológicamente, la L-teanina, encontrada casi exclusivamente en la planta del té.

Tome antioxidantes. ¿Por qué el colesterol daña las arterias? El daño es provocado por la oxidación o descomposición del colesterol LDL que lo habilita para dañar las células saludables que recubren las arterias. Por eso es que es tan crucial brindar antioxidantes en la forma de vitamina E (800 unidades internacionales diarias), vitamina C (2000 miligramos diariamente), selenio (200 microgramos diarios), junto con otros como los carotenos y la coenzima Q_{10}.

Niveles más bajos de homocisteína. La proteína es otro culpable potencial en el desarrollo de la arterioesclerosis. No es la proteína que comemos (que es buena para nosotras), sino la descomposición de ciertos tipos de proteínas (aminoácidos) en un producto secundario conocido como homocisteína lo que puede causar problemas. Los niveles altos de homocisteína pueden dañar las arterias, y estos niveles incrementan cuando nos faltan cantidades suficientes de vitaminas B en nuestra dieta.

Para mantener bajos los niveles de homocisteína y por lo tanto ofrecer suficiente protección contra el endurecimiento de las arterias, tome 600 mg de ácido fólico a diario, 75 miligramos de vitamina B_6 diariamente y 100 microgramos de vitamina B_{12} todos los días.

Policosanol. Es un químico derivado del azúcar de caña que se ha descubierto que es eficaz para reducir los niveles de colesterol. Para prevenir la arterioesclerosis, los niveles de colesterol LDL (malo) necesitan estar debajo de 130, y los niveles de colesterol HDL (bueno) deberán estar muy por arriba de 40.

GRASAS BUENAS

Reemplace las grasas animales con buenas fuentes de grasa como pescado de agua fría (salmón, macarela, atún, arenque, cangrejo, etcétera), aguacates, nueces crudas, mantequillas de nueces, semillas y aceites buenos como el de oliva, linaza, girasol y semilla de calabaza.

Las mujeres y sus corazones

Las mujeres tienen una probabilidad mayor de morir de un ataque cardiaco que los hombres. Es menos probable que alcancen a llegar al hospital para tratamiento, e incluso cuando llegan, es menos probable que se les diagnostique apropiadamente. Los proveedores de cuidados de la salud y las mujeres mismas con frecuencia minimizan sus síntomas. Es importante ser evaluada de inmediato si experimenta cualquiera de los síntomas siguientes: dolor o malestar en el centro del pecho, cuello, mandíbula o brazo izquierdo; respiración entrecortada; transpiración súbita; sentirse mareada o aturdida; o indigestión.

Para la mayoría de las mujeres y los hombres, la señal más común de un ataque cardiaco es un dolor o malestar en el centro del pecho. El dolor o malestar puede ser suave o fuerte. Puede durar más de unos minutos, o puede irse y regresar. Las mujeres tienen una probabilidad mayor que los hombres de tener las "otras" señales comunes de un ataque cardiaco. Estas incluyen: respiración entrecortada, náusea o vómito, dejar de respirar o transpiración. Algunas tienen el sentir de un mal inminente siniestro, o dolor en la espalda, el cuello o la mandíbula. Las señales de un ataque cardiaco pueden suceder súbitamente. Pero también se pueden desarrollar lentamente, a lo largo de horas, días e incluso semanas antes de que suceda el ataque cardiaco. Una tercera parte del tiempo el ataque cardiaco de la mujer pasa inadvertido.

Entre más señales de ataque cardiaco tenga, es más probable que esté teniendo un ataque cardiaco. También, si ya tuvo un ataque cardiaco, sus síntomas probablemente no sean los mismos para otro. Aun y cuando no esté segura de estar teniendo un ataque cardiaco, aun así debería buscar ayuda médica.

LOS SUPLEMENTOS BOTÁNICOS Y SU CORAZÓN	
Intervención	Beneficio
Aceite de pescado (omega-3)	Primer suplemento recomendado en la historia por la Asociación Estadounidense de Cardiología gracias a su habilidad de reducir los eventos cardiacos.
Linaza	Contiene un perfil lípido positivo.
Consumir diariamente nueces, en particular almendras.	Mejora los lípidos en sangre, la homocisteína y la proporción de monóxido de nitrógeno.
Vitamina E	Tome 400 unidades internacionales de vitamina E y 50 miligramos de vitamina C dos veces al día. Los alimentos altos en antioxidantes son altamente recomendados.
Té y chocolate	Contiene antioxidantes y flavonoides.
Calcio	Mejora la proporción entre HDL y LDL.
Magnesio y potasio	Disminuyen la presión arterial y previenen un pulso irregular.
Folato/ácido fólico o 5-formiltetrahidrofolato (5-FTHF) y 5-metiltetrahidrofolato (5-MTHF)	Reduce la homocisteína, que lesiona las células que recubren los vasos sanguíneos y promueve la coagulación; la homocisteína es un factor de riesgo independiente para la falla cardiaca congestiva en adultos sin un ataque cardiaco previo.
Extracto de hoja y flor de espino (Crataegus oxyacantha)	Reduce la presión arterial, la angina y disminuye la progresión de la arterioesclerosis.

LOS SUPLEMENTOS BOTÁNICOS Y SU CORAZÓN	
Intervención	**Beneficio**
Ajo (Allium sativa)	Modula los lípidos; reduce la hipertensión; propiedades antioxidantes.
Policosanoles purificados	Soporte natural para mantener niveles saludables de lípidos en sangre y plaquetas al mismo tiempo de promover la salud vascular.
Coenzima Q10	Vital para la producción de la energía celular; altamente concentrado en el corazón y otros órganos con requerimientos altos de energía; antioxidante que previene la oxidación del LDL.

Cardiopatías en las mujeres

Entre las mujeres de edades de cuarenta y cinco a sesenta y cuatro años, una de cada nueve desarrollará cardiopatías, pero a partir de los sesenta y cinco ese número se triplica a una de cada tres, que es lo que lo hace el asesino número uno de mujeres. Las mujeres son protegidas hormonalmente de las cardiopatías en sus años de juventud, pero para el momento en que alcanzan los sesentas, se emparejan con los hombres en el riesgo de desarrollar problemas cardiacos.

Las "enfermedades del corazón" [o cardiopatías] son llamadas más apropiadamente enfermedades cardiovasculares [cuando abarcan el corazón y otros componentes del sistema circulatorio]. El sistema cardiovascular es el sistema de su cuerpo que hace circular la sangre, llevando oxígeno dador de vida a sus órganos vitales y llevándose de ellos productos residuales venenosos. La palabra *cardiovascular* significa "perteneciente al corazón y los vasos sanguíneos". Por lo tanto, las enfermedades cardiovasculares son cualquier enfermedad que pudiera afectar esas áreas del cuerpo. Las enfermedades cardiovasculares con frecuencia atacan súbitamente sin advertencia. Uno de cada dos estadounidenses muere de enfermedades cardiovasculares (¡eso es el 50%!). Desde 1984 la cantidad de muertes por enfermedades cardiovasculares de las mujeres ha excedido la de los varones, con más de 400,000 al año.[3] Esta crisis nos afecta a todas, sea que lo estemos enfrentando en nuestro propio cuerpo o que lo estemos viendo suceder en alguien que amamos. Pero las buenas noticias son que es posible prevenir las enfermedades cardiovasculares e incluso revertirlas antes de que se vuelvan mortales.

Las enfermedades cardiovasculares abarcan más que solamente ataques cardiacos. Abarcan una multitud de padecimientos que afectan el corazón, los vasos sanguíneos, las venas y las arterias. Muchos de estos padecimientos pueden afectar su salud sin que siquiera esté al tanto de ellos.

TÉ VERDE

Beber una taza de té verde al día hace que las paredes de los vasos sanguíneos sean más elásticas y más capaces de expandirse para permitir un flujo libre de sangre, lo cual puede reducir significativamente el riesgo de una persona de padecer cardiopatías o de sufrir un derrame cerebral.

Las mujeres tienden a no reconocer las cardiopatías como su principal riesgo de salud y fallan en instituir cambios que podrían reducir el riesgo. Pocas fumadoras están dejando el cigarro y la obesidad está llegando a nuevos récords, con alrededor de 25% de las mujeres sin llevar a cabo actividad física regular. Más de la mitad de las mujeres mayores de cincuenta y cinco años tienen hipertensión, y 40% tienen un colesterol elevado. Una mujer con diabetes tiene tanta probabilidad de morir de un ataque cardiaco como una mujer que ya ha tenido uno. Las que tienen Síndrome X (cintura de 35 in. [88,9 cm] o mayor, altos niveles de grasa en sangre, niveles de colesterol inadecuados, hipertensión) se encuentran en un riesgo significativo.

Cómo reducir el riesgo cardiaco

Las estrategias preventivas tales como reducir el colesterol (malo) LDL, fortalecer las paredes arteriales, evitar que las plaquetas formen coágulos y remover la grasa saturada de su dieta puede tener efectos profundos hacia reducir su riesgo de ataque cardiaco.

Las grasas saturadas son principalmente grasas animales que se solidifican a temperatura ambiente. Las grasas saturadas vegetales incluyen el aceite líquido de coco, de palma y de nuez de palma. Las grasas saturadas le dicen al hígado que elabore colesterol LDL que tapa las arterias. Comer demasiadas grasas saturadas incrementa el riesgo de cardiopatías y otros problemas de salud.

Las grasas insaturadas suelen ser líquidas y pueden ser poliinsaturadas (cártamo, maíz, soya, pescado) o monoinsaturadas (aceites de oliva, ajonjolí y cacahuetes; almendra; y aguacate). Las grasas monoinsaturadas como el aceite de oliva reducen el LDL e incrementan el HDL, protegiendo en contra de las cardiopatías y beneficiando al cuerpo en otras maneras más.

Considere esta declaración de la *Journal of the American Medical Association [Revista Médica de la Asociación Médica Estadounidense]*: "Evidencia sustancial indica que las dietas que usan grasas insaturadas no hidrogenadas como la forma predominante de grasa dietética, granos integrales como la forma principal de carbohidratos y una abundancia de frutas y verduras, así como ácidos grasos omega-3 adecuados pueden ofrecer una protección significativa en contra de la cardiopatía coronaria. Tales dietas, en conjunto con actividad física regular, evitar fumar y mantener un peso corporal saludable, pueden prevenir la mayoría de las enfermedades cardiovasculares en las poblaciones occidentales".[4] (Observe que la TRH no se menciona como una medida protectora del corazón).

> *Las mujeres postmenopáusicas pueden cortar su riesgo de cardiopatías en un 40% con treinta minutos de ejercicio diario (que puede consistir en cortar el césped y trabajar en el jardín).*

Los ácidos grasos esenciales (EFA, por sus siglas en inglés), incluyendo los omega-3, son esenciales porque el cuerpo no puede elaborarlos; deben provenir de los alimentos o de suplementos. Incrementan la energía, reducen las cardiopatías y el dolor de la artritis e incrementan la inmunidad. Las señales de su carencia incluyen fatiga, falta de resistencia, piel y cabello resecos y resfriados frecuentes.

Las fuentes maravillosas de los ácidos grasos omega-3 incluyen aceite de pescado; pescado; aceite de linaza, de borraja, grosella negra y onagra; semilla de girasol y semilla de calabaza. No obstante, si decide que el pescado sea su fuente de omega-3, podría arriesgarse a ingerir mercurio en exceso, un conocido contaminante ambiental. Un estudio que apareció en la *New England Journal of Medicine* [Revista Médica de Nueva Inglaterra] informó sobre una asociación directa entre el riesgo de ataques cardiacos y los niveles de mercurio.[5] Si no está segura del origen de su pescado, una mejor opción podría ser tomar cápsulas que tengan certificación de estar libres de mercurio.

Cómo mitigar otros factores de riesgo

No hay manera de evitar la verdad de que la mayoría de las enfermedades cardiovasculares pueden ser atribuidas a decisiones de estilo de vida. Claramente, lo que usted coma, su peso y cuánto se mueva es vital. El peso excesivo incrementa la carga del corazón. Una persona sedentaria tiene el doble de riesgo que alguien que da una caminata de treinta minutos o trabaja en su jardín todos los días. Las mejoras en la salud cardiaca están relacionadas con la cantidad de actividad y no con la intensidad del ejercicio o mejoría en la condición física.[6]

El ejercicio también tiene el beneficio de ayudar a la gente a dejar de fumar; esto es significativo porque hasta un quinto de todas las muertes por enfermedad cardiovascular se deben a fumar.

Aunque algunos creen que el alcohol con moderación (solo una copa al día) protege en contra de las cardiopatías, más de una copa de alcohol al día eleva la presión arterial y los triglicéridos. Esta es una amenaza en particular contra las mujeres. De más preocupación es el incremento de 41% en cáncer de mama en las mujeres que toman de dos a cinco copas al día (9% en las mujeres que tomaban menos de una copa al día).[7] Como las mujeres tienen más tejidos adiposos que los hombres, los cuales contienen menos agua que músculo, cuentan con menos agua disponible para diluir el alcohol. Además, las mujeres metabolizan el alcohol en una manera diferente. La enzima gástrica clave que degrada el alcohol es más baja en las mujeres que en los hombres, permitiendo que más alcohol pase por el estómago y entre a la sangre. Para empeorar las cosas, las mujeres son más vulnerables a la enfermedad hepática, y si tienen un problema con el alcohol, es más probable que desarrollen una hepatitis alcohólica deteriorante y cirrosis hepática. También son más susceptibles a la miocardiopatía alcohólica, un debilitamiento del músculo cardiaco.

Las cardiopatías son enfermedades que se pueden prevenir con factores de riesgo que se pueden modificar. Para resumir: tener hipertensión, diabetes, colesterol alto; fumar; y ser sedentario y tener sobrepeso incrementará su riesgo de desarrollar enfermedades cardiacas.

SAL

La sal es uno de los minerales más importantes de su cuerpo junto con el potasio. Ayuda a regular el equilibrio del agua en sus células. No obstante, demasiada sal puede provocar retención de líquidos y dolor mamario, puede incrementar su riesgo de hipertensión (presión arterial alta) y cardiopatías.

Las mujeres con presión arterial baja se pueden beneficiar grandemente de añadir ⅛ de cucharadita de sal marina a un vaso de agua de 8 onzas [236,6 ml] cada mañana para ayudar a incrementar el volumen sanguíneo.

No obstante, la mayoría de las mujeres consumen demasiada sal. Como sustitutos de la sal, pruebe las hierbas frescas, el ajo y el limón para sazonar sus alimentos y realzar los sabores.

Colesterol

Tener colesterol en su cuerpo es natural y saludable. Realiza funciones importantes como formar las membranas celulares y algunas hormonas. No obstante, cuando se encuentra en niveles altos, puede llevar a ataques cardiacos o derrames cerebrales. Recuerde que hay dos tipos de colesterol: LDL (colesterol "malo") y HDL (colesterol "bueno"). El LDL o lipoproteína de baja densidad es responsable por llevar colesterol al cuerpo; altos niveles de LDL pueden tapar las arterias, incrementando así el riesgo de tener un ataque cardiaco o derrame cerebral. El HDL o lipoproteína de alta densidad aleja el colesterol del torrente sanguíneo; tener altos niveles de HDL de hecho reduce el riesgo de cardiopatías.

Las mujeres de cuarenta y cinco años o mayores deberían revisarse el colesterol. Para que [el estudio] sea preciso, la muestra de sangre deberá ser tomada después de haber ayunado. Si tiene un historial familiar de colesterol alto o de otros factores de riesgo de cardiopatías quizá necesite revisarse el colesterol antes [de esa edad]. Un colesterol total de menos de 200 es ideal. Entre 200 y 239 se encuentra en el límite alto y 240 o más es alto. Como se dijo anteriormente, es importante conocer el desglose de buen colesterol y mal colesterol. Su LDL deberá estar por debajo de 130. Si está entre 130 y 159 se encuentra en el límite alto, y si es de 160 o más, es demasiado alto. Un HDL mayor de 60 ayuda a reducir su riesgo de cardiopatías, en tanto que sí es menor a 40, su riesgo incrementa. Tener los triglicéridos altos (una forma de grasa elaborada en el cuerpo) suele acompañar al colesterol alto. Los triglicéridos elevados suelen deberse a obesidad, falta de actividad física, fumar y una dieta rica en carbohidratos.

El primer paso para reducir su colesterol es cambiar su estilo de vida. Esto puede ser muy difícil de hacer, pero puede producir un impacto dramático en su salud. Deje de fumar, siga una dieta baja en grasas, limite su consumo de alcohol y haga ejercicio regularmente. Si intenta hacer estos cambios de seis meses a un año sin buenos resultados, o si su colesterol está demasiado alto como para ser cambiado a través de estos esfuerzos por sí solos, probablemente su doctor le administre medicamentos para bajar el colesterol (esto no deberá reemplazar sus esfuerzos, porque continuar siguiendo un estilo de vida saludable es importante).

Si su figura es más semejante a una manzana que a un clásico reloj de arena, necesita saber que se encuentra en un mayor riesgo de enfermedad cardiaca (y diabetes). Usted puede encontrar calculadoras de índice de masa corporal (IMC) en la internet[8] para calcular su índice de masa corporal, que es una cifra que categoriza su peso como sobrepeso (25–29,9), obeso (mayo a 30) o bajo de peso (18,5 o menos). Un índice de masa corporal saludable se encuentra entre 18,5 y 24,9.

Más que ataques cardiacos

El corazón humano es un músculo fuerte, utilizado para bombear sangre por las arterias y venas, dispensando nutrientes importantes y oxígeno y llevándose material residual de las células. Hay cuatro cámaras en el corazón. Dos cámaras superiores—aurículas—, las cuales son menores que las otras dos grandes cámaras—los ventrículos—que bombean la sangre para impulsarla fuera del corazón hacia todo el cuerpo. El ventrículo derecho bombea la sangre a los pulmones; el ventrículo izquierdo bombea la sangre al resto del cuerpo. Hay muchas otras cosas que pueden ir mal con su corazón además de ataques cardiacos.

Arritmia: latidos irregulares

La mayoría de las personas que experimentan arritmia no van a ver al médico para decirle: "Tengo un latido irregular, Doc. Creo que podría tener una arritmia". Muchas personas ni siquiera están al tanto de que están experimentando una arritmia. Sus observaciones pueden ser algo como: "Mi corazón ha estado haciendo cambios bruscos últimamente", o: "He estado teniendo palpitaciones". Algunas veces podrían sentir que su corazón ha hecho una pausa o se ha saltado un latido, lo cual puede ser bastante atemorizante para las personas que no entienden lo que les está pasando. Algunas personas podrían incluso comenzar a preguntarse si están a punto de tener un ataque cardiaco. Si su latido se detiene por más de una palpitación, ¡se preguntan si su corazón volverá a comenzar a latir!

SUSTANCIAS NATURALES PARA PREVENIR O REVERTIR UNA ARRITMIA

Es mejor combinar estos suplementos en su régimen porque su efecto es sinérgico, lo cual quiere decir que su eficacia se multiplica cuando son usados juntos.

- Coenzima Q_{10} (50 miligramos al día): La coenzima Q_{10} ayuda a estabilizar el ritmo normal del corazón.

- Magnesio (400 miligramos al día): Durante años, el magnesio fue utilizado en la intravenosa de los hospitales para ayudar a estabilizar el ritmo cardiaco de los pacientes.

- Ácidos grasos omega-3 (aceite de pescado) (2000 miligramos al día): Entre sus muchos beneficios, los aceites de pescado estabilizan los latidos irregulares.

- Potasio (99 miligramos al día): Los niveles de potasio que son ya sea demasiado altos o demasiado bajos frecuentemente provocaran índices cardiacos irregulares.

- El calcio (500 miligramos al día): El calcio puede al mismo tiempo estabilizar el ritmo cardiaco y reducir la presión arterial.

La arritmia, o un latido irregular, es una condición muy común. De hecho, todas tenemos un tipo de latido irregular llamado arritmia sinusal, que es bastante normal. Si se sienta en una silla, descansa y respira a un ritmo normal, y usted se toma el pulso, quizá note que su pulso no late a un ritmo completamente estable. Podría acelerarse un poco y luego desacelerar de nuevo. Los ritmos cardiacos con frecuencia varían de acuerdo con el patrón de respiración de la persona u otros cambios que están sucediendo en el cuerpo. Estar al tanto de que esta (arritmia sinusal) es una ocurrencia normal evitará que se sienta alarmada. De hecho, es una buena idea que usted esté al tanto de los patrones de ritmo cardiaco normales que suceden en su cuerpo para que pueda identificar las formas más peligrosas de arritmia que podrían suceder en caso de enfermedad.

Bradicardia

Una irregularidad a la que le debemos prestar mucha atención es la bradicardia. La raíz *bradi* quiere decir "lento", y *cardia*, por supuesto se refiere al corazón; por lo tanto, la bradicardia indica que el corazón de la persona está latiendo más lentamente de lo que debería.

¿Cómo saber qué tan lento es demasiado lento? Usted puede comenzar conociendo el ritmo cardiaco de su propio corazón. Las atletas en una condición física plena tendrán un ritmo cardiaco más lento que las personas que no estén en forma. En promedio, si su ritmo cardiaco en reposo cae a cincuenta latidos por minuto o menos, usted podría estar experimentando bradicardia. Si ese es el caso, usted debería acudir a que su médico revise su ritmo cardiaco.

Su corazón seguirá latiendo incluso si hay una interrupción de las señales eléctricas; los ventrículos se contraerán por sí solos, y seguirán enviando sangre dadora de vida a su cerebro y otros órganos vitales. Es una mecanismo de supervivencia diseñado para mantenerlo con vida. El problema es que esas contracciones de "emergencia" solamente ocurrirán a unos cuarenta latidos por minuto. A ese ritmo, usted notará que algo está muy mal. Como no hay suficiente sangre circulando, se va a sentir aturdida, mareada e incluso posiblemente desorientada. Cuando esto sucede es tiempo de buscar atención médica. La bradicardia—el ritmo cardiaco lento—puede ser una señal de que hay un problema con este marcapasos incorporado que Dios diseñó. Si no está trabajando correctamente, su ritmo cardiaco puede descender a un nivel peligrosamente bajo, y sus órganos vitales—especialmente el cerebro—pueden experimentar una devastadora falta de flujo sanguíneo.

Taquicardia

En el extremo opuesto de la bradicardia está la condición de la taquicardia que significa un ritmo cardiaco demasiado rápido. El prefijo *taqui* significa "rápido" y, nuevamente, *cardia* significa "corazón". La taquicardia es generalmente definida como un ritmo cardiaco en reposo que está por encima de cien latidos por minuto.

La taquicardia puede ser provocada por una variedad de condiciones. Una de las primeras cosas que los doctores revisarán es la presencia de anemia, porque algunas personas con anemia experimentan ritmos cardiacos de hasta ciento veinte latidos por minuto. Si tiene una caída en su hemoglobina, que lleva el oxígeno a sus tejidos y órganos, usted comenzará a experimentar una falta de oxígeno en esos tejidos. Dios ha diseñado el cuerpo para que le den la señal al corazón de que lata más rápido cuando esto ocurre para que más sangre sea llevada a lo largo del cuerpo en un periodo más corto. Si está experimentando un ritmo cardiaco inusualmente alto, pídale a su médico que lleve a cabo una prueba de sangre sencilla para determinar si tiene anemia o no. Eso le dirá los niveles de hierro en su sangre, el número de eritrocitos y demás.

La taquicardia también puede ser síntoma de una infección subyacente en alguna parte del cuerpo. En promedio, por cada grado de temperatura (fiebre) por encima de lo normal en el cuerpo, el ritmo cardiaco aumenta diez latidos por minuto. Así que si su corazón comienza a latir más rápido constantemente, comience a sospechar que una infección podría estar acechando en su cuerpo de la que no esté al tanto. Pídale a su médico que lleve a cabo una revisión de la cuenta de sus leucocitos para ver si su cuerpo está combatiendo una infección.

Fibrilación auricular

Una forma más peligrosa de latido irregular es llamado fibrilación auricular. El término *auricular* se refiere a las cámaras superiores del corazón, y la *fibrilación* significa "un movimiento tembloroso o que se sacude". Por lo tanto, la fibrilación auricular es una agitación que sucede en las cámaras superiores del corazón. Una buena comparación de lo que sucede sería la del agitador de una lavadora que sacude la ropa en el agua para lavarla. Sin embargo, cuando las aurículas del corazón comienzan a agitarse en esta manera, no están revolviendo jabón y agua; están afectando las plaquetas que están en el torrente sanguíneo. Cuando estas plaquetas son estimuladas en esta manera, comienzan a adherirse entre sí, formando la peligrosa condición de un coágulo. El coágulo a su vez se abre paso a los ventrículos del corazón desde donde puede ser bombeado a las arterias carótida o vertebral, ir directo al cerebro y provocar un derrame cerebral.

Como la fibrilación auricular puede provocar una situación tan peligrosa, es importante realizarse una revisión ocasionalmente. La mayoría de la gente que sufre una fibrilación auricular no sería capaz de sentirlo suceder en su pecho. Si la condición es diagnosticada, hay varias maneras de tratarla. El primer curso de acción es evitar que las plaquetas en la sangre se adhieran entre sí. Para las personas jóvenes (debajo de los setenta años) una simple dosis diaria de aspirina es eficaz. No obstante, si la persona es mayor a setenta años, usualmente se requiere un adelgazador de sangre.

Algunas veces la fibrilación auricular puede indicar un problema en una de las válvulas cardiacas. Su médico puede realizar un ecocardiograma para revisar esta condición. Si la válvula es demasiado estrecha o ha desarrollado estenosis (engrosamiento), la sangre podría no estar pasando correctamente a través de ella o podría estar interrumpiendo el latido del corazón.

Contracción ventricular prematura

Todas nosotras experimentaremos contracciones ventriculares prematuras (CVP) en un tiempo u otro, pero es cuando se convierten en un patrón consistente que se vuelven sumamente peligrosas. En un latido normal, justo antes de que se dispare el impulso eléctrico, hay un instante llamado "repolarización". Sucede justo después de que termina un latido, durante lo cual el corazón se está preparando para latir de nuevo. No obstante, si el corazón se dispara demasiado temprano, entonces habrá una pausa larga y los ventrículos del corazón comenzarán a sobrellenarse de sangre. Esto provoca que los ventrículos se estiren y que entonces latan fuertemente para impulsar toda la sangre al torrente sanguíneo. Usted notará este fuerte latido y con frecuencia tendrá que hacer una pausa para respirar o toser con el fin de recuperarse.

Muchas veces, la contracción ventricular puede ser provocada por estrés, demasiada cafeína o incluso por estimulantes que se encuentran en las medicinas de venta libre contra el resfriado que contienen pseudoefedrina. La mayoría del tiempo, la situación es benigna. No obstante, si hay dos o tres o más de este tipo de latidos que sucedan al hilo, sucede algo llamado taquicardia ventricular o TV. Cuando se presenta la TV, que tiene que ver con varias pausas más largas seguidas entre latidos, no hay tiempo para que el corazón se llene de sangre. De pronto hay una escasez de sangre que está siendo bombeada del corazón. Se ha sabido que las personas se desmayan en este punto por la falta de circulación a su cerebro. Una vez que este peligroso ciclo ha comenzado, la persona podría avanzar rápidamente de una TV a un problema sumamente serio llamado fibrilación ventricular.

La fibrilación ventricular es sumamente distinta de la fibrilación auricular porque afecta las grandes cámaras de bombeo del corazón. Si estas cámaras comienzan a agitarse, no están bombeando la sangre con eficacia, y la persona puede morir rápidamente si no se toman medidas drásticas: usualmente un choque eléctrico al corazón.

SÍRVASE UN POCO DE CHOCOLATE

El buen chocolate es rico en flavonoides antioxidantes llamados flavanoles (proantocianidinas, epicatequinas, catequinas), que se sabe reducen el riesgo de cardiopatías, cáncer de pulmón, asma y diabetes. Algunos estudios han mostrado beneficios para la proporción HDL-LDL, y para reducir taponamientos y mantener las arterias flexibles. Estas son buenas noticias para los que aman el chocolate, siempre y cuando sea el mejor. Una onza de chocolate de alta calidad bastante oscuro tiene el doble de fuerza antioxidante que el vino tinto u otros chocolates.

Falla cardiaca congestiva

La falla cardiaca congestiva sucede cuando ha habido tanto daño al músculo cardiaco que no puede bombear lo suficientemente rápido para evitar acumulación de líquidos en los pulmones. Muchas personas con falla cardiaca congestiva también tienen hinchazón o edema en sus tobillos. Estos pacientes suelen llegar a un punto en el que la capacidad de sus pulmones está tan limitada que no se pueden acostar completamente horizontales en la cama, ya que al hacerlo tienen dificultades para respirar. También se quedan sin aliento rápidamente con cualquier nivel de ejercicio.

Mucho antes de que los médicos comprendieran lo que era la falla cardiaca congestiva, sabían que cierta familia de plantas—la familia de las rosas, que incluye el extracto de espino—era útil para fortalecer las contracciones del corazón. Hoy estamos redescubriendo los usos de esta sustancia natural invaluable. Se han conducido estudios que muestran los beneficios del extracto de espino para revertir la falla cardiaca congestiva. Tiene un efecto directo en los impulsos eléctricos del corazón, abreviando el tiempo de refracción entre latidos y permitiendo que el corazón bombee más líquido más eficazmente.

Hipertensión

La hipertensión (presión arterial alta) es llamada con precisión el asesino silencioso. Con frecuencia es la causa raíz de muchos otros problemas de salud, especialmente de las cardiopatías. A medida que las lecturas de presión arterial se acercan a 140/90 un proceso silencioso, pero letal, comienza a debilitar el cuerpo. Esto pone mucha presión en el músculo cardiaco, y sucede un engrosamiento de la cámara del corazón que bombea (hipertrofia ventricular izquierda). La incidencia de ataque al corazón y derrame cerebral comienza a incrementar, y los riñones empiezan a sufrir daño.

Muchas personas creen que si tienen presión alta, tendrán alguna señal visible como dolores de cabeza o sangrados nasales; pero ello es la excepción. No suele haber advertencia de la hipertensión hasta que algo se rompe. Para ese momento es una batalla de grandes proporciones vencer el problema.

A medida que incrementan la presión y el estrés, se produce daño a las paredes de los vasos sanguíneos dejándolos susceptibles a la acumulación de colesterol. Cuando la hipertensión va aunada con niveles elevados de insulina (común en la diabetes y la obesidad) es probable una cardiopatía. El exceso de insulina, la respuesta a los niveles altos de azúcar en la sangre, eleva el colesterol y la presión arterial.

Hay dispositivos fáciles de leer para medir la presión arterial que se encuentran disponibles en la mayoría de las farmacias o boticas. La hipertensión persistente es significativa; unas pocas mediciones esporádicas de hipertensión no lo son.

SU PRESIÓN ARTERIAL

La presión arterial se compone de dos medidas o números. El primer número es la presión sistólica. Esta es la presión arterial pico, cuando su corazón está bombeando la sangre para que fluya. El segundo número es la presión arterial diastólica. Es la presión que sienten sus vasos sanguíneos cuando están en reposo entre latidos. Una presión arterial normal es de 120/80 o más baja. La hipertensión es de 140/90 o más alta. Si su presión arterial se encuentra entre 120/80 y 140/90, padece algo llamado "prehipertensión".[9]

Tres suplementos naturales, al ser tomados a diario, pueden reducir la presión arterial naturalmente y sin efectos secundarios.

Potasio. Hay muchos estudios que indican el poder del potasio para reducir la presión arterial. El potasio protege eficazmente los riñones a causa del papel que desempeñan en proteger el recubrimiento de los vasos sanguíneos de daño. Consumir cinco o más porciones de frutas y verduras diariamente es la manera ideal de obtener suficiente potasio. El potasio también se puede obtener en forma de suplemento. Tomar 99 miligramos al día asegurará niveles constantes de sangre, y su ingesta diaria de frutas y verduras puede simplemente edificar sobre este nivel constante.

Polifenoles. Los polifenoles son compuestos importantes que se encuentran en varios alimentos. Se ha reportado una relación particular entre ciertos polifenoles que se encuentran en el aceite de oliva y la reducción de la presión arterial. Otros aceites, como los aceites poliinsaturados, no tienen estos polifenoles presentes y no generan una reducción en la presión arterial. Los compuestos contenidos en el aceite de oliva estimulan la producción de una sustancia natural conocida como monóxido de nitrógeno, que ya está presente en el cuerpo humano. El monóxido de nitrógeno es importante porque tiende a relajar y dilatar los vasos sanguíneos, lo cual da como resultado una reducción en la presión. Estos fenoles también funcionan como antioxidantes que reducen los efectos dañinos de los compuestos de radicales libres que pueden afectar los vasos sanguíneos.

Es interesante señalar que el aceite de oliva es un componente importante de la dieta mediterránea. Esta puede ser una de las muchas razones por las que los países alrededor del Mediterráneo tienen uno de los índices más bajos registrados de cardiopatías en el mundo.

La fruta del espino (100–250 miligramos tres veces al día) protege al corazón de daño de los radicales libres y ayuda al corazón a bombear sangre eficientemente.

Magnesio. El magnesio es un mineral sumamente importante. Las personas que consumen cantidades de magnesio mayores al promedio en la forma de frutas y verduras tienen una presión arterial significativamente más baja.

Un estudio conocido como el Honolulu Heart Study [Estudio Cardiaco Honolulu], mostró que el magnesio es la sustancia más consistente que se relaciona con reducir la presión arterial sistólica y diastólica (superior e inferior). Este estudio consistentemente mostró que entre más bajos eran los niveles de magnesio, era más alto el riesgo de ataques cardiacos y el desarrollo de hipertensión.[10] Los niveles bajos de magnesio también se relacionaban con el endurecimiento de las arterias y la acumulación de la placa de colesterol en las arterias carótidas, que suplen sangre al cerebro. Con suplementos de magnesio, tanto la presión sistólica como diastólica disminuyen, porque el magnesio provoca que los vasos sanguíneos se dilaten. El magnesio también puede ayudar a prevenir las palpitaciones del corazón y mejorar los niveles de colesterol. Se han observado incluso mayores beneficios cuando el magnesio es tomado con un suplemento de potasio y cuando se restringe la sal en la dieta.

A lo largo de las últimas décadas, la ingesta dietética de magnesio en los Estados Unidos ha disminuido ligeramente un poco más de 50%. Al mismo tiempo, estamos enfrentando una epidemia de hipertensión, con más estadounidenses que nunca siendo diagnosticados con hipertensión.

¡DÍGALE QUE SÍ A LOS PLÁTANOS!

Los plátanos de hecho pueden funcionar como agentes que reducen la presión arterial porque son altos en potasio, el cual puede bajar la presión arterial. También contienen un compuesto natural utilizado en nuestros medicamentos antihipertensión más populares. Una de las clases más populares de fármacos antihipertensión (medicamentos para la presión arterial) es conocida como los IECA, o bloqueadores ECA, y esta clase de fármacos también han demostrado un efecto protector en los riñones de los diabéticos. Los estudios indican que los plátanos contienen un IECA natural y puede disminuir la presión arterial hasta 10% en pacientes que consumen dos plátanos diarios.[11]

Como la hipertensión puede invadir lentamente a una persona, sin dar señales de advertencia hasta que es demasiado tarde, es muy importante tener iniciativa para prevenir problemas potencialmente graves antes de que ataquen. Vea que le revisen la presión regularmente. Si su médico ve lecturas en el rango de 130/80, es momento de actuar. Usted debería adelgazar, hacer ejercicio, incrementar su consumo de fruta—especialmente plátano—y considerar tomar suplementos que puedan reducir la presión arterial, incluyendo cápsulas de ajo (el equivalente a un diente diario).

Si se encuentra que sus lecturas son consistentemente mayores a 140/90, quizá necesite tomar una pastilla al día de un fármaco de prescripción como algún medicamento IECA. Una vez que comience a tomar un medicamento, no significa que lo tomará de por vida. Cuando se llevan a cabo cambios en el estilo de vida, muchos pacientes pueden disminuir e incluso dejar las medicinas para bajar la presión. No obstante, esto se debe realizar con un monitoreo cercano bajo el cuidado de un médico.

Equilibre su presión arterial

La hipertensión (presión arterial alta) está clasificada en etapas:

	Sistólica	Diastólica
Normal	120	80
Etapa I	140 a 159	90 a 99
Etapa II	160 a 179	100 a 109
Etapa III	180 a 209	110 a 119
Etapa IV	210 o más alta	120 o más alta

Incluso la hipertensión Etapa I puede provocar problemas graves de salud, al incrementar las probabilidades de derrame cerebral, ataque cardiaco, falla renal y más.

Siga estos lineamientos dietéticos:

+ Coma una dieta alta en fibra.

+ Reduzca el consumo de sal, incluyendo los alimentos salados como los alimentos embutidos, alimentos ahumados, salsa de soya, papas fritas y mezclas de sopa seca. La sal promueve la retención de líquidos, lo cual incrementa la presión arterial.

+ Evite la cafeína; eleva la presión arterial.

+ Añada ajo, apio, aceite de oliva y aceite de linaza a su dieta.

+ Evite la salsa de soya, el GMS y las verduras enlatadas.

+ Evite los quesos y las carnes ahumados y añejos, chocolate, caldos enlatados y grasas animales.

+ Limite la ingesta de azúcar ya que puede incrementar la retención de sodio.

+ Evite la fenilalanina (que se encuentra en los alimentos y bebidas dietéticos), así como los antihistamínicos.

Las buenas noticias son que usted puede, en la mayoría de los casos, reducir su presión arterial por medio de adelgazar y hacer cambio de estilo de vida que podrían incluir un programa de ejercicio, y puede detener el desarrollo de una cardiopatía durante años por venir.

Capítulo 8

EL CÁNCER DE MAMA Y OTROS CÁNCERES FEMENINOS

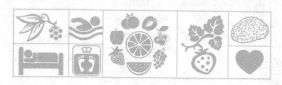

DESARROLLAR CÁNCER DE mama es posiblemente el mayor temor femenino. Y es una preocupación válida, ya que una de cada ocho mujeres (12%) en los Estados Unidos contraerán cáncer de mama en su vida, sin importar su historial familiar. En 2014 alrededor de 232 670 mujeres fueron diagnosticadas con cáncer de mama y alrededor de 40 000 de ellas morirán de esa enfermedad.[1] Cuando se detecta temprano, la supervivencia de cinco años excede el 95%.

ESTADÍSTICAS CLAVE CON RESPECTO AL CÁNCER DE MAMA

El cáncer de mama es el cáncer más común entre las mujeres estadounidenses, excepto por los cánceres de piel. Los cálculos más recientes de la Sociedad Americana Contra el Cáncer para el cáncer de mama en los Estados Unidos:

- Alrededor de 231 840 casos nuevos de cáncer de mama invasivo serán diagnosticados en mujeres.
- Alrededor de 60 290 casos nuevos de carcinoma in situ (CIS) serán diagnosticados (el CIS no es invasivo y es la forma más temprana de cáncer de mama).
- Más de 40 000 mujeres morirán de cáncer de mama.[2]

El cáncer de mama sucede cuando un tumor (crecimiento anormal de células) comienza en el pecho y crece sin control. Suele comenzar en los conductos galactóforos que recubren la mama, pero también puede comenzar en los lóbulos, o glándulas, que elaboran la leche materna. Los vasos linfáticos drenan la mama hacia los nodos linfáticos debajo del brazo, debajo del cuello y en la pared del pecho. Si el cáncer en el pecho alcanza estos nodos linfáticos y continúa creciendo, se hinchará. El cáncer entonces se extiende más allá de la mama a otros tejidos del cuerpo.

Se debería señalar que la mayoría de los abultamientos mamarios no son cancerosos. Aunque todos los abultamientos mamarios necesitan evaluación médica, muchos son inofensivos. La causa más común de abultamientos mamarios es la enfermedad mastitis quística crónica, que se caracteriza por un engrosamiento de las glándulas mamarias. Los síntomas incluyen abultamiento de la mama y dolor que se vuelve más pronunciado justo antes del ciclo menstrual. Esta condición típicamente afecta a las mujeres entre las edades de treinta y cincuenta porque es cuando hay una incidencia mayor de fluctuaciones y desequilibrios hormonales, principalmente dominancia del estrógeno, que al parecer "alimenta" los quistes o multiplica su ocurrencia. Como regla, los abultamientos benignos suelen ser dolorosos y movibles, mientras que los abultamientos cancerosos suelen ser indoloros y no se mueven libremente.

Hay cuatro tipos básicos de abultamientos mamarios:

1. *Lipoma.* Un tumor benigno, indoloro, compuesto de tejido adiposo. Se suelen considerar inofensivos, aunque tienen el potencial de volverse malignos.

2. *Fibroadenoma.* Comúnmente encontrado en mujeres de veinte años y mayores. Suele ser una masa correosa, firme e indolora, que se suele encontrar en la porción superior de la mama.

3. *Tumor filoides.* Es un tumor benigno de crecimiento rápido que crece en el tejido conectivo de la mama. En raras ocasiones se puede volver maligno.

4. *Carcinoma de la mama.* Una zona de piel con hoyuelos se puede ver directamente sobre el abultamiento; también puede incluir un flujo oscuro del pezón. Los abultamientos malignos de la mama suelen tener el tamaño de un guisante y son duros al tacto. En 90% de los casos, solamente una mama es afectada a la vez.

El sitio web del Instituto Nacional del Cáncer, www.cancer.gov/bcrisktool/, contiene la Herramienta de Evaluación de Riesgo de Cáncer de Mama [Breast Cancer Risk Assessment Tool], que se puede utilizar para ayudarla a identificar su propio riesgo personal de desarrollar cáncer de mama.

Opciones de tratamiento

Si se detecta cáncer de mama, hay varias opciones de tratamiento. Probablemente sea candidata para una tumorectomía, o remoción de la masa del tumor misma. Cuando se necesita remover toda la mama, se llama mastectomía. Hay diferentes tipos de mastectomías, incluyendo las siguientes: mastectomía simple, mastectomía parcial, mastectomía radical modificada y mastectomía radical. Además de la cirugía, su médico probablemente le recomiende quimioterapia o radiación.

Después de pasar por tratamiento contra el cáncer, es importante cuidar de sí misma y someterse a los análisis y pruebas recomendados. El cáncer de mama puede recurrir, pero hay muchas más mujeres a las que se les diagnostica cáncer de mama que las que de hecho mueren como resultado de ello. Esto indica que el cáncer de mama es curable, especialmente si se detecta temprano.

Factores de riesgo

Aunque la causa del cáncer de mama es desconocida, hay ciertos factores de riesgo que predisponen a una persona a desarrollar cáncer de mama. Solamente porque usted tenga un factor de riesgo no significa que desarrollará la enfermedad, y muchas mujeres sin factores de riesgo desarrollarán cáncer de mama. Los factores siguientes han sido relacionados con un incremento en el riesgo de padecer cáncer de mama:

+ Género: Ser una mujer por sí solo es el factor de riesgo mayor para desarrollar cáncer de mama. No obstante, contrario a la creencia popular, los hombres también pueden desarrollar cáncer de mama.

+ Edad: El riesgo de desarrollar cáncer de mama incrementa con la edad, con 79% de nuevos casos y 88% de muertes por cáncer de mama incidiendo en las mujeres mayores de cincuenta.[3]

+ Historial familiar: Si usted tiene una pariente cercana con cáncer de mama, lo cual se define como madre, hermana o descendiente, su riesgo de duplica.

+ Mutaciones genéticas: Llevar un gen que la predispone al cáncer de mama hace que sea probable que usted desarrolle la enfermedad.

+ Historial personal de cáncer de mama: Si ya ha desarrollado cáncer de mama en una mama, tiene más probabilidad de tenerlo nuevamente en la otra mama.

+ Raza: Las mujeres caucásicas tienen mayor probabilidad de desarrollar cáncer de mama.

+ Biopsia previa de mama: Una biopsia de mama anormal en el pasado la pone en un riesgo más alto de cáncer de mama.

+ Exposición previa a radiación: Estar bajo tratamiento del pecho con radiación la pone en riesgo de cáncer de mama.

+ Ciclos menstruales prolongados: Tener periodos que hayan iniciado antes de los doce o que duren más allá de los cincuenta y cinco incrementa su riesgo.

+ Exposición al DES (dietilestilbestrol): Si su madre tomó dietilestilbestrol cuando estaba embarazada de usted, entonces se encuentra en un mayor riesgo.

+ No tener hijos: Si usted no tiene hijos o tuvo su primer hijo después de los treinta, su riesgo incrementa.

+ Terapia de reemplazo hormonal: La TRH puede incrementar su riesgo de desarrollar cáncer de mama si se toma durante varios años. No parece que el reemplazo de estrógeno por sí solo incremente este riesgo. No obstante, si ha padecido cáncer de mama, no debería tomar estrógeno, ya que puede incrementar su probabilidad de recurrencia.

+ Alcohol: Beber incluso una copa al día incrementa su riesgo.

+ Obesidad: Tener sobrepeso incrementa su riesgo de desarrollar cáncer de mama.

Análisis genéticos. Hasta hace poco, analizar los genes que incrementaban el riesgo de cáncer de mama era una propuesta que no le convenía a nadie. Si descubría ser portadora, no había nada que se pudiera hacer. Actualmente la intervención temprana y varias opciones son posibles para situaciones de alto riesgo. Algunas veces solamente saber que una es propensa a la enfermedad se vuelve una motivación para seguir prácticas de buena salud.

RESULTADOS DE LA REDUCCIÓN DE TRH

Después de haber incrementado hace más de dos décadas, las tasas de incidencia del cáncer de mama femenino comenzaron a decrecer en 2000, luego cayeron alrededor de 7% de 2002 a 2003. Esta fuerte disminución se pensó fue debido al declive en el uso de terapia hormonal después de la menopausia que ocurrió tras la publicación en 2002 de los resultados de la Iniciativa de Salud Femenina. Este estudio vinculó el uso de la terapia hormonal con un incremento en el cáncer de mamá y las cardiopatías. Las tasas de incidencia se han mantenido estables en años recientes.[4]

Cómo reducir su riesgo de cáncer de mama

Los factores siguientes han sido relacionados con una reducción en el riesgo de padecer cáncer de mama:[5]

+ Adelgazar: Reducir once libras [5 kg] o más puede reducir el riesgo, especialmente entre las mujeres que están en la postmenopausia.

+ Actividad física: Los estudios muestran que ejercitarse (por lo menos treinta minutos, cinco o más días a la semana) puede reducir su riesgo entre 30 y 40%.

- ✦ Consumo limitado de alcohol: Entre más alcohol beba, mayor es el riesgo. Limítese a no más de una copa al día: 12 onzas [354,9 ml] de cerveza, 5 onzas [147,9 ml] de vino o 1,5 onzas [44,36 ml] de licor.

- ✦ Lactar: Lactar por lo menos durante cuatro meses le ofrece a las mujeres cierta protección en contra del cáncer de mama.

- ✦ Evitar el humo del cigarro: Fumar es responsable de 30% de todas las muertes por cáncer.

- ✦ Evitar la TRH: La TRH incrementa el riesgo de cáncer de mama y cardiopatías. Hable con su médico con respecto a los riesgos y los beneficios.

El Instituto Nacional del Cáncer ha estimado que simplemente hacer cambios en la ingesta dietética podría prevenir entre 60% y 70% de los casos de cáncer de mama. Estas son algunas ideas:

¡Cómase ese tofu! La incidencia de cáncer de mama en Asia y en otras partes del mundo es sumamente baja. Los investigadores creen que los bajos índices de cáncer de mama se deben, en una gran parte, a la ingesta de productos orgánicos de soya fermentados y no modificados genéticamente. Más recientemente, a medida que los asiáticos han comenzado a seguir una dieta estilo occidental, su incidencia de cáncer de mama se ha elevado constantemente. Los fitoestrógenos de la soya, conocidos como isoflavones, de hecho previenen el cáncer. Estos isoflavones se fijan a los sitios receptores de estrógeno y protegen en contra del desarrollo de cáncer de mama. La soya contiene otros químicos naturales como inhibidores de la proteasa, que evitan que los genes promotores de cáncer se activen, y saponinas, que evitan que las células cancerosas se multipliquen. Evite los productos de soya altamente procesados como la leche de soya, los sustitutos de proteína de soya y grasas de soya como el aceite de soya, ya que las nuevas investigaciones muestran que podrían tener efectos adversos sobre la salud. Disfrute cantidades moderadas de miso, tempeh, natto, tofu o salsa de soya.

Tome extracto de trébol rojo. Posiblemente un recurso todavía mejor de esos benéficos isoflavones sea un extracto derivado del trébol rojo. El trébol rojo contiene cuatro isoflavones principales que, al tomarse a diario, al parecer son un método prometedor y eficaz para que las mujeres protejan su cuerpo contra la probabilidad de padecer cáncer de mama.

Coma mucho pescado. Estudio tras estudio demuestra que las mujeres que comen más pescado tienen índices más bajos de cáncer de mama. Parte de esta protección proviene de los ácidos grasos omega-3 que se encuentren en el pescado como salmón, bacalao, caballa, arenque, sardinas y trucha. Los ácidos grasos omega-3 son realmente aceites que el cuerpo humano puede convertir en una sustancia conocida como prostaglandina. Ciertos tipos de prostaglandinas protectoras evitan que las células mamarias se multipliquen y se dividan. Los pacientes con un fuerte historial familiar de cáncer de mama o con mamas inusualmente gruesas con cantidades incrementadas de tejido fibroso podrían querer considerar tomar a diario cápsulas de omega-3. Un estudio publicado en la revista médica del Instituto Nacional del Cáncer, *Journal of the National Cancer Institute*, descubrió que tomar cápsulas de aceite de pescado incrementa la concentración de ácidos grasos omega-3 (EPA y DHA) en el tejido mamario. Algunas otras fuentes naturales son las nueces y la linaza.

Limite las grasas saturadas. La mayoría de las grasas saturadas proviene de fuentes animales (carne y fuentes lácteas). Evite las carnes grasas en particular, incluyendo las aves cocidas con la piel. También evite la grasa de la leche, incluyendo mantequilla y queso. Las grasas animales albergan toxinas y pesticidas, que solamente incrementan el riesgo de cáncer de la persona que las consume a menos que escoja variedades orgánicas. Algunos aceites vegetales, como el aceite de palma, el aceite de nuez de palma y el aceite de coco, también contienen grasas principalmente saturadas, y los aceites vegetales hidrogenados (ácidos grasos trans) han sido declarados inseguros en cualquier nivel (los ácidos grasos trans son usados en los alimentos para ayudarlos a mantener el sabor y la caducidad mientras esperan en el estante durante una cantidad indefinida de tiempo). Busque las palabras "aceite parcialmente hidrogenada" en las etiquetas, incluyendo productos que digan ser libres de grasa o "libres de colesterol". También consuma con moderación los aceites vegetales poliinsaturados como el de linaza, colza/canola, soya, algodón, girasol, maíz y cártamo porque contienen ácidos grasos omega-6 que de hecho pueden promover el cáncer de mama.

Añada kiwi a su dieta. La revista médica *Journal of the American College of Nutrition* clasificó al kiwi como la fruta más densa en nutrientes de todas las frutas, ya que brinda vitamina E, magnesio y potasio, y también ha probado ser una buena fuente de fibra dietética. El kiwi produce el doble de vitamina C que una naranja, y hay estudios que muestran que la vitamina C puede inhibir la división de las células mamarias, reduciendo así el riesgo de cáncer de mama.

Coma diez almendras y cinco ciruelas pasas al día. Las nueces (preferiblemente sin sal) son una fuente rica de vitamina E, y también desempeñan un importante papel en la prevención del cáncer de mama. Estudios de laboratorio muestran que la vitamina E reduce la incidencia de tumores mamarios que se forman después de la exposición a sustancias que producen cáncer. De hecho, evitaba que las células cancerosas se desarrollaran y brindaba un efecto que mataba a las células después de haberse desarrollado. Combine sus almendras con ciruelas pasa para beneficios adicionales. Las ciruelas pasa han resultado ser una "super fruta" médica en la lucha contra el cáncer. Gracias a la extraordinaria habilidad de la ciruela pasa de absorber radicales libres de oxígeno, también puede ayudar a retardar el proceso de envejecimiento del cuerpo, en especial del cerebro.

Coma naranjas. Hay algunas sustancias únicas contenidas en las frutas cítricas, y especialmente en las naranjas, que combaten el cáncer de mama. *La hesperetina* y la *naringenina* ambas previen la división de las células cancerosas y también ayudan a neutralizar las sustancias cancerígenas en el cuerpo. Otra sustancia encontrada en las naranjas, el *limoneno*, tiene potentes propiedades que combaten el cáncer.

Fibra, fibra, fibra. Las fibras tienden a atrapar agentes cancerígenos en el tracto gastrointestinal y evitan que sean absorbidos. Si no puede obtener suficiente fibra en la forma de frutas, verduras, frijoles y harinas integrales, puede suplementar su dieta con fibra de psilio. Recuerde que la mayor parte de la fibra se encuentra en la cáscara o piel de las frutas o verduras. Una advertencia para los que tienen sensibilidad al trigo o al gluten: pruebe granos integrales orgánicos germinados o escoja granos integrales libres de gluten como el arroz integral, la avena, el trigo sarraceno, el amaranto, el mijo y la quinoa.

Coma repollo, brócoli y coles de Bruselas. Las verduras crucíferas contienen un compuesto único llamado indole-3-carbinol (vea más adelante) que reduce la producción del cuerpo de ciertos tipos de estrógenos que llevan a cáncer de mama. Las verduras crucíferas incluyen a la col rizada, la coliflor, el nabo, las hojas de berza y más.

Coma sus zanahorias. El beta caroteno es la mejor fuente de vitamina A, y los suplementos pueden suplirle lo que sus alimentos no. Los estudios muestran que las poblaciones que consumen más vitamina A tienen los niveles más bajos de cáncer de mama.

Hablando de soya…

Las moléculas de fitoestrógeno de la soya natural se parecen mucho al estrógeno humano. Están clasificadas en tres grupos y varían en su actividad:

1. *Isoflavones* (genistina/genisteína, daidzina/daidzeína, glicitina/gliciteína, formononetina, biocanina A) se encuentran en los frijoles de soya, el garbanzo y otras leguminosas (tempeh, soya, miso, tofu, raíz de kudzu, trébol rojo) son reguladores hormonales, imitan los estrógenos débiles, son antiestrógenos, antioxidantes y realizan intervenciones anticáncer. Las cantidades y proporciones de sus ingredientes activos varían de una planta a otra.

2. *Lignanos.* Se encuentran en las paredes celulares de las plantas y se hacen biodisponibles por la acción de las bacterias intestinales sobre los granos (linaza, cereales integrales como centeno y granos de trigo enteros, salvados y frijoles de soya). Son activos hormonalmente y son conocidos por su actividad anticáncer.

3. *Cumestanos.* No son una fuente natural importante de fitoestrógenos para los humanos (trébol, semillas de girasol y germinado de frijoles).

La mayoría de las mujeres estadounidenses consumen menos de 3 miligramos de isoflavones al día en comparación con las mujeres asiáticas, cuya dieta basada en la soya contiene de

40 a 80 miligramos al día. La ingesta más alta de isoflavones incrementan la globulina fijadora de hormonas sexuales y, en conjunto con otros procesos químicos, reduce la producción de estrógeno.[6] Esto es particularmente cierto en poblaciones que los han usado toda la vida y menos cierto para los que incrementan su ingesta a una edad más avanzada. Aun así, otras investigaciones sugieren que el consumo de tan poco como 10 miligramos al día podría estar asociado con beneficios para la salud.[7] La genisteína en la soya incrementa la actividad de la dopamina y otros neurotransmisores útiles para la depresión. Los alimentos de soya se recomiendan generalmente por encima de las pastillas de soya concentradas, especialmente para los pacientes de cáncer, ya que la producción del suplemento cambia su efecto. No obstante, a las mujeres no siempre les agrada añadir tofu y demás a sus dietas. Realmente no importa si consume alimentos de soya fermentada como tempeh, o no fermentados como tofu, ya que la fermentación sucede a través de la acción de las bacterias del intestino. La genistina y la daidzina son más prevalecientes en la soya no fermentada. Lo que cuenta en el concentrado de frijol de soya que usted compre, fermentado o no, es la cantidad real de isoflavones en la etiqueta, verificados por análisis externos independientes.

Suplemento de indol-3-carbinol. Los indoles son fitoquímicos (sustancias derivadas de las plantas) que podrían negar los efectos del mal estrógeno circulante para evitar mayor crecimiento de los tumores mamarios.[8] El indol-3-carbinol (I3C), que se deriva de las verduras crucíferas, pueden inhibir los metabolitos de estrógeno que están asociados con el cáncer de mama y de endometrio. Es un poderoso antioxidante que protege el ADN y hace que las células sean resistentes al daño. Los estudios han mostrado que este extracto vegetal puede evitar que las células cancerosas humanas crezcan entre 54–61% e incluso puede provocar que las células cancerosas se autodestruyan (un fenómeno conocido como *apoptosis*). El I3C también protege en contra de la dioxina, un cancerígeno ambiental. Para la salud del cáncer de mama el I3C trabaja para ayudar a modular el metabolismo de estrógeno. Además incrementa la conversión de estradiol al estrógeno más débil, con 50% de reducción en menos de una semana. Bajo condiciones de laboratorio, inhibió el crecimiento de las células de cáncer de mama MCF7 mejor que el Tamoxifen. El I3C es activado con el ácido gástrico, así que no lo consuma con antiácidos. Se puede tomar una cápsula de 200 miligramos dos veces al día.

Para más información sobre cáncer de mama y concienciación, visite el sitio web Susan G. Komen for the Cure en ww5.komen.org.

Detección del cáncer de mama

El cáncer de mamá puede ser detectado a través de técnicas de análisis, como la mamografía, los exámenes clínicos de mama y el autoexamen de las mamas. Algunas señales que buscar son: hinchazón en una parte de la mama, irritación de la piel o formación de hoyuelos, dolor en el pezón o inversión del pezón, enrojecimiento o escamosidad de la piel de la mama, flujo diferente de una sustancia lechosa o un abultamiento debajo del brazo. Si se descubre algo sospechoso a través de los análisis, se realizarán pruebas de diagnóstico mediante ultrasonido y TRM. Las áreas sospechosas o abultamientos podrían requerir una biopsia para obtener una muestra del tejido con el fin de ver si es canceroso o no.

LOS MÉTODOS DE DIAGNÓSTICO DEL CÁNCER DE MAMA INCLUYEN:

- Mamografía
- Punción-aspiración con aguja fina

- Ultrasonido
- Análisis termográfico
- Biopsia quirúrgica

Autoexamen de mama

Las mujeres deberían realizarse autoexámenes regularmente para evaluar si tienen abultamientos u otras anormalidades. El autoexamen mamario se puede llevar a cabo ya sea de pie o acostada. Algunas mujeres lo hacen en la ducha como una manera de desarrollar una rutina. Cómo, cuándo o dónde se realiza no es tan importante como simplemente hacerse un autoexamen.

Si una mujer no se familiariza con la textura y consistencia de sus propias mamas, no podrá distinguir un cambio en ellas, lo cual puede ser la primera causa de enfermedad. Las mujeres que dependen solamente de su examen ginecológico anual para evaluar si existen enfermedades mamarias se dejan vulnerables el resto del año. La mujer que se examina a sí misma regularmente se encuentra en un una posición mucho mejor para notar un cambio en comparación con un médico que la ve solamente una vez al año (esto se aplica, no solamente al examen mamario, sino también a otras áreas como la vigilancia de lunares para evitar cáncer de la piel).

El examen de mama se realiza con dos dedos presionando el tejido mamario contra las costillas o suavemente apretando entre los dedos. Esto permite la detección de tejido irregular o abultamientos. La mayoría de estos serán quistes fibrosos o tumores benignos, pero es importante tener la ayuda de la paciente para asegurarse de que no haya un cambio de tamaño entre visitas. Las anormalidades detectadas durante el examen de mama probablemente requieran ser evaluados con ultrasonido o una mamografía para descartar el cáncer de mama.

Mamografía

La mamografías son uno de los mejores métodos para una detección temprana, no obstante millones de mujeres de cuarenta años o más en los Estados Unidos nunca se han realizado una. Hay muchas razones para esto, como el costo, acceso al cuidado de la salud, ignorancia acerca del riesgo y temor de molestias o exposición a la radiación. La Sociedad Americana Contra el Cáncer recomienda mamografías anuales a partir de los cuarenta para ayudar a detectar cáncer de mama. Si usted tiene un historial de cáncer de mama en un pariente de primer grado, podría necesitar comenzar antes porque está bajo riesgo de padecer cáncer de mama. No obstante, no necesita tener un historial familiar de cáncer o encontrar una anormalidad en un examen de mama para someterse a una mamografía. La mamografía es una buena manera de detectar cáncer de mama en una etapa temprana; no obstante, no detecta todos los cánceres de mama.

> En un estudio de quince años en el que participaron 250 000 mujeres entre cincuenta y cinco y setenta años, la mamografía redujo las muertes por cáncer de mama en 21% en comparación con el grupo de control.[9]

La mamografía es una radiografía del tejido mamario utilizada para detectar anormalidades tanto en mujeres sintomáticas como asintomáticas. La mamografía fue desarrollada inicialmente en 1969, aunque los rayos-X han sido utilizados para examinar las mama por más de noventa años. Desde entonces han habido grande avances tecnológicos, incluso en los últimos veinte años. Un cambio es la cantidad de radiación administrada durante el examen. La máquina usada para radiografiar las mamas produce rayos-X de baja energía con menor penetración de los tejidos que los rayos-X normal.

Una mamografía de examinación toma imágenes de dos vistas de sus mamas, que luego son presentadas para que las lea el radiólogo. La mamografía digital captura las imágenes electrónicamente, dándole al radiólogo la ventaja de cambiar el contraste o de ampliar la imagen en una computadora para evaluar mejor ciertas áreas. Esto ayuda a identificar el cáncer con mayor precisión en mujeres menores de cincuenta y en aquellas con mamas densas. El procedimiento completo toma unos veinte minutos. Es importante realizarse las mamografías en el mismo centro radiológico cada año de ser posible, de modo que se puedan comparar con las imágenes previas. Hacer que una computadora lea las imágenes sirve como una segunda opinión para verificar el trabajo del radiólogo. Esto puede identificar algunos cánceres que se le podrían haber pasado al médico, pero también puede llevar a biopsias innecesarias.

La mayoría de los programas de seguro médico, incluyendo Medicare y Medicaid, cubren el costo de las mamografías. Las mamografías de bajo costo están disponibles en algunas comunidades. Puede contactar a la Sociedad Americana Contra el Cáncer para información sobre sitios en su área.

Además, el Programa Nacional de Detección Temprana de Cáncer Cervical y Cáncer de Mama (NBCCEDP, por sus siglas en inglés) brinda detección temprana de cáncer de mama y cervical para mujeres sin seguro médico de manera gratuita o a un costo muy pequeño. Para saber más acerca de este programa, por favor, comuníquese con los Centros para el Control y Prevención de Enfermedades (CDC, por sus siglas en inglés) al 800-232-4636 o en www.cdc.gov/cancer/nbccedp/.

Si se detecta una anormalidad, no significa necesariamente que usted tenga cáncer. Solamente un 10% de las mujeres que se someten a una mamografía tendrán que someterse a pruebas adicionales a causa de una anormalidad. Estas pruebas incluyen una mamografía de seguimiento, a menudo con vistas de amplificación; un ultrasonido de mama; o una tomografía por resonancia magnética (TRM). Y de las mujeres que se someten a exámenes adicionales, solamente a un puñado le diagnosticarán cáncer de mama. Algunas situaciones especiales requieren otras pruebas también. Si usted o su doctor observan un abultamiento o masa, necesita una mamografía de diagnóstico en oposición a una mamografía exploratoria. Esta prueba toma más fotografías, así como vistas amplificadas para evaluar el área sospechosa. También se puede llevar a cabo un ultrasonido para brindar más información acerca del área anormal. Si tiene implantes mamarios, se toman imágenes adicionales ya que el implante es empujado hacia atrás en el pecho mientras que el tejido mamario es llevado hacia adelante. Si tiene un riesgo mayor de desarrollar cáncer de mama, es probable que su médico le pida una TRM además de una mamografía exploratoria.

Se pueden usar otros dispositivos como escáneres de medicina nuclear, escáneres térmicos, escáneres láser y escáneres eléctricos. El Diagnóstico por Imágenes Térmicas Computarizadas (CTI) detecta el incremento de calor radiado por las células cancerosas y diferencia entre los sitios normales y los sospechosos, reduciendo así la cantidad de biopsias. El lavado ductal está aprobado por la FDA y se parece mucho a un Papanicolaou, que busca recolectar células "que están pensando en convertirse en cáncer". Las células se extraen de los conductos galactóforos. El lavado ductal tiene el propósito de ser usado en conjunto con mamografías. Las células "precancerosas" le dan a la mujer una decisión informada con respecto al tratamiento preventivo. Las biopsias por aguja hacen el diagnóstico mucho menos invasivo que antes por medio de aspirar algunas células mediante una jeringa.

El problema con las mamografías no es si son eficaces o no para detectar evidencia temprana de cáncer de mama, porque sí lo son. La controversia es sobre cuándo la mujer debería comenzar a tenerlas. No existe desacuerdo sobre comenzar a realizarse mamografías a los cincuenta años. Los que no recomiendan su uso para las personas entre los cuarenta y los cuarenta y nueve años sostienen que los crecimientos "anormales" sujetan a las mujeres a procedimientos invasivos de prevención que probablemente nunca tendrían que haber necesitado. Los que recomiendan mamografías más tempranas sostienen que las mujeres a esa edad tienen tumores más pequeños, menos oportunidad de extenderse y más conservación de la mama que las que se esperan. Las compañías aseguradoras cada vez más están pagando por lecturas dobles, ya sean por un segundo técnico o por una computadora.

Aunque la cantidad de casos de cáncer está incrementando, las buenas noticias son que también hay un grupo en ascenso de sobrevivientes de cáncer. Esto es porque nuestro conocimiento de la enfermedad ha cambiado. La detección temprana siempre ha sido un factor en la supervivencia y el tratamiento adecuado.

....

Simplemente por cambiar su elección de alimentos incluso ligeramente a favor de más verduras como el brócoli y las coles de Bruselas y menos bocadillos altos en grasas cada día aligera su cuerpo y se protege contra el cáncer.

....

Ahora sabemos que la mayoría de los cánceres responden positivamente a una mejora en la dieta. Usted puede ayudar a su cuerpo a reconstruir células sanas al mismo tiempo de matar de hambre células cancerosas mediante evitar alimentos "muertos", pesadamente procesados; azúcares refinados; excesiva cafeína; pigmentos de alimentos y alimentos rociados con pesticidas, que alientan el crecimiento de las células cancerosas. Además, la mejora en la dieta fortalecerá el sistema inmune en general. El cáncer ataca cuando el sistema inmune está bajo, ya sea por sobretrabajo, agitación emocional, mala dieta o exposición a sustancias tóxicas. Todos estos factores cambian la química de su cuerpo en una manera negativa, lo cual le dificulta a su sistema inmune defenderlo de la enfermedad.

Cáncer cervical

El cáncer cervical se desarrolla cuando las células normales del recubrimiento de la cérvix, donde las células internas del canal cervical se conectan con las células de la superficie de la cérvix, se vuelven anormales y desarrollan cambios que con el tiempo se convierten en cáncer.

El cáncer cervical no se desarrolla de la noche a la mañana. Con análisis adecuados, suele ser detectado y tratado en una etapa temprana o precancerosa. A pesar de esto, alrededor de

12 900 casos nuevos de cáncer cervical invasivo serán diagnosticados en los Estados Unidos en 2015, y unas 4100 mujeres morirán de cáncer cervical.[10]

Gracias al uso extendido de la prueba de citología cervical o Papanicolaou, el número de muertes por cáncer cervical ha caído significativamente en los últimos treinta años.[11] La mayoría de los casos de cáncer diagnosticado hoy es en mujeres que nunca han tenido o no se han realizado recientemente una citología cervical. Si se descubre una anormalidad, casi siempre se puede tratar antes de que progrese para convertirse en cáncer. Por lo tanto, es importante someterse a un análisis de rutina según sea recomendado por su médico y tener análisis de seguimiento de encontrarse una anormalidad. Si el cáncer se detecta temprano, puede ser curado más de 90% de las veces.

Si es diagnosticada temprano con cáncer cervical invasivo, el tratamiento es la histerectomía (remoción del útero y la cérvix). Muchos casos avanzados son tratados con histerectomía radical (remoción del útero, la cérvix y el tejido circundante) o con quimioterapia y radiación.

La mayoría de los casos de cáncer cervical se pueden prevenir. Hay factores de riesgo definido que la predisponen a desarrollar cáncer cervical. La infección de ciertas cepas del virus de papiloma humano puede llevar al desarrollo de cáncer. Si usted padeció una enfermedad transmitida sexualmente en el pasado, su riesgo es mayor, y si fue expuesta al DES (dietilestilbestrol) antes de nacer, también se encuentra en un riesgo mayor. Las lesiones precancerosas y los cánceres cervicales en etapas tempranas no producen síntomas. Deben ser detectados por medio de los análisis de rutina.

Los síntomas del cáncer cervical invasivo incluyen sangrado anormal o flujo y dolor o sangrado durante el coito. Ya sea que se haya descubierto que usted tiene una lesión precancerosa o cáncer invasivo, su médico le recomendará más pruebas diagnósticas y tratamiento. Si se detecta una anormalidad con una citología vaginal, su doctor usualmente le practicará una colposcopía. Este es un procedimiento en el que su médico visualiza la zona anormal de su cérvix con binoculares y toma una biopsia para hacer más pruebas y ver si hay una displasia (una condición precancerosa) presente. El tejido es entonces calificado como "displasia ligera", "displasia moderada" o "displasia grave". La mayoría de los casos de displasia ligera no se convertirán en cáncer, mientras que los casos moderados o severos tendrán un riesgo más alto de convertirse en cancerosos. Su médico le podría recomendar un procedimiento para remover esas células anormales para que no avancen y se conviertan en cáncer.

Cáncer de útero

El tipo más común de cáncer de útero es el cáncer de endometrio que comienza en el revestimiento del útero o endometrio. Es el cuarto cáncer más común en las mujeres, detrás del de pulmón, de mama y colon.[12] Si se detecta temprano y está confinado al útero, es tratado eficazmente con una histerectomía.

El cáncer de endometrio es más común en las mujeres que están en la postmenopausia, aunque se puede encontrar en mujeres más jóvenes ocasionalmente. Usualmente es detectado en estadio temprano porque la mayoría de las mujeres desarrollan síntomas de sangrado vaginal ya sea entre periodos o después de la menopausia. El cáncer de endometrio se encuentra en el útero, y puede ser tratado con una histerectomía si se detecta temprano. Otros tratamientos usados, si está más avanzado, incluyen la terapia de progesterona, quimioterapia y radiación. Las pacientes necesitan seguimiento cercano después del tratamiento para detectar si hubiera una reaparición del cáncer.

El cáncer de endometrio se desarrolla en un periodo. Primero, las células que componen el recubrimiento del útero crecen y proliferan como respuesta al estrógeno. Se vuelven anormales y, de no ser tratadas, pueden crecer fuera de control, volviéndose cancerosas. Por lo tanto, las condiciones que incrementen su exposición al estrógeno incrementan el riesgo de que desarrolle cáncer de endometrio. Algunas de estas condiciones incluyen las siguientes:[13]

+ Obesidad. Tener sobrepeso eleva su riesgo de dos a cuatro veces. Un nivel más alto de tejido adiposo incrementa su nivel de estrógeno.

+ Edad. Más de 95% de los cánceres uterinos suceden en mujeres de 40 años y mayores.

+ Comer una dieta alta en grasas.

+ La terapia de reemplazo de estrógeno (TRE) sin progesterona si usted tiene útero (el estrógeno sin oposición provoca que el revestimiento del útero crezca, mientras que las progestinas provocan que el revestimiento sea desechado).

+ Historial personal/familiar de cáncer de útero, ovárico o de colon. Este podría ser una señal del síndrome de Lynch (cáncer colorrectal hereditario no asociado a poliposis o HNPCC).

+ Enfermedades ováricas, como el síndrome de ovario poliquístico (SOP), que provoca ovulación irregular y ciclos menstruales irregulares.

+ Diabetes (frecuentemente asociado con tener sobrepeso).

+ Nunca haber estado embarazada.

+ La cantidad de ciclos menstruales (periodos). Si usted comenzó a tener periodos antes de los doce años o pasó por la menopausia tarde, su riesgo de cáncer de útero puede ser más alto.

+ Radiación pélvica para tratar otros tipos de cáncer. El factor de riesgo principal del sarcoma uterino es una alta dosis de terapia de radiación en la zona pélvica.

  + Haber usado Tamoxifen. Este fármaco contra el cáncer de mama puede
    estimular el crecimiento del revestimiento del útero y provocar cáncer en una
    de cada quinientas mujeres que lo toman.

Contacte a su médico si desarrolla sangrado vaginal irregular, sangrado en ocasiones distintas a cuando tiene un periodo o sangrado después de haber pasado la menopausia. Él o ella podría querer someterla a un análisis y pruebas especiales como el Papanicolaou, biopsia o ultrasonido. Si se sospecha que tiene cáncer o se requiere más análisis, posiblemente tenga que practicarse un D&L (dilatación y legrado): dilatación de la cérvix y aspiración quirúrgica del endometrio/contenido del útero.

Cáncer de ovario

El cáncer de ovario es cáncer epitelial, lo cual significa que comienza en la superficie del ovario y que se extiende a lo largo de la pelvis y el abdomen. Suele progresar a un estado avanzado antes de ser diagnosticado. Se calculó en 2014 que 21 980 mujeres serían diagnosticadas con cáncer de ovario y que 14 270 morirían de él.[14]

Los síntomas de cáncer de ovario pueden ser vagos, haciendo que sea difícil de diagnosticar en una etapa temprana. Algunos de los síntomas incluyen los siguientes:[15]

  + Dolor o hinchazón del abdomen

  + Dolor en la pelvis

  + Problemas gastrointestinales como gases, distensión o estreñimiento

Si usted tiene estos síntomas durante tres semanas o más, debería contactar a su médico. Un examen pélvico y un ultrasonido se pueden utilizar para detectar el cáncer de ovario. También se puede ordenar un examen de sangre llamado CA-125 si se sospecha cáncer. Si alguna de estar pruebas muestran sospechas de cáncer, su médico podría referirla a un especialista en cáncer de mujer (ginecólogo oncólogo) para definir la etapa de avance y su tratamiento.

La cirugía del cáncer de ovario consiste en la remoción del ovario afectado o de ambos ovarios y cualquier tejido adicional u órganos a los que se hubiera extendido. Si el cáncer se ha extendido más allá de los ovarios, el tratamiento también consiste en quimioterapia y, en raras ocasiones, radiación.

Después del diagnóstico y tratamiento del cáncer de ovario, su médico la monitoreará de cerca por la posibilidad de recurrencia de la enfermedad. La probabilidad de recurrencia depende de la etapa de diagnóstico, con algunos cánceres detectados en etapa temprana que tienen un índice de supervivencia de cinco años o más de 90%, con la mayoría siendo curados.[16] No obstante, la mayoría de los cánceres de ovario son diagnosticados en una etapa avanzada.

ALERTA DE SALUD

Varios estudios han indicado que las mujeres que usan talco en la zona vaginal después de bañarse tienen 60% de incremento en el riesgo de cáncer de ovario. Las mujeres que utilizan atomizadores de desodorante genital en polvo tienen un incremento de 90% en el riesgo.[17] Se deben evitar estos productos.

Evite y conquiste la Gran C

"Iniciativa" es la palabra clave en la guerra en contra de los cánceres femeninos. Siga un estilo de vida saludable, preste atención a los cambios de su cuerpo y programe análisis regulares. ¡Idealmente usted jamás padecerá cáncer en lo absoluto!

Capítulo 9

OSTEOPOROSIS

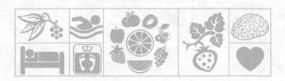

L A MAYORÍA DE la gente se imagina sus huesos como un esqueleto con huesos duros y secos. No obstante, solamente 75% de su esqueleto está formado por un hueso fuerte y compacto llamado hueso cortical. Este es el tipo principal de los huesos en sus brazos, piernas y costillas.[1] Se regenera lentamente a un ritmo de 2 a 3% anual.[2] Su masa ósea restante es hueso trabecular, un hueso esponjoso, poroso y liviano con muchos huecos en él. Este tipo de hueso se encuentra principalmente en la pelvis, la cadera y la columna vertebral, y se regenera mucho más rápido que el hueso cortical[3] a un ritmo de aproximadamente 25% anual.[4] Además, el hueso trabecular es más propenso a la osteoporosis.

Durante los primeros años de crecimiento domina la formación de hueso nuevo, y muy poco hueso se reabsorbe en el organismo. Desde el final de la pubertad hasta los treinta y cinco años, el cuerpo mantiene un buen equilibrio de formación de hueso y resorción ósea. No obstante, después de los treinta y cinco años el proceso de disolver el hueso se vuelve cada vez más dominante. Después de los cuarenta, de hecho, se acelera y después de la menopausia, usualmente alrededor de los cincuenta años, incrementa todavía más.

Dicho de otra manera, la masa ósea suele alcanzar su pico cuando una mujer tiene alrededor de treinta y cinco años. Entre las edades de cincuenta y cinco y setenta años, las mujeres suelen experimentar una pérdida de masa ósea de 30% a 40%.[5] Caiga en cuenta de que a lo largo de su vida, si usted es mujer, perderá aproximadamente 50% de su hueso trabecular y 30% de su hueso cortical.

Las mujeres y la osteoporosis

La osteoporosis, en la que los huesos se vuelven porosos y quebradizos, también le puede suceder a los hombres así como a las mujeres, pero es más conocida como una enfermedad femenina asociada con menopausia. Bajo las condiciones de osteoporosis el hueso retrocede a un ritmo mayor, con la resorción de hueso excediendo la formación de hueso. La densidad del hueso mineral es disminuida, por definición, 2,5 desviaciones estándar por debajo de la masa ósea pico de una mujer saludable de veinte años. Esta condición afecta a entre cuatro y seis millones de mujeres.[6]

¿CUÁNDO LAS MUJERES DEBERÍAN HACERSE ANÁLISIS DE OSTEOPOROSIS?

La Sociedad Internacional de Densitometría y la Fundación Nacional de Osteoporosis tienen recomendaciones muy similares con respecto a cuando realizarse un análisis de densidad ósea. Sus recomendaciones de análisis de densidad ósea incluyen las siguientes:

- Mujeres que tengan 65 años de edad o mayores.

- Mujeres en la postmenopausia debajo de los 65 años con factores de riesgo como fumar, que pesen menos de 125 libras [56,7 kg] y tengan un historial familiar de osteoporosis.

- Las mujeres con un historial de fractura debido a un trauma bajo (fractura de cadera, muñeca o vértebras a partir de un trauma menor).

- Mujeres con una condición de salud asociada con una baja densidad ósea o pérdida ósea (hipertiroidismo, hiperparatiroidismo, artritis reumatoide, deficiencia de vitamina D, etcétera).

- Mujeres que estén tomando medicamentos asociados con una baja densidad ósea o pérdida ósea (medicamentos de hormona tiroidea, medicamentos contra convulsiones, dosis excesivas de corticoesteroides, medicamentos para bloquear la producción de hormonas sexuales, etcétera).

- Mujeres que hayan sido tratadas con fármacos para osteoporosis o que se les haya recomendado tratamiento debido a la evidencia de pérdida ósea.

- Las mujeres cuyas radiografías esqueléticas muestren una densidad ósea reducida.

- Las mujeres deberían someterse a un análisis de osteopenia a partir de los cincuenta años.[7]

Las estadísticas con respecto a la osteoporosis son alarmantes. Para el momento en que la mitad de las mujeres alcanzan los sesenta años, la osteoporosis se vuelve evidente en sus radiografías. ¡Para el momento en que la mujer llega a los ochenta años, puede fácilmente haber perdido la mitad de su masa ósea y ni siquiera se encuentra al tanto de ello! La clave más frecuente que alerta a la mujer al hecho de que tiene osteoporosis es una fractura de algún tipo, posiblemente una cadera o una pierna fracturada. Muchas veces la mujer puede pensar que fue lesionada como resultado de una caída, pero lo que sucede en muchos casos es que la caída puede ser de hecho consecuencia de la lesión. Una mujer podría estar caminando, y a causa de que sus huesos se han deteriorado tanto por la enfermedad, un hueso se quiebra y eso es lo que de hecho provoca su caída. En los Estados Unidos hay aproximadamente 1,5 millones de fracturas al año debido a la osteoporosis.[8]

Los factores de riesgo para desarrollar osteoporosis incluyen los siguientes: ser mayor de sesenta y cinco años, ser de raza caucásica, peso bajo o índice de masa corporal bajo, historial de fracturas, historial familiar de osteoporosis, fumar cigarrillos, falta de reemplazo de estrógeno o menopausia temprana, falta de ejercicio, mala nutrición y dieta baja en calcio. Ciertas condiciones médicas y medicamentos también incrementan el riesgo de osteoporosis.

FACTORES DE RIESGO PARA LA OSTEOPOROSIS

Usted tiene un riesgo mayor de desarrollar osteoporosis si tiene alguno de los siguientes factores de riesgo. Observe que algunos factores de riesgo están fuera de su control, tales como género, origen étnico e historial familiar. Otros están bastante bajo su control, tales como la ingesta de ciertos nutrientes, fumar y beber en exceso.

- Ser rubia o pelirroja con piel clara
- Ser caucásica o asiática
- Ser delgada (pesar menos de 125 libras [56,7 kg])
- Ser de corta estatura y huesos pequeños
- Se encuentre en la postmenopausia
- Nunca haya estado embarazada
- Historial de anorexia nerviosa, bulimia o menopausia temprana
- Historial familiar de osteoporosis
- Inactividad (estilo de vida sedentario)
- Fumar o consumo de alcohol excesivo (más de una copa al día para las mujeres)
- Ejercicio físico excesivo
- Estrés o depresión excesivos
- Hipertiroidismo
- Hiperparatiroidismo
- Niveles altos de homocisteína
- Haber tenido una resección gástrica o del intestino delgado

- Uso de largo plazo de corticoesteroides (como prednisona), medicamentos para la tiroides y Lupron, que es un medicamento para endometriosis
- Uso de largo plazo de medicamentos anticoagulantes como la heparina, que es un adelgazante de la sangre
- Uso de largo plazo de ciertos anticonvulsivos
- Alta ingesta de vitamina A
- Alta ingesta de proteína animal
- Alta ingesta de azúcar
- Alto consumo de sodio
- Ingesta excesiva de refrescos que contengan ácido fosfórico (la mayoría lo tienen)
- Bajo consumo de calcio
- Deficiencias nutricionales

El proceso de renovación ósea

Para prevenir y vencer la osteoporosis, usted primero necesita entender la manera en que sus huesos maduran, se desarrollan y luego comienzan a perder masa ósea en la mediana edad. Sus huesos están compuestos aproximadamente de 70% sales minerales y 30% matriz proteínica.[9] La matriz proteínica está compuesta principalmente de fibras de colágeno, condroitín sulfato y ácido hialurónico. Las sales de calcio son el elemento más esencial en la formación de hueso, y 99% del calcio de su cuerpo está almacenado en sus huesos. Solamente 1% de su calcio total está en su sangre y dentro de sus células.[10]

El fosfato de calcio es una sal mineral que está presente en la matriz proteínica y brinda fuerza al hueso. El calcio y el fosfato forman cristales que se unen a la proteínas y se acomodan en un patrón ordenado llamado hidroxipatita.

Para entender esto mejor, imagínese una acera reforzada con varilla de hierro. La varilla de hierro es como los eslabones cruzados de las proteínas de colágeno, y el concreto que las rodea es similar a los cristales de hidroxipatita compuestos principalmente de calcio y fósforo. El concreto sin varilla no es nada fuerte en comparación con el concreto con varilla, y lo mismo sucede con nuestros huesos. Deben tener esta fuerte proteína de colágeno así como hidroxipatita a su alrededor.

Muchas personas piensan que una vez que nuestros huesos se forman, permanecen siendo los mismos por siempre. Sin embargo, nuestros huesos están hecho de tejido vivo que está siendo renovado continuamente a lo largo de nuestra vida. Hay dos tipos de células óseas principales: osteoclastos y osteoblastos. Los osteoblastos son las células que desarrollan hueso y elaboran hidroxipatita en colágeno. Los osteoclastos siempre están buscando hueso más viejo que requiera ser renovado. Estas células descomponen el hueso viejo utilizando enzimas para disolver el colágeno así como la hidroxipatita. Dejan tras de sí lesiones muy pequeñas. Los osteoblastos entonces entran a estos pequeños espacios y producen nuevo hueso. Por lo tanto, continuamente se está disolviendo hueso viejo y formándose hueso nuevo. Este proceso de renovación es llamado "remodelación ósea". El estado de nuestros huesos de hecho depende del delicado equilibrio entre estos dos procesos.

A medida que envejecemos, nuestro cuerpo (particularmente nuestro huesos) absorben calcio con cada vez menos eficiencia. Un niño suele absorber entre 50 y 70% del calcio de sus alimentos. No obstante los adultos pueden absorber solamente entre 20 a 30% del calcio en su dieta, y los adultos más viejos absorben todavía menos calcio.[11] A medida que la persona envejece, esta falta de calcio es el factor más importante que contribuye con la reducción de la masa ósea y el riesgo cada vez mayor de osteoporosis crónica. Para entender la osteoporosis, es importante caer en cuenta de lo mucho que su cuerpo necesita este nutriente vital.

OSTEOPOROSIS			
¿Por qué?	¿Cómo?	¿Quién?	¿Resultados?
La condición exacta de sus huesos se puede calcular. El riesgo de osteoporosis incrementa los primeros cinco años después de que cesa la menstruación. Esta es una enfermedad prevenible en la mayoría de los casos.	El criterio de referencia es una DXA (absorciometría de rayos-X de energía dual). El análisis de muñeca y tobillo puede ser utilizado para ver si es necesaria una DXA.	Mujeres en menopausia; con historial familiar; historial de trastorno alimenticio; baja ingestión de calcio de adolescente; uso de esteroides (para artritis o asma) falta de ejercicio o ejercicio extremo (corredora de maratón, bailarina de ballet); todas las mujeres de sesenta y cinco; antes para mujeres blancas o asiáticas con un factor de riesgo; cualquier mujer en la mediana edad que se rompe un hueso.	La DXA compara sus resultados con otras mujeres de su edad y con mujeres más jóvenes.

El papel de las hormonas

Las hormonas sexuales se producen principalmente en los ovarios y los testículos, y a medida que envejecemos, nuestro cuerpo produce cada vez menos de ellas. La rápida disminución de la hormona estrógeno en el cuerpo de las mujeres durante la menopausia las pone en un riesgo mayor de desarrollar osteoporosis que los hombres, cuyos niveles hormonales se reducen mucho más gradualmente con la edad. Hay una relación directa entre la falta de estrógeno durante y después de la menopausia y el desarrollo de osteoporosis. Los niveles bajos de progesterona también se pueden asociar con pérdida ósea, especialmente en las mujeres en la premenopausia.

Señales de advertencia

Cuando la masa ósea de las mujeres comienza a disminuir después de los treinta y cinco años, la mayoría de las mujeres no se dan cuenta de que está sucediendo porque la pérdida ósea sucede sin síntomas. Pero la osteoporosis que se desarrolla como resultado de una pérdida ósea significativa tiene varios síntomas reveladores. Suelen ocurrir cuando la enfermedad ha alcanzado una etapa de avance e incluye lo siguiente:

Fracturas. Esta es la alarma que con mucha frecuencia alerta a las personas de que han desarrollado osteoporosis. Entre la gente saludable las fracturas solamente ocurren cuando un hueso recibe un trauma grave, pero en las personas con osteoporosis las fracturas pueden suceder con traumas menores como inclinarse hacia adelante, levantar objetos pesados, toser, estornudar, golpearse con un mueble o bajar de la acera. Las fracturas de costilla, las fracturas por compresión de la columna y las fracturas de cadera son las fracturas más comunes experimentadas por las que padecen osteoporosis (las fracturas por compresión de la columna vertebral pueden pellizcar los nervios espinales generando dolor crónico y eventualmente llevando a fracturas de cadera y a fracturas de otros huesos a lo largo del cuerpo). También es común que las personas con osteoporosis que se hayan roto un hueso tengan fracturas recurrentes del mismo hueso o que se rompan otros huesos también.

Cualquier fractura en una persona con osteoporosis es grave, porque los huesos no son tan densos como deberían ser, no sanan rápidamente y algunas veces no sanan completamente. Pero las fracturas de cadera son especialmente serias. Pueden llevar a la pérdida de independencia, pérdida de función y muerte.

FRACTURAS DE CADERA

La mayoría de las fracturas de cadera le suceden a personas mayores de sesenta, y como las mujeres son más proclives a la osteoporosis que los hombres, experimentan la mayoría de estas fracturas de cadera; aproximadamente 70% de ellas. En 2010 hubieron más de 250 000 hospitalizaciones por fractura de cadera. Algunos calculan que esta cifra podría alcanzar los 290 000 para el año 2030.[12]

Dolor. El dolor persistente en la columna o en los músculos de la espalda baja, el malestar crónico o el dolor del cuello que no es provocado por una lesión o el dolor en la cadera son síntomas comunes de la osteoporosis. Calambres nocturnos en las piernas y dolor o sensación dolorosa de los huesos también son síntomas.

Pérdida de altura. Algunas personas observan que su ropa no les queda igual o que sus pantalones son demasiado largos pero todavía no hacen la conexión entre la pérdida de altura como consecuencia de la pérdida ósea. Usted puede llevar registro de su altura si se practica revisiones anuales. Asegúrese de que su médico lleve una tabla de su altura, medida sin zapatos.

Joroba de Dowager o hipercifosis. La hipercifosis es una joroba real que se desarrolla debido al encorvamiento progresivo de la espalda superior y el cuello. Una postura encorvada y dolor de espalda pueden acompañar estas señales de advertencia.

Órganos comprimidos. Como consecuencia de las fracturas de compresión de la columna, los órganos abdominales pueden comprimirse, llevando a un alargamiento del vientre, estreñimiento y pérdida de peso. Las personas pueden tener una cintura reducida y aparentar tener un vientre abultado o pliegues de piel adicionales en su abdomen a medida que las fracturas de compresión ocurren.

Respiración entrecortada. A causa de las fracturas de compresión de la columna a la altura torácica, los pacientes pueden desarrollar respiración entrecortada ya que los pulmones no son capaces de expandirse totalmente.

Problemas dentales. Otras señales de osteoporosis incluyen periodontitis y pérdida de dientes ya que la osteoporosis afecta la mandíbula.

Osteopenia y la detección temprana de la osteoporosis

No tiene que esperar hasta experimentar los síntomas anteriores para comenzar a monitorear y mejorar su salud ósea. La osteoporosis es una enfermedad progresiva, y entre más temprano se detecte, es más fácil detenerla y revertirla.

Antes de que se desarrolle la osteoporosis, hay una etapa llamada osteopenia, que se define como tener una densidad ósea que es más baja que el promedio, pero no lo suficientemente baja como para ser diagnosticada como osteoporosis. Es natural experimentar cierto nivel de baja densidad ósea (osteopenia) a medida que envejece, porque el hueso viejo se degrada más rápido que lo que genera hueso nuevo. Pero es posible desacelerar el avance hacia la osteoporosis e incluso detenerlo y revertirlo.

La mejor manera de prepararse es con la prevención. Si es joven, siga las recomendaciones siguientes para hacer sus huesos tan fuertes como sea posible ahora. Esto hará que sea menos probable que experimente pérdida ósea significativa cuando sea mayor. La siguiente mejor defensa en contra de la osteopenia y la osteoporosis es la detección temprana. Esté experimentando o no algún síntoma, si tiene alguno de los factores de riesgo, pídale a su médico que le practique una prueba de densidad ósea.

Cómo diagnosticar osteoporosis

Las radiografías óseas estándar no siempre ayudan a detectar la osteoporosis, ya que la pérdida ósea no es visible en las radiografías sino hasta que ha perdido más de 30% de su masa ósea.[13] Por lo tanto, se han desarrollado pruebas radiológicas especiales para medir la densidad de minerales como el calcio de sus huesos. El análisis de la densidad mineral ósea le ayuda a su médico a calcular la fuerza de sus huesos y a predecir sus probabilidades de experimentar una fractura o algún otro síntoma de osteoporosis.

El escaneo DXA (absorciometría de rayos-X de energía dual) es la prueba de densidad mineral ósea más precisa y, por lo tanto, es considerada el criterio de referencia. Como hay muchas diferencias en la densidad mineral de distintas zonas del cuerpo, la mayoría de los médicos solicitan la medida de por lo menos dos sitios. Los sitios que son probados más comúnmente incluyen las caderas, la columna y el antebrazo, siendo las zonas de mayor preocupación las caderas y la columna.

Otras pruebas que miden la densidad mineral ósea son la absorciometría de rayos X de energía dual periférica (P-DXA), la absorciometría de fotones de energía dual, ultrasonido y tomografía computarizada cuantitativa (QCT). Estas pruebas varían en precisión, costo y niveles de exposición a la radiación. Después de someterse a la prueba, su densidad mineral es comparada con adultos jóvenes promedio del mismo género y origen étnico. Las diferencias entre su densidad mineral ósea y la densidad promedio es expresada como una desviación estándar o (DE). La DE es su T-score y es un número positivo o negativo. La Organización Mundial de la Salud define la osteoporosis como teniendo un T-score de 2,5 o más desviaciones estándar por debajo del promedio (en otras palabras un T-score de -2,5 o menos).[14] La osteopenia se define cuando el T-score se encuentra entre 1 y 2,5 desviaciones estándar por debajo del promedio (una puntuación de -1 a -2,5). La densidad ósea normal recibe un T-score de una desviación estándar o menos por debajo del promedio (una puntuación entre

0 y -1). Si padece osteopenia, su médico probablemente querrá revisar sus resultados DXA aproximadamente cada dos años.

T-SCORES DE DENSIDAD ÓSEA

T-Score	Condición
0,0 a -1,0	Densidad ósea normal
-1,0 a -2,5	Osteopenia
-2,5 y más bajo	Osteoporosis

Análisis de osteoporosis

Las pruebas se deberían realizar en todas las mujeres de sesenta y cinco años y mayores, y en mujeres en la postmenopausia por debajo de los sesenta y cinco años si tienen un factor de riesgo. No se deben repetir con una frecuencia mayor a cada dos años, a menos que se desarrollen nuevos factores de riesgo o se haya iniciado tratamiento.

La densidad ósea se mide mediante la comparación de resultados con los de una mujer joven saludable en su masa ósea máxima. La diferencia es medida en desviaciones estándar y es traducida a un T-score. Un T-score entre -1,0 y -2,5 es designado como masa ósea baja u osteopenia. Si se deja sin tratamiento podría avanzar a osteoporosis. La osteoporosis es definida como un T-score de -2,5 y más bajo. Sufrir una fractura debido a una caída estando de pie o desde menos altura también establece el diagnóstico de osteoporosis.

PRUEBA SENCILLA

No es difícil determinar su riesgo de osteoporosis. La prueba DXA (absorciometría de rayos-X de energía dual) libera radiación mínima, toma menos de veinte minutos, ¡y no requiere que se quite la ropa!

Hay una variedad de medicamentos disponibles para la prevención y tratamiento de la osteoporosis. La más fundamental de ellas es el suplemento de calcio. El Instituto Nacional de Salud recomienda suplementos diarios de calcio con 1000 miligramos para mujeres en la premenopausia entre veinticinco a cincuenta años y para las mujeres más jóvenes y que están en terapia de reemplazo de estrógeno. A las mujeres mayores de sesenta y cinco años, o a las mujeres en la postmenopausia que no estén tomando estrógeno, se les recomienda que tomen 1500 miligramos diariamente. La vitamina D (producida en la piel mediante la luz solar) también es importante como auxiliar en la absorción de calcio; de 400–800 unidades internacionales es la dosis recomendada.

A pesar de sus otras contraindicaciones (en especial el incremento en riesgo de cáncer de mama), la terapia de reemplazo hormonal ha demostrado reducir el riesgo de fractura por osteoporosis. El estrógeno ha probado detener el avance de la osteoporosis e incluso revertir la enfermedad, especialmente cuando se combina con calcio y vitamina D.

EL ENVEJECIMIENTO DE LA PIEL Y LA VITAMINA D

A medida que envejece en la estructura de su piel se reducirá la capacidad de convertir la vitamina D a su forma activa en un 60% para el momento en que llegue a los sesenta y cinco años.[15]

Además del estrógeno, una clase de medicamentos conocidos como moduladores selectivos de los receptores estrogénicos (SERM) actúan para reducir las fracturas sin incrementar el riesgo de cáncer de mama. Los bifosfonatos son medicamentos que actúan para reducir la resorción ósea y la pérdida ósea. La hormona paratiroidea y la calcitonina ambas actúan para incrementar la formación ósea y son opciones de tratamiento.

Cómo obtener suficiente calcio

Todas sabemos que el calcio es necesario para huesos fuertes y saludable, pero ¿cuánto calcio necesita cada día?

¿CUÁNTO CALCIO NECESITO?[16]

La cantidad de calcio que necesita cada día depende de su edad. Las cantidades recomendadas diarias se mencionan en la lista siguiente:

Etapa de la vida	Cantidad recomendada
Niñas de 9–18 años	1300 miligramos
Adultas de 19–50 años	1000 miligramos
Mujeres adultas de 51 años y mayores	1200 miligramos

Los productos lácteos son una fuente excelente de calcio. Un vaso de 8 onzas [236,6 ml] (un vaso regular) contiene alrededor de 300 miligramos de calcio. Es interesante observar que el contenido de grasa no cambia la cantidad de calcio. En otras palabras, usted obtiene la misma cantidad de calcio (300 miligramos) de un vaso de 8 onzas [236,6 ml] de leche libre de grasa, baja en grasa, descremada, entera o deslactosada. Muchos otros productos como el yogur, el queso, el kefir y la nata, también contienen altas cantidades de calcio. No tiene por que limitarse a la leche de vaca y los productos elaborados a partir de ella; la leche, el yogur, el queso y el kefir de leche de cabra también son buenas fuentes de calcio. Las versiones orgánicas de estos productos son mejores.

Lamentablemente, algunas mujeres son alérgicas a los productos lácteos o son intolerantes a la lactosa, y van a necesitar consumir otras fuentes dietéticas de calcio. En muchos alimentos se pueden encontrar pequeñas cantidades de calcio, pero solo hay algunos que contienen grandes cantidades de este mineral vital. Las verduras como el brócoli, la coliflor, los guisantes y los frijoles son altos en calcio. Además, las nueces—incluyendo las nueces de Brasil, las avellanas y las almendras—y las semillas como las semillas de girasol, contienen grandes cantidades de calcio.

ALIMENTOS NO LÁCTEOS CON LAS CANTIDADES MÁS ALTAS DE CALCIO	
Sardinas, enlatadas en aceite, con espinas	3 onzas [85,05 g] contienen 324 miligramos.
Salmón, rosa, enlatado, sólidos con espinas	3 onzas [85,05 g] contienen 181 miligramos.
Espinaca, cocida	½ taza contiene 120 miligramos.
Hojas de nabo, hervidas	½ taza contiene 99 miligramos
Col rizada, cocida	1 taza contiene aproximadamente 94 miligramos.
Col rizada, cruda	1 taza contiene aprox. 90 miligramos.
Repollo chino, crudo	1 taza contiene aprox. 74 miligramos
Brócoli, crudo	½ taza contiene 21 miligramos.
Pan, trigo entero	1 rebanada contiene 20 miligramos.
Almendras	1 onza (aprox. 22 almendras) contiene 75 miligramos de calcio.

¿Cuál suplemento de calcio es mejor?

Cuando va a comprar suplementos de calcio le presentan una variedad confusa de opciones. Quizá le resulte útil explorar este tema a profundidad a través de realizar un poco de investigación en línea. Para los propósitos de este libro, hablaremos acerca de dos de las formas más disponibles de suplementos de calcio: carbonato de calcio y citrato de calcio.

El carbonato de calcio es el suplemento de calcio más común en el mercado hoy en día. Como una sal de calcio es bastante accesible así como sumamente conveniente. Una tableta de

1000 miligramos de carbonato de calcio contiene 40%, o 400 miligramos de calcio elemental, y también contiene 600 miligramos de carbonato. De modo que está obteniendo solamente 400 miligramos de calcio elemental en una tableta de 1000 miligramos.

Otro asunto del cual estar al tanto es de que el carbonato de calcio puede no ser bien absorbido por sí solo, sino al consumirse con alimentos, los estudios han mostrado que la absorción del carbonato de calcio es la misma que la del citrato de calcio, alrededor de 30%.[17] Por esa razón, es mejor tomar el carbonato de calcio con alimentos.

No obstante, sin alimentos, se absorbe significativamente menos calcio. Eso significa que si toma 1200 miligramos de carbonato de calcio al día, que es una dosis típica, se traduce solamente en 480 miligramos de calcio elemental al día. En el mejor de los casos, usted absorbe solamente alrededor de 30% de esa cantidad con alimentos. Así que en lugar de obtener 1200 miligramos al día, de hecho solamente está obteniendo 144 miligramos de calcio al día.

El citrato de calcio es el otro suplemento muy común que se vende libremente y se absorbe mejor que el carbonato de calcio. No obstante, el contenido de calcio es de hecho más bajo que el del carbonato de calcio. El citrato de calcio contiene 21% de calcio elemental.[18]

Así que 1000 miligramos de citrato de calcio solamente contienen 210 miligramos de calcio elemental y 790 miligramos de citrato. Por lo tanto, 1200 miligramos de citrato de calcio tienen solamente 252 miligramos de calcio elemental. Ya que aproximadamente 30% es absorbido, eso significa que solamente se absorben en realidad 75 miligramos de calcio elemental.

Las cápsulas de calcio suelen disolverse mejor que las tabletas de calcio. El calcio se debe disolver en su estómago con el fin de ser absorbido por sus intestinos. Cuando usted ve las siglas "USP" [Farmacopea de los EE. UU.] en la etiqueta, usted sabe que el calcio es puro y que no contiene plomo u otros metales tóxicos.

Muchas personas tienen la idea de que si el calcio se disuelve en estado líquido, es absorbido más fácilmente. Pero esto no sucede así ya que la mayoría de los suplementos de calcio líquido disponibles son carbonato de calcio que no es bien absorbido (recuerde que solamente se absorbe un 10% cuando se toma sin alimentos y solamente un 30% cuando se toma con alimentos). Sin embargo, un beneficio de un suplemento líquido de calcio es que puede ser más fácil de tragar para las personas ancianas.

¿Y qué me dice del calcio de coral? El calcio de coral ha sido anunciado en la TV durante años. ConsumerLab.com, un laboratorio independiente de análisis, descubrió que Coral Calcium Supreme tenía niveles de plomo mayores a los estándares de niveles de riesgo de California. Hay peligros similares de plomo en el calcio de la concha de ostión, dolomita y hueso molido. El calcio encontrado en el calcio de coral se encuentra en la clasificación de carbonato de calcio.

Tenga en mente que la solubilidad no equivale a absorción. No es preciso concluir que porque cierta forma de calcio es disuelta más fácilmente por nuestro cuerpo automáticamente es absorbida más fácilmente. Recuerde también que si toma suplementos de calcio se absorben mejor con los alimentos, ya que la absorción del calcio depende de la producción adecuada de ácido clorhídrico por parte del estómago. Al tomar suplementos de calcio, divida las dosis durante el día. Otra razón para hacer esto es que su cuerpo solamente puede absorber máximo 500 miligramos al mismo tiempo.

P: Si tomo suplementos de calcio, ¿eso elimina completamente mi riesgo de pérdida ósea?

R: ¡No! Muchas personas—incluyendo a muchos médicos—están bajo la impresión incorrecta de que si usted simplemente toma un suplemento de calcio, no perderá hueso ni desarrollará osteoporosis. Eso simplemente no es cierto.

Mientras que los suplementos de calcio son ciertamente un paso en la dirección correcta, la salud de sus huesos depende de distintos factores que afectan la habilidad de su cuerpo de absorber y utilizar el calcio que consuma. Por eso es que es importante implementar todas las medidas para huesos sanos: dieta apropiada, ejercicio regular, reducción del estrés, terapia hormonal y suplementos nutricionales.

Magnesio también

El magnesio ayuda a su cuerpo a absorber calcio a partir de su dieta, y también ayuda a sus huesos a retener el calcio. Sin suficiente magnesio, usted será mucho más proclive a perder hueso rápidamente. El magnesio también es necesario con el fin de prevenir que una ingesta excesiva de calcio provoque calcificaciones en tejidos blandos.

Los alimentos con mayor contenido de magnesio son las nueces—como las almendras, las nueces y las nueces de la India—granos integrales, mariscos y leguminosas. Simplemente coma algunas nueces adicionales, granos enteros y leguminosas con el fin de añadir más magnesio a su programa de desarrollo de hueso. Otros alimentos ricos en magnesio incluyen:

+ Manzana
+ Albaricoque
+ Aguacate
+ Plátano
+ Melón
+ Toronja

+ Higo
+ Ajo
+ Kelp
+ Limón
+ Pallar
+ Mijo

- Soya (natural, orgánica)
- Levadura de cerveza
- Arroz integral

- Durazno
- Judía de careta
- Salmón

Las hierbas que contienen magnesio incluyen alfalfa, sargazo vejigoso, menta de gato, cayena, manzanilla, pamplina, diente de león, ojo brillante, semilla de hinojo, lúpulo, citronela, regaliz, paprika, perejil, piperita, hoja de frambuesa, trébol rojo, salvia y milenrama.

También debería evitar o reducir la ingesta de alimentos que puedan incrementar la excreción de magnesio como los carbohidratos refinados (pan blanco, arroz blanco, etcétera). Comer una dieta que sea alta en grasas, proteínas y fósforo también puede disminuir las absorción de magnesio de su cuerpo.

Otros alimentos que le roban a su cuerpo el magnesio incluyen:

- Cafeína
- Azúcar
- Alcohol
- Refrescos

- Té
- Ruibarbo
- Espinaca
- Cacao

Coma alimentos ricos en vitamina D

La mayoría de la gente bebe leche que ha sido fortificada con vitamina D. Sin embargo, la leche y los lácteos con vitamina D pueden provocar que se reduzca la absorción de magnesio. Sin suficiente magnesio, la forma activa de vitamina D en la sangre se reduce.

La vitamina D es una vitamina liposoluble que de hecho es elaborada en nuestra piel en cuanto entra en contacto con los rayos ultravioleta del sol. Se encuentra principalmente en productos cárnicos; especialmente en los aceites de hígado de pescado. Las buenas fuentes de vitamina D incluyen: yema de huevo, mantequilla, aceite de hígado de bacalao, salmón, caballa, arenque y otras carnes. Las grasas artificiales como el olestra pueden evitar que se absorba la vitamina D. También otros bloqueadores de grasas como el chitosan o el fármaco para adelgazar que bloquea la grasa, orlistat (Xenical o Alli), también pueden reducir la absorción de vitamina D.

Su cuerpo requiere vitamina D para absorber calcio y fósforo y para mantener niveles normales de calcio y fósforo en su torrente sanguíneo. La vitamina D también ayuda en la mineralización ósea. Sin una vitamina D adecuada, los huesos pueden volverse quebradizos y delgados. La vitamina D es sumamente importante para el transporte de calcio desde los intestinos a la sangre. También reduce la excreción de calcio en los riñones y ayuda a la mineralización ósea.

Durante los últimos cuarenta y pico de años la mayoría de los médicos han estado recomendando que se consuman de dos a tres vasos de leche, lo cual provee entre 600 y 900 miligramos de calcio. No obstante, beber leche podría no ser la mejor manera para que su cuerpo obtenga la vitamina D necesaria. La luz solar y comer alimentos con vitamina D son mejores fuentes de vitamina D porque no inhiben la absorción de magnesio como beber leche.

PREVENGA LA OSTEOPOROSIS CON UNA ALIMENTACIÓN SANA

- No coma muchas carnes.
- El chocolate, la espinaca, el ruibarbo, las nueces de la India, el espárrago, las hojas de remolacha y acelga (altos en ácido oxálico) inhiben la absorción de calcio; por lo tanto es mejor no tomar suplementos de calcio al mismo tiempo.
- Los granos integrales y la fibra también pueden atrapar el calcio. Por lo tanto, es mejor no tomar suplementos de calcio al mismo tiempo.
- Reduzca la ingesta de alcohol, café, té, refresco de cola y otras bebidas con cafeína.
- Disminuya el consumo de sal.

Nuestra piel elabora vitamina D cuando somos expuestos a la radiación UVB del sol. Usualmente el requerimiento diario de vitamina D se puede obtener por estar en el sol aproximadamente entre diez y quince minutos a mediodía llevando pantalones cortos y una camiseta. Las personas con piel oscura requieren aproximadamente cinco veces más exposición al sol con el fin de obtener la misma cantidad de vitamina D que una persona de tez clara. Como reciben menos exposición a la luz del sol, las personas que viven en los estados del norte tienen más probabilidades de tener deficiencias en vitamina D.

Muy pocos alimentos contienen cantidades significativas de vitamina D naturalmente.

La importancia del ejercicio

El ejercicio puede ayudar no solo a prevenir la osteoporosis, sino también a tratarla a través de brindar fuerza a sus huesos y músculos. El ejercicio desacelera la pérdida de minerales, la ayuda a mantener una buena postura y mejora su condición física general, lo cual reduce el riesgo de caídas.

Los ejercicios de carga y de fortalecimiento son las formas de ejercicio más importantes para tratar la osteoporosis. Sin embargo, usar pesas o hacer calistenia para desarrollar músculos también la ayudarán a desarrollar sus huesos. Caiga en cuenta de que entre más fuertes sean sus músculos, generalmente más fuertes serán sus huesos.

Los huesos humanos constantemente están siendo remodelados y reformados, pero esta remodelación sucede en respuesta a las exigencias y tensiones que son ejercidas sobre el hueso por el ejercicio. Los ejercicios de carga de hecho estimularán el crecimiento de nuevas células óseas. Sin embargo, los huesos requieren ser estresados con el fin de crecer. El ejercicio de carga no solamente detendrá la pérdida ósea, sino que también incrementará la masa del hueso.

Los estilos de vida sedentarios llevan con el tiempo a la muerte de sus huesos. Mucha mujeres desarrollan osteoporosis a pesar de haber tenido cantidades adecuadas de calcio en su dieta. ¿Por qué? No estresan sus huesos adecuadamente a través del ejercicio. Como resultado, pierden cantidades significativas de hueso.

Los ejercicios de carga como el baile, caminar, correr, subir escaleras, deportes en equipos y jardinería a menudo son recomendados para combatir la osteoporosis. Son benéficos porque estresan (y así fortalecen) los huesos de las piernas y la cadera. Sin embargo, estas actividades no son tan benéficas para prevenir la osteoporosis en el cuerpo superior: la columna, los brazos y demás.

Los únicos ejercicios que previenen la osteoporosis en todo el esqueleto son ejercicios de carga como el levantamiento de peso y calistenia. Los ejercicios de carga nos fuerzan a trabajar en contra de la gravedad. El ciclismo y la natación, aunque son excelentes para desarrollar músculo y mejorar la salud de su sistema cardiovascular, hacen mucho menos para desarrollar hueso.

Aunque el gimnasio y el entrenador quizá estén más allá de su presupuesto, una opción de bajo costo es adquirir unas mancuernas y un DVD que la pueda guiar a desarrollar un programa básico de levantamiento de peso en su propio hogar. Realizar calistenia como las flexiones de codos o incluso levantar un saco de cinco libras [2,27 kg] de azúcar, una lata de pintura o un galón de agua embotellada sobre su cabeza tendrá un gran efecto en mejorar su salud ósea general.

Usted puede tratar de llevar a cabo cada una de estas recomendaciones y aun así no tener huesos saludables si no presta atención a sus necesidades psicológicas y espirituales. La sabiduría de la Escritura explica:

> El corazón alegre constituye buen remedio; mas el espíritu triste seca los huesos.
>
> —Proverbios 17:22

Una mujer feliz es mucho más probable que tenga huesos fuertes que una que esté deprimida o enojada. ¿Está tomando diariamente la medicina de un "corazón alegre" para sus huesos?

Capítulo 10
CONTROL DE PESO

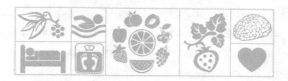

ADELGAZAR SE HA vuelto una obsesión nacional en Estados Unidos. Las mujeres de todas las edades constantemente están tratando de bajar de peso a través de dietas, ejercicio, remedios de herbolaria, modificación de la conducta y más. Es lamentable que esta obsesión con frecuencia es disparada por preocupaciones con respecto a la apariencia en lugar de la salud. Tristemente, las mujeres con frecuencia recurren a la moda en lugar de a la salud cuando se trata de determinar su peso ideal.

Si usted piensa que necesita comenzar a hacer dieta, no está sola. Solo observe la cantidad de dietas de moda que existen. La antigua sabiduría de "coma menos y ejercítese más" no ha sido lo suficientemente popular para lanzar algún libro de dietas a la lista de los éxitos en ventas. No obstante, lo que sí vende es cualquier libro que prometa un nuevo método "milagro" o "avance" para adelgazar fácilmente. Aunque podrían haber uno o dos puntos buenos con respecto a las nuevas dietas de moda populares en el mercado de hoy, en general no producen resultados a largo plazo. Incluso podrían probar ser riesgosas para su salud más que benéficas.

Demasiada comida

Es importante que usted comprenda que todos los alimentos no tienen el mismo efecto en el cuerpo. Los carbohidratos que se encuentran en muchos alimentos, pero que son particularmente abundantes en granos y arroz, se metabolizan en azúcar a diferente proporción. Los que no desperdician nada de tiempo, como una galleta grande de chispas de chocolate, son llamados carbohidratos de alto índice glucémico. Los que se toman su tiempo, como las verduras, son categorizados como carbohidratos de bajo índice glucémico. ¿Por qué importa?

El azúcar en el torrente sanguíneo envía una señal al páncreas para liberar la hormona insulina. Cuando hay mucha azúcar, los niveles de insulina se elevan mucho. La insulina tiene una gran responsabilidad que cumplir y puede escoger realizarla en varias maneras; el resultado final es que debe reducir el azúcar (la glucosa) en el torrente sanguíneo. Un poco de la glucosa es utilizada por las células como combustible para producción de energía, pero la insulina también se asegura de que cualquier exceso de glucosa sea almacenada como célula grasa para su uso futuro. Después de una comida grande o un bocadillo de alto valor glucémico, la insulina se vuelve particularmente abundante y eficiente y rápidamente reduce el azúcar en sangre; tanto así, de hecho, que lo deja con poco suministro.

Al sentir que ahora no tiene suficiente azúcar para funcionar apropiadamente (se siente mareada y hambrienta), su cuerpo entra en modo de alarma diciéndole que busque algo que comer, preferiblemente algo que usted sabe que instintivamente le dará un impulso rápido: algo dulce. Se come una dona, la insulina nuevamente se derrama en su sistema, y este ciclo de banquete-hambruna se repita una y otra vez. Cada ciclo de insulina almacena más células adiposas en preparación para el día en que no pueda encontrar un bocadillo. El resultado para todos, excepto por un afortunado 25% de la población cuya ingesta de carbohidratos afecta poco su metabolismo, es engordar, especialmente para otro 25% que al parecer es sumamente sensible a engordar después de comer carbohidratos.

Entre más procesada esté la comida, es digerida más rápidamente: una dona contra una rebanada de pan integral irlandés, por ejemplo. Para desacelerar las cosas, elija fruta sobre los jugos de fruta o los refrescos. Coma pasta a la que le falte un poco de cocción; como los italianos. Añada vinagre o jugo de limón a los alimentos con carbohidratos; el ácido desacelera su ritmo de absorción un 30%. Prefiera pan de masa fermentada o de granos; los bagels no pueden esperar a convertirse en azúcar. Escoja avena cocida lentamente y cereales "integrales" sobre los procesados.

> Cuide el tamaño de sus porciones. Cierre su mano en un puño, esta es la cantidad de proteína que usted debe comer en cada comida. Dos puños indican la cantidad de fruta, verduras y granos saludables que debe consumir en cada comida. Un pulgar es la cantidad de grasa saludable que usted debe comer en cada comida (como aceite de oliva o de linaza).

A algunas personas se les antojan los carbohidratos a causa de su capacidad para mejorar el estado de ánimo. Los carbohidratos incrementan la producción de serotonina. Esa rebanada de pastel de chocolate funciona como tranquilizante natural o antidepresivo, pero con el efecto secundario de grasa adicional. La urgencia de tomar una "golosina" para apaciguar el temor, la ansiedad o la tristeza no es solo falta de fuerza de voluntad; tiene sus raíces biológicas.

Las mujeres necesitan saber que los niveles en descenso de estrógeno reducen la secreción de insulina y reducen la sensibilidad a la insulina, esta es una explicación parcial de por qué usted tiende a engordar en la mediana edad. La progesterona incrementa la secreción de insulina y la resistencia a la insulina, lo cual ofrece una explicación parcial para los antojos de carbohidratos antes de un periodo menstrual. Para evitar la montaña rusa de los carbohidratos, los niveles de azúcar en sangre se deben mantener a lo largo del día. Usted puede hacer esto mediante hacer comidas pequeñas más frecuentes y tener cuidado con su selección de carbohidratos, que deben estar balanceados con porciones adecuadas de proteína y grasa para desacelerar la absorción y ayudarla a sentirse satisfecha.

Los riesgos de tener sobrepeso

Todos saben que no es bueno tener sobrepeso. Pero no es solamente un asunto de cómo luce. ¿Sabía que tener un sobrepeso de solo diez a veinte libras [4,536 a 9,075 kg] incrementa su riesgo de muerte prematura? Estas libras extra incrementan su riesgo de cardiopatía, diabetes, cáncer, asma y otras enfermedades. De hecho cada incremento de dos libras [0,9 kg] incrementa el riesgo de artritis por lo menos 9%, y una mujer que engorda más de veinte libras [9,075 kg] después de los dieciocho años duplica su riesgo de cáncer de mama en la postmenopausia. Subir de peso solamente once libras [4,99 kg] duplica el riesgo de sufrir diabetes tipo 2.

Su índice de masa corporal (IMC) es un indicador útil para determinar si se encuentra en un riesgo mayor de problemas de salud asociados con tener sobrepeso o ser obesa. Generalmente entre más alto es su IMC (la proporción entre su peso y su altura) mayor es su riesgo de salud (vaya al capítulo 14 para descubrir cómo calcular su IMC[1]).

Su riesgo de salud también se puede evaluar por medio de calcular su proporción cintura/cadera. Para hacerlo, simplemente mida alrededor de la parte más voluminosa de sus nalgas. Luego mida su cintura en la parte más estrecha de su torso. Ahora divida la medida de su cintura entre la medida de su cadera. Una proporción saludable es menor a 0,8. La proporción ideal es 0,74. Si su proporción es mayor a 0,85, su salud está en riesgo.

Para descubrir su porcentaje de grasa corporal, puede adquirir una báscula que mida su peso y su porcentaje de grasa corporal (son bastante precisas), o puede pedir que se la midan en un gimnasio o a su médico. Un porcentaje de grasa corporal entre 20 y 28 es considerado saludable para las mujeres en los años de premenopausia y menopausia, mientras que de 12 a 23% es ideal para las mujeres más jóvenes.

Más viejas y más pesadas

Las estadounidenses entre los sesenta y los setenta y cuatro años engordan más rápido que cualquier otro grupo etario. Aunque es cierto que su riesgo de morir más pronto es solo ligeramente más alto si usted es obesa en comparación con su amiga delgada de la misma edad, esa es únicamente una parte de la historia. El resto de la historia es calidad de vida. Entre más se acerque a su peso ideal, mayor será su energía, movilidad y la probabilidad de movilidad a medida que envejezca.

Mucho de lo que es considerado "envejecimiento" es pérdida de músculo. La pérdida de músculo sucede naturalmente y el músculo es más difícil de mantener a medida que envejecemos. A medida que no volvemos más débiles y menos activas, la pérdida incrementa. Usted engorda porque los músculos queman más calorías que la grasa, y con la pérdida de músculo, se pierde su máquina quemagrasa. Por lo tanto, desarrollar y mantener músculo es crucial para mantener su peso y adelgazar.

La pérdida de peso rápida puede como consecuencia degradar el músculo en lugar de la grasa. Quizá se vea delgada, pero la proporción de músculo contra grasa corporal ha cambiado, y mantenerse delgada se vuelve cada vez más difícil. Los músculos también son una fuente de proteína; la pérdida de proteína en los músculos significa una pérdida de función en alguna otra parte. Si llega a enfermarse, tendrá menos células musculares para elaborar anticuerpos, sanar heridas y producir leucocitos.

¿Puede acelerar su metabolismo?

La velocidad a la que su metabolismo funciona es influenciada por muchos factores: edad, género, herencia y proporción de masa corporal sin grasa. Entre más envejecemos, nuestro metabolismo funciona más lento. Después de los cuarenta, el metabolismo se desacelera 5% por década. El metabolismo establece el ritmo en el que quemamos calorías y cuán eficientemente el cuerpo utiliza el combustible que recibe a través de los alimentos. Las hormonas y las enzimas es lo que convierte los alimentos en combustible, y siempre hay maneras de suplementar las hormonas y las enzimas que necesita para darle impulso a su metabolismo aletargado.

Un aminoácido producido en su hígado, acetil L-carnitina (ALC) ayuda a facilitar el metabolismo de la grasa, incrementa la producción de energía en las células musculares, promueve la pérdida de grasa e incrementa la circulación en el cerebro. En otras palabras, el cuerpo usa la ALC para convertir grasa en energía. La acetil L-carnitina y la carnitina están ampliamente disponibles en alimentos animales y productos lácteos, pero los alimentos vegetales tienen cantidades muy pequeñas. Se puede tomar como una pastilla, pero la carnitina por sí sola no es capaz de cruzar la barrera hematoencefálica al igual que su forma activada: acetil L-carnitina.

Su glándula tiroides es el marcapasos metabólico de su cuerpo. Cuando su tiroides falla en producir suficiente hormona tiroidea, el metabolismo de su cuerpo se aletarga, provocando los siguientes síntomas (conocidos como hipotiroidismo): fatiga, depresión, debilidad, aumento de peso, niveles altos de colesterol, temperatura corporal baja y pérdida de cabello. Se calcula que una de cada cuatro mujeres estadounidenses pueden atribuir su aumento de peso a un nivel bajo o en el límite bajo de hormonas tiroideas. Las mujeres con una función tiroidea saludable queman calorías más eficientemente. Cuando sus niveles de hormonas tiroideas son restaurados, su nivel de energía, su peso, su temperatura, la fuerza de sus músculos, la salud emocional y más mejorarán.

Las condiciones tiroideas pueden ser tratadas eficazmente con medicamentos. Quizá requiera unas semanas o meses encontrar la dosis correcta. El suplemento natural L-tirosina desempeña un papel crucial en darle soporte a la glándula tiroides. La tirosina impulsa su metabolismo además de que actúa como precursora de la dopamina, norepinefrina y epinefrina, que son las sustancias del sistema nervioso que afectan el metabolismo, la listeza mental y los niveles de energía. La tirosina se puede tomar como suplemento con una comida que contenga proteína. Si su doctor descubre que usted está sufriendo hipotiroidismo, probablemente le prescriba L-tirosina con sus medicamentos para la tiroides. Asegúrese de mantener su tiroides monitoreada con análisis de sangre periódicos. Quizá pueda reducir o eliminar la necesidad del medicamento.

Preocupaciones de salud relacionadas con el peso

Los Institutos Nacionales de Salud y el Cirujano General de los EE. UU. declaran: "Las diez causas principales de muerte debido a una enfermedad se pueden atribuir a riesgos de salud asociados con el exceso de grasa corporal". Los NIH (por sus sigla en inglés) declaran: "La obesidad es una causa principal de cardiopatías, hipertensión, derrame cerebral, diabetes e incluso cáncer".[2]

La edad tiene un poco que ver con ello. A los treinta y cinco el ritmo en el que descomponemos nuestros alimentos y la eficiencia con la que los utilizamos o almacenamos comienza a desacelerar alrededor de 1% al año. Como consecuencia de un metabolismo más bajo y el hecho de que tendemos a comenzar a desacelerar en nuestras rutinas de ejercicio, el peso incrementa sigilosamente a menos de que se tome la decisión sencilla de comer menos y ejercitarse más.

Es un hecho de la vida, alrededor de los cincuenta años todo comienza a desacelerar: el vigor, el crecimiento del cabello, los pensamientos y el metabolismo. Otras amenazas de la mediana edad se unen a la fiesta: agruras, enfermedad por reflujo gastroesofágico (ERGE), reflujo ácido, indigestión, distensión, gases, estreñimiento y fatiga. Cuando la digestión no es óptima, la energía se reduce, el estreñimiento, la distensión, los gases, el reflujo, las reacciones alérgicas y la náusea pueden volverse compañeros constantes.

Subir de peso en la mediana edad puede poner el escenario para algunas de las amenazas más serias a la salud de nuestro tiempo, incluyendo cáncer, cardiopatías y diabetes. Cuando le añade el estrés, que puede resultar en producción excesiva de cortisol, puede subir veinte libras o más en la mediana edad que podrían parecer imposibles de bajar.

La conexión cortisol-obesidad

Los estudios sugieren un vínculo entre la obesidad central, marcada por grasa abdominal y una alta proporción cintura/cadera con niveles elevados de cortisol. El ejercicio, las técnicas de manejo del estrés como la relajación y los medicamentos, así como los suplementos nutricionales pueden ayudarla a manejar el estrés y un cortisol bajo para promover una salud óptima y longevidad. Las siguientes son técnicas soportadas científicamente que pueden ayudarla a dar una respuesta saludable al estrés.

Técnicas de comportamiento para reducir el estrés y manejar niveles altos de cortisol:

+ Ejercitarse 30–45 minutos con ejercicios tanto anaeróbicos (entrenamiento de resistencia) y aeróbicos (trotar, ciclismo), cada tercer día.

+ Relájese meditando en la Palabra: 15–30 minutos diarios.

Suplementos para reducir altos niveles de cortisol secundarios al estrés:

+ Vitamina C: 1000–3000 miligramos al día.

+ Aceite de pescado (ácidos grasos omega-3): 1–4 miligramos al día.

+ Fosfatidilserina: 300–800 miligramos al día.

+ Rhodiola rosea: 100–200 miligramos al día, extracto estandarizado.

+ Gingseng: 100–300 miligramos al día, extracto estandarizado.

+ Ginkgo biloba: 100–200 miligramos al día, extracto estandarizado.

+ DHEA: 25–50 miligramos al día (cualquier suplemento hormonal debería ser monitoreado por su médico).[3]

Le pérdida de peso gradual es más permanente que un rápido adelgazamiento. Los resultados es más probable que sean permanentes si la pérdida de peso es un proceso diario gradual por cambios en el estilo de vida y la dieta.

Las mujeres estadounidenses y el control de peso

El control de peso es muy importante para la salud y felicidad de la mujer, pero los problemas de peso de la mujer no se pueden enfrentar con éxito hasta que no haya aceptado su cuerpo incondicionalmente. Las mujeres necesitan recuperar la aceptación de su cuerpo y la autoestima que pierden al entrar a la adolescencia. Estas son algunas ideas hacia desarrollar un mejor control de peso:

+ Trate de hacerse amiga de su cuerpo tal cual está, y haga una lista con cinco cosas que le gusten de su cuerpo en este momento. Recuérdese esas cinco cosas la siguiente vez que se sienta inclinada a criticarse a usted misma.

+ Perfeccione su postura; póngase de pie erguida con la frente en alto y camine con gracia. Vístase para sacarle partido a sus mejores características.

+ Continúe haciéndose cargo de su salud. Desarrolle el hábito de revisar su cuerpo una vez al día, prestando atención a las zonas en las que siente dolor o tensión. Mucho antes de que se desarrolle una enfermedad, su cuerpo suele enviarle señales de advertencia. Prestar atención a ellas la ayudará a mantener un alto nivel de energía así como prevendrá una crisis de salud mayor. Continúe con los análisis médicos de prueba: revisión de presión arterial, mamas, piel y colesterol; Papanicolaou; y revisiones dentales.

+ No se prive. Asegúrese de comer abundantes frutas, verduras y granos enteros para una protección de toda la vida de todo tipo de enfermedades crónicas, así como para ayudarla a mantener su peso en equilibrio. Cuando tenga antojo de chocolate, ¡dese el gusto! ¡Simplemente no coma demasiado!

+ Todas se sobreestresan de vez en vez, ya sea por las obligaciones familiares, el trabajo o simplemente por muchas cosas que hacer. Cuando su cuerpo o su alma se agoten, necesita descansar, junto con tomar alimento emocional y espiritual para recobrar el equilibrio. Haga tiempo para ponerse al día con sus horas de sueño. Pase tiempo de calidad con una buena amiga. Disfrute una cena romántica. Escápese un fin de semana largo a solas o pase un día haciendo jardinería. Lo que sea que le funcione.

Los siguientes lineamientos dietéticos están diseñados para ayudarla a escoger los alimentos que pueden ser auxiliares para alcanzar el equilibrio en su peso más rápido. Primero, es importante consumir alimentos altos en fibra. La fibra mejora la excreción de grasa, mejora la tolerancia a la glucosa y le da un sentimiento de plenitud y satisfacción. Ponga énfasis en los alimentos siguientes: arroz integral, atún, pollo, pescado blanco, frutas y verduras frescas, alimentos magros altos en proteínas, lentejas, frijoles, pan integral y pavo. Añada grasas saludables a su dieta como aceite de oliva, aceite de cártamo y aceite de linaza. Los batidos de proteína de suero de leche pueden ayudar a mantener estabilizada la glucosa y la quema de grasa. Evite los azúcares y los refrigerios que contengan sal y grasa como las papas fritas, el helado, los dulces, las galletas, las tortas, los cereales para desayunar altos en azúcar y los refrescos. No elija quesos altos en grasas, crema ácida, leche entera, mantequilla, mayonesa, alimentos fritos, mantequilla de maní (a menos que sea natural) o aderezos de ensalada grasosos. No beba bebidas alcohólicas para nada: son altas en calorías y empeoran cualquier cantidad de problemas de salud.

Haga varias comidas pequeñas diariamente en lugar de saltarse comidas y hacer una comida grande todos los días. Esto es para darle a su cuerpo combustible uniforme qué quemar a lo largo del día. De otro modo, su cuerpo almacenará grasa para su "supervivencia" en lugar de quemarla.

La sopa es una manera excelente de tener alimentos altos en nutrientes, altos en fibra en sus alimentos. Comer una sopa nutritiva hecha en casa que sea baja en sal no solamente la nutrirá sino que también se llevará los residuos de su cuerpo. Una porción de sopa baja en calorías, alta en fibra como la sopa de verduras o minestrone tiene solamente alrededor de 75 a 125 calorías.

SOPA MUY VEGETARIANA PARA ADELGAZAR

- 2 cucharadas de aceite de oliva
- 1 cebolla grande, picada
- Pimientos rojos o verdes, picados
- 4 dientes de ajo, picados
- ½ cucharadita de comino molido
- ½ cabeza pequeña de repollo, rebanada
- 2 zanahorias grandes, rebanadas
- 1 calabaza italiana, picada
- 1 calabaza amarilla, picada
- 1 lata (14½ oz. o 428,8 ml) de tomates guisados bajos en sodio
- 1 botella (46 oz. o 1,36 l) de jugo de verduras
- ½ cucharadita de pimienta negra molida

Caliente aceite en una cacerola grande a fuego medio. Añada la cebolla y los pimientos. Cueza durante cinco minutos o hasta que estén tiernos. Añada el ajo y el comino. Cueza un minuto. Añada el repollo, las zanahorias, la calabaza italiana, la calabaza, los tomates (con jugo), el jugo de verduras, la pimienta negra y el pimiento. Caliente a hervir. Reduzca a fuego bajo, cubra y cueza a fuego lento una hora.

Las nuevas dietas de moda vienen y van cada algunos años como la dieta Atkins, la dieta Ornish, la dieta South Beach, la dieta de la Zona, la dieta Sugar Busters, la dieta de tipo de sangre, la dieta paleolítica y…bueno, ya tiene la idea. Cuando una las analiza bien, la mayoría de las nuevas dietas de hecho son dañinas para la salud de una persona. Tienden a irse a un extremo o al otro, defendiendo cantidades excesivas de colesterol, grasa saturada o proteína animal. También tienden a carecer de muchos nutrientes clave necesarios para contrarrestar la enfermedad. Otros efectos potencialmente peligrosos que se han observado incluyen:

- Deshidratación ligera
- Dolores de cabeza
- Náusea
- Problemas para dormir
- Fatiga
- Incremento en el riesgo de osteoporosis
- Inhabilidad para mantener la pérdida de peso
- Hipertensión

Alimentos no procesados o "alimentos vivos"

Una dieta de alimentos vivos no procesados promueve la salud al reducir las grasas y el consumo de azúcar al mismo tiempo de incrementar la ingesta de fibra y nutrientes. Esto significa más satisfacción y menos comer de más. Las dietas de alimentos no procesados son bajas en grasa y colesterol pero altas en nutrientes esenciales; a diferencia de los alimentos que muchos estadounidenses comen normalmente que le roban al cuerpo en lugar de nutrirlo; por ejemplo: azúcares refinados, refrescos de cola comerciales, harinas y pastas de granos refinados, grasas procesadas, grasas hidrogenadas como la margarina y alimentos sofritos.

Una dieta de alimentos no procesados está generosamente llena de alimentos vivos en su estado natural. Esta es la manera en que debíamos comer desde el principio: verduras y frutas de diferentes colores; granos; semillas crudas, nueces y sus mantequillas; frijoles; productos lácteos fermentados como el yogur y el kefir; pescado; aves y productos de frijol como el tofu. Una dieta de alimentos no procesados debe ser baja en quesos y grasas así como en carnes de animales. Al comer una dieta de alimentos no procesados estará consumiendo una dieta que es alta en alimentos tan naturales como sea posible con la menor cantidad de aditivos procesados, adulterados, fritos o edulcorados.

¿Sabía que la mayoría de los alimentos en su tienda de comestibles local han sido recolectados o sacrificados semanas o incluso *meses* antes de llegar a su tienda? Con frecuencia son conservados artificialmente o tratados con nitrógeno para ayudar a impedir su descomposición. Entre más tiempo pase para que los alimentos lleguen a su mesa significa una nutrición disminuida para usted y su familia. ¿Qué puede hacer? Comience a comprar en los mercados de agricultores siempre que sea posible. Póngase la meta de:

+ Comer más alimentos vegetales altos en proteína: nueces, granos, semillas y leguminosas.

+ Escoger carnes de campo, libres de hormonas, libres de aditivos.

+ Ponerle ritmo a su dieta. Comer regularmente le brinda a su cuerpo una ingesta constante de alimentos con alta densidad nutritiva y que por lo tanto evitarán que coma de más y que busque alimentos "muertos", sobreprocesados, cargados de azúcar.

+ Coma fresco y de temporada.

A través de la combinación de comer los alimentos correctos, quemar calorías a través de ejercicio físico y suplementar su dieta con los nutrientes apropiados, es posible bajar de peso y mantenerse delgada. Y no solamente lo puede lograr sin efectos perjudiciales para su cuerpo, sino que su salud de hecho también mejorará como resultado de los cambios que haga.

Alimentos ganadores

A medida que los científicos siguen estudiando la química del cuerpo humano, se ha demostrado que varios grupos de alimentos comunes incrementan el metabolismo y bloquean la ingesta de ácido graso en las células del cuerpo, por lo tanto, provocando que la persona baje de peso.

- ✦ Avena. La fibra encontrada en la avena común tiene un impacto increíble en los niveles de insulina del torrente sanguíneo. Cuando consume alimentos azucarados, la insulina convierte esos carbohidratos en grasa almacenada y su metabolismo se aletarga. Pero la fibra presente en la avena mitiga esa respuesta de insulina. Disfrute un tazón de avena u otro tipo de cereal de avena integral que sea alto en fibra, para el desayuno. Los suplementos de fibra como el concentrado de pulpa de manzana, la pectina cítrica y el glucomanano de la planta konnyaku, pueden también tener el mismo efecto.

- ✦ Té verde. Ciertas sustancias dentro de los tés verdes comúnmente encontrados en los países asiáticos han demostrado incrementar el ritmo metabólico del cuerpo e incrementar la degradación y eliminación de grasa. Los polifenoles presentes en el té tienen un efecto termogénico en el cuerpo; esto es que hace que el cuerpo comience a quemar sus depósitos de grasa. La cantidad de cafeína que está presente en el té verde, a diferencia de la cantidad encontrada en el café, no produce inquietud, pero incrementa el metabolismo y le permite al cuerpo quemar más calorías mientras está en reposo.

- ✦ Proteína. A las dietas que restringen el consumo de proteína les falta un importante dato: la proteína requiere más calorías para ser digerida en el cuerpo que los carbohidratos y las grasas. Hasta cierto punto, cambiar a una dieta más alta en proteínas quemará más calorías y hará que baje más de peso. No obstante, es importante no irse a un extremo con esto, porque demasiada proteína puede ser dañina para los riñones. También es mejor obtener proteína en su dieta a partir de fuentes bajas en grasas, como aves y pescado, que de carnes rojas.

- ✦ Pescado. Los ácidos grasos omega-3 presentes en el pescado como salmón, trucha, caballa, bacalao y sardinas han demostrado consistentemente incrementar el metabolismo corporal.

Un metabolismo mayor corporal es importante porque incrementa el ritmo al que el cuerpo puede quemar grasa mientras está en reposo. ¡En otras palabras, usted puede estar "procesando" esas calorías simplemente por sentarse en su sillón! De hecho, 65% a 70% del total de calorías que quema, son quemadas en reposo, solamente para mantener el corazón latiendo, sus intestinos trabajando, sus alimentos siendo digeridos en su sistema y otros procesos "automáticos". Sin embargo, si usted espera bajar de peso y mantener una buena salud, quemar calorías metabólicas solamente no es suficiente. La actividad física debería ser un factor importante en cualquier plan para bajar de peso.

La importancia de la actividad física

Varios estudios han mostrado que levantar pesas dos o tres veces a la semana incrementa la fuerza por medio de desarrollar masa muscular y densidad ósea. Por ejemplo, un estudio de doce meses conducido en la Tufts University demostró ganancias de 1% en densidad de cadera y columna, 75% de incremento en fuerza y 13% de aumento en equilibrio dinámico con solamente dos días a la semana de entrenamiento de fuerza progresivo. El grupo de control tuvo pérdidas tanto en fuerza como en equilibrio.[4] Las buenas noticias, especialmente para las mujeres, es que el entrenamiento de peso puede prevenir problemas médicos a largo plazo como la osteoporosis. El entrenamiento de fuerza utiliza métodos de resistencia como pesos libres, máquinas de peso y bandas de resistencia para desarrollar músculos y fuerza.

Usted puede combinar el entrenamiento de fuerza con su actividad aeróbica utilizando pesas manuales o pesas de tobillo al caminar. Si tiene problemas óseos o de articulación, podría hacer levantamientos de pierna, flexiones de codo contra la pared y flexiones de codo tradicionales.

Cómo vencer el incremento de peso de la mediana edad

La estación más hermosa del año es el otoño. Pero demasiadas mujeres consideran la temporada otoñal de su vida como un tiempo de pérdida: perder la juventud, la figura, la energía y el vigor. Una manera de abrazar esta etapa de la vida es hacerla todo lo que puede ser a través de un esfuerzo predeterminado. Su cuerpo responderá a su control a medida que lo domine. Su cuerpo necesita ser mantenido en salud a través de bajar de peso y hacer ejercicio. La obesidad es la causa principal de dominancia del estrógeno, la cual lleva a síntomas de premenopausia. Como recordará, el tejido adiposo causará una mayor producción de estrógeno.

DIEZ CONSEJOS PARA ENTRENAMIENTO DE PESO

1. Recuerde calentar. Calentar le da al cuerpo la oportunidad de llevar abundante sangre rica en nutrientes a las áreas que están a punto de ser ejercitadas para de hecho calentar los músculos y lubricar las articulaciones.
2. Los estiramientos incrementan o mantienen la flexibilidad muscular.

3. Durante la primera semana de comenzar un programa de ejercicio manténgalo ligero. Trabaje en la técnica y en una buena mecánica del cuerpo, y lentamente avance a pesos mayores.

4. Consejos rápidos para mantener una buena mecánica corporal: Lleve a cabo el movimiento completo, muévase lentamente y con control, respire y mantenga una postura neutral en su espalda. Nunca sacrifique la forma solamente por añadir más peso o repeticiones.

5. La intensidad de su sesión de ejercicio depende de varios factores, incluyendo la cantidad de ejercicios y repeticiones, el peso general levantado y el descanso entre ejercicios. Puede variar la intensidad de su sesión de ejercicio para que se ajuste a su nivel de actividad y sus metas.

6. Escuche a su cuerpo. El ritmo cardiaco no es una buena manera de determinar su intensidad al levantar peso; es importante escuchar a su cuerpo con base en un sentir general o sentimiento de ejercicio.

7. La cantidad mínima de entrenamiento de fuerza recomendada por el American College of Sports Medicine es ocho a doce repeticiones de ocho a diez ejercicios, a una intensidad moderada, dos veces por semana. Obtendrá más ganancias generales con más días a la semana, ejercicios y resistencia, pero el progreso se debe dar a medida que usted escuche a su cuerpo.

8. Se recomienda que las sesiones de entrenamiento de fuerza duren una hora o menos.

9. Como regla general cada músculo que usted entrene debe descansar uno o dos días antes de ser ejercitado de nuevo con el fin de que los músculos fatigados se reconstruyan.

10. "Sin dolor, no hay ganancia". Esta declaración no solamente es falsa, sino que también puede ser peligrosa. Su cuerpo se adaptará al entrenamiento de peso y reducirá la molestia corporal cada vez que se ejercite.[5]

Trate de tomar una caminata vigorosa de veinte a treinta minutos cada tercer día. O encuentre otro ejercicio que disfrute que pueda realizar por lo menos entre tres y cuatro veces a la semana. El ejercicio regular puede hacer toda la diferencia durante esta etapa de su vida. Ayuda a mantener su metabolismo alto, lo cual evita que suba de peso, y reduce los efectos y la intensidad de los sofocos.

La mayoría de las personas se sienten calmadas y tienen un sensación de bienestar después de ejercitarse. De hecho puede caminar y dejar atrás sus ansiedades. Las personas que se ejercitan se sienten mejor acerca de sí mismas, se ven mejor, se sienten con más energía y son más productivas en el trabajo.

¿Cuánto le gustaría pesar?

Suponga que pudiera despertar mañana con el peso corporal que es perfecto para usted. ¿Cuál sería? Probablemente haya renunciado a disfrutar su peso ideal corporal hace mucho tiempo. No debería hacerlo. ¡Ahora es el mejor momento para que disfrute su vida! Así que establezca una meta.

Encuentre su altura y el tamaño de su constitución en la tabla siguiente y anote su peso meta.

Mi peso meta es ___ libras/kilogramos.
Mi peso real es ___ libras/kilogramos.
Necesito adelgazar ___ libras/kilogramos.

TABLA DE ALTURA Y PESO PARA MUJERES			
Altura	Constitución pequeña	Constitución media	Constitución grande
4'10" [1,47 m]	102–111 lbs. [46–50 kg]	109–121 lbs. [49–55 kg]	118–131 lbs. [54–59 kg]
4'11" [1,50 m]	103–113 lbs. [47–51 kg]	111–123 lbs. [50–56 kg]	120–134 lbs. [54–61 kg]
5'0" [1,52 m]	104–115 lbs. [47–52 kg]	113–126 lbs. [51–57 kg]	122–137 lbs. [55–62 kg]
5'1" [1,55 m]	106–118 lbs. [48–54 kg]	115–129 lbs. [52–59 kg]	125–140 lbs. [57–63 kg]
5'2" [1,57 m]	108–121 lbs. [50–55 kg]	118–131 lbs. [53–59 kg]	128–143 lbs. [58–65 kg]
5'3" [1,60 m]	111–124 lbs. [50–56 kg]	121–135 lbs. [55–61 kg]	131–147 lbs. [59–67 kg]
5'4" [1,63 m]	114–127 lbs. [52–58 kg]	124–138 lbs. [56–63 kg]	134–151 lbs. [61–68 kg]
5'5" [1,65 m]	117–130 lbs. [53–59 kg]	127–141 lbs. [58–64 kg]	137–155 lbs. [62–70 kg]
5'6" [1,68 m]	120–133 lbs. [54–60 kg]	130–144 lbs. [59–65 kg]	140–159 lbs. [63–72 kg]
5'7" [1,70 m]	123–136 lbs. [56–62 kg]	133–147 lbs. [60–67 kg]	143–163 lbs. [65–74 kg]

TABLA DE ALTURA Y PESO PARA MUJERES			
Altura	Constitución pequeña	Constitución media	Constitución grande
5'8" [1,73 m]	126–139 lbs. [57–63 kg]	136–150 lbs. [62–68 kg]	146–167 lbs. [66–76 kg]
5'9" [1,76 m]	129–142 lbs. [59–64 kg]	139–153 lbs. [63–69 kg]	149–170 lbs. [68–77 kg]
5'10" [1,78 m]	132–145 lbs. [60–66 kg]	142–156 lbs. [64–71 kg]	152–173 lbs. [69–78 kg]
5'11" [1,81 m]	135–148 lbs. [61–67 kg]	145–159 lbs. [66–72 kg]	155–176 lbs. [70–80 kg]
6'0" [1,83 m]	138–151 lbs. [63–68 kg]	148–162 lbs. [67–73 kg]	158–179 lbs. [72–81 kg]

Cambios de estilo de vida para darle soporte a la pérdida de peso

Va a ser importante para usted hacer los siguientes cambios de estilo de vida para tener éxito en su programa de pérdida de peso:

+ Evite las dietas de moda, que no funcionan y solamente dan resultados temporales.

+ Coma lentamente y mastique sus alimentos apropiadamente. Tome tiempo para saborear sus alimentos.

+ No coma cuanto esté molesta, solitaria o deprimida.

+ La goma de mascar puede estimular su apetito, así que debería dejarla mientras esté tratando de bajar de peso.

+ Beba abundante agua.

+ Sea constante. No se constipe.

+ Comience un programa de caminata (después de la cena es mejor).

REGLAS SENCILLAS PARA EL CONTROL DE PESO Y SALUD

- Coma ensaladas y verduras a menudo a lo largo del día.
- Coma un desayuno bastante grande.
- Coma bocadillos más pequeños a media mañana, media tarde y noche.

- Evite todos los alimentos con azúcares simples como dulces, galletas, pasteles, tartas y donas. Si tiene que edulcorar, utilice ya sea Stevia o Sweet Balance (se encuentran en las tiendas de alimentos saludables).

- Beba medio galón [aprox. 2 l] de agua al día.

- Evite el alcohol.

- Evite todos los alimentos fritos y reduzca la ingesta de grasas animales (leche entera, queso, cortes grasosos de carnes, panceta, salchichón, jamón, etcétera).

- Evite o reduzca dramáticamente los almidones. Los almidones incluyen todos los panes, galletas, bagels, papas, pasta, arroz y maíz.

- Coma alimentos altos en fibra.

- Coma fruta fresca; verduras al vapor, fritas al estilo chino o crudas; carnes magras; ensaladas (preferiblemente con aceite de oliva virgen extra y vinagre); nueces (almendras, cacahuetes orgánicos) y semillas.

- No coma después de las 7:00 p.m.

La clave a recordar acerca de bajar de peso es el equilibrio. Asegúrese de que cada comida y refrigerio contengan carbohidratos que brinden glucosa para su cerebro, proteína para suministrar los aminoácidos necesarios para desarrollar y reparar la proteína de su cuerpo y liberar glucagón (su hormona quema grasa), así como grasas para suplementar los ácidos grasos necesarios para el control del azúcar del cuerpo, la supresión del apetito y la producción de hormonas.

Bendice, alma mía, a Jehová, y no olvides ninguno de sus beneficios…El que sacia de bien tu boca de modo que te rejuvenezcas como el águila. Salmo 103:2, 5

Capítulo 11

LA MEMORIA Y LA CLARIDAD MENTAL

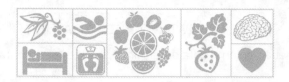

¿**A**LGUNA VEZ HA olvidado el nombre de alguien? ¿Perdió las llaves del coche? Todas nosotras mostramos señales de olvido de vez en vez, especialmente cuando envejecemos, y puede ser preocupante; ¿dónde se establece el límite entre ser olvidadiza y el síntoma de una posibilidad más peligrosa y más atemorizante como la enfermedad de Alzheimer u otro trastorno neurológico?

El problema de la deficiencia neurológica—incluyendo la enfermedad de Alzheimer, demencia y pérdida de memoria severa—se encuentra a la alza. Informes sugieren que en los siguientes veinticinco años, la incidencia de la enfermedad de Alzheimer se triplicará. Actualmente 50% de la población que llega a los ochenta y cinco años muestra las señales de un Alzheimer temprano. Casi todas las personas mayores de cuarenta tienen cierto grado de pérdida de memoria relacionada con la edad y estos olvidos hacen que la gente se preocupe por perder la cordura.

La clave para determinar si el problema es grave o no es determinar si es o no progresivo. Para determinar la causa de un problema posible, los médicos usan una prueba de memoria estándar. Le mencionan tres palabras en voz alta al paciente—como correr, azul, mesa—y luego le dicen a la persona que le van a pedir que repita esas palabras dos minutos más tarde en la conversación. Si el paciente puede o no completar la tarea con éxito le dice mucho al médico acerca del funcionamiento de los centros de memoria del cerebro del paciente.

Cuando el doctor dice las palabras, están almacenadas como un recuerdo en la corteza entorrinal del cerebro y entonces son enviadas al hipocampo, donde se almacenan recuerdos de plazo más largo. Como el Alzheimer afecta esas áreas del cerebro primero, es posible identificar tempranamente paciente potenciales de Alzheimer si fallan la prueba.

Naturalmente se puede producir cierto olvido a causa de una distracción o falta de atención en el momento en que se proporciona la información. La distracción evita que el escucha incorpore lo que escuchó y lo transfiera a los centros de memoria del cerebro. Por esa razón los médicos adicionalmente le preguntarán al paciente por recuerdos de su niñez. Si el paciente no puede evocar esos recuerdos también, es una fuerte indicación de que algo está provocando una deficiencia grave en el cerebro. La mayoría de los pacientes con Alzheimer podrán recordar sucesos de su niñez, pero la mayoría de ellos no podrán repetir la lista de palabras.

Los que hacen las pruebas buscan recuerdos más antiguos para descubrir dónde comienza el grado de olvido, y luego determinan el nivel de deficiencia a partir de allí.

¿ESTÁ EXPERIMENTANDO PÉRDIDA DE MEMORIA?

Realice la prueba siguiente para determinar si está experimentando pérdida de memoria.

- ¿Olvida usted con frecuencia una palabra común que utiliza todos los días y la sustituye por otra en su lugar?
- ¿Comienza a buscar algo, solamente para olvidar lo que estaba buscando?
- ¿Olvida el nombre de sus amigas?
- ¿Olvida sus citas?
- ¿Olvida el argumento que estaba tratando de demostrar cuando está hablando?
- ¿Pierde las llaves?
- ¿Encuentra cada vez más difícil aprender cosas nuevas?
- ¿Se le dificulta sumar cantidades mentalmente?
- ¿Tiene dificultades para concentrarse?
- ¿Depende de la cafeína para tener agudeza mental?
- ¿Siempre se siente fatigada?
- ¿La frustran problemas intrascendentes?
- ¿Frecuentemente repite lo que ya había dicho?
- ¿Se pierde ocasionalmente al conducir, incluso cuando ha ido a ese lugar varias veces antes?
- ¿Su familia piensa que es más olvidadiza ahora que antes?

Si identificó nueve o más, probablemente tenga una deficiencia de memoria asociada con la edad. Si se identifica con doce o más, es probable que esté en una etapa temprana de la enfermedad de Alzheimer.[1]

Otros síntomas de alteración grave de la memoria

Además de la pérdida de memoria a largo plazo, las pruebas cognitivas incluyen problemas con aritmética simple. Los pacientes con Alzheimer tienen grandes dificultades para realizar cálculos mentales o aritmética simple en su mente. No son cálculos como encontrar una raíz cuadrada. Estos cálculos son problemas sencillos de adición y sustracción que aprendimos de chicos tales como dos más cinco es igual a siete.

Solamente porque a su tío Joe le guste referir su famosa historia de pesca una y otra vez acerca de haber atrapado la lubina más grande del país, no significa que esté en etapas tempranas de Alzheimer. Pero si la gente repite la misma historia una y otra vez porque no pueden recordar que la acaban de contar hace cinco minutos, es señal de un problema. Si una persona hace la misma pregunta una y otra vez porque no recuerda haberla hecho hace unos momentos, ha desarrollado cierto grado de pérdida de memoria a corto plazo. Si una persona ha tomado la misma ruta al trabajo por diez años, pero un día no puede recordar el camino, es otra señal de advertencia.

LAPSUS MENTALES DE LA MENOPAUSIA

Los neurotransmisores del cerebro son influenciados por el estrógeno. La incapacidad de recordar palabras y el nombre de las cosas puede ser una señal de una baja en el suministro de estrógeno. Se observan cambios en la memoria y en la concentración en la menopausia porque el hipocampo (el centro del aprendizaje y de la memoria) depende del estrógeno para interactuar con sus muchos receptores de estrógeno.

La falta de buen juicio es otro síntoma revelador. No es la falta de buen juicio que podría tener una persona joven cuando toma buenas o malas decisiones a causa de la inmadurez. Cuando a la gente se le olvida bañarse o comienza a usar ropa sucia, están ejerciendo un mal juicio a causa de su estado mental. Otro ejemplo es cuando un individuo continuamente olvida apagar el horno o deja el coche encendido en la entrada de la casa porque se le olvidó apagarlo.

Olvidar los nombres de los extraños o de las personas que conocimos una vez no suele ser señal de un problema significativo. Sin embargo, una persona ya ha desarrollado un problema grave cuando no puede recordar el nombre de una tía o un tío o un amigo cercano de treinta años; o incluso el de su propia madre o hijo.

Cualquiera de estos síntomas por sí solo podría no ser la indicación de un problema grave, pero si más de uno de estos síntomas se comienza a manifestar y si hay señales de pérdida de memoria progresiva, es tiempo de considerar buscar ayuda para el problema.

Se busca: Neuronas (vivas, no muertas)

Más de sesenta enfermedades son capaces de causar demencia. No obstante, la enfermedad de Alzheimer es responsable por más demencia que todas las demás causas combinadas. La enfermedad de Alzheimer provoca cambios importante en el tejido cerebral de una persona.

Primero, las células cerebrales desarrollan fibras anormales llamadas ovillos neurofibrilares. Estos ovillos interfieren con la función de las neuronas y finalmente las matan. Además, las neuronas acumulan placas seniles, que son material celular muerto que se acumula alrededor de una proteína (amiloide).

No hace mucho, la comunidad médica creía que una vez que se moría una neurona, una célula nerviosa—incluyendo las cerebrales—, no se podía regenerar o ser traída de vuelta a la vida. Creían que el cuerpo se podía sanar a sí mismo en cualquier otro tejido u órgano, pero una vez que hubiera existido algún daño en el cerebro, era irreversible. Por lo tanto, la sabiduría común decía que no se podía hacer nada con respecto a la pérdida de la memoria. Era simplemente un hecho de envejecer. Los científicos comenzaron a descubrir que las neuronas, o células cerebrales, se pueden regenerar y que lo hacen bajo las condiciones apropiadas. Ahora los escaneos PET y SPECT pueden mapear la actividad cerebral y medir tanto la destrucción como el crecimiento de nuevas neuronas. Lo que descubrieron estos expertos fue absolutamente fascinante, y cambió por completo la manera en que pensamos acerca de la pérdida de memoria. Gracias a estos maravillosos avances, hoy sabemos que incluso los cerebros dañados pueden generar nuevas células.[2]

TÉ VERDE

El té verde contiene antioxidantes llamados polifenoles, que incrementan la actividad antioxidante en la sangre hasta 50%. El té verde también es rico en flavonoides, que pueden ayudar a prevenir coágulos de sangre y pueden reducir la incidencia de pequeños derrames cerebrales, que también provocan pérdida de memoria. Existen muchos tipos diferentes de flavonoides, incluyendo los bioflavonoides, el extracto de corteza de pino y el extracto de semilla de uva. A un menor grado, el té negro, a partir del que se elaboran la mayoría de los tés en el mercado, tiene propiedades antioxidantes similares. En el té negro, se les ha permitido a las hojas de té que se oxiden, lo cual reduce la potencia de los polifenoles. Beba dos o tres tazas de té verde al día. Pero no lo beba en las noches ya que contiene un poco de cafeína que puede interferir con su capacidad de sueño.

"Olvidos de la tercera edad" de la menopausia

La pérdida de memoria asociada con envejecer es llamada deterioro de la memoria relacionado con la edad, pero muchos ancianos prefieren decir simplemente que están teniendo un "olvido de la tercera edad". Pero hay que tener cuidado de no confundir los términos. La demencia, aunque alguna vez fue llamada senilidad, es un deterioro de la memoria a una escala mucho mayor.

Y es probable que ninguno de ellos sea su problema si está en la menopausia. Al igual que con el SPM, uno de los síntomas de la menopausia puede ser un problema con la claridad mental. Justo cuando piensa que todo le está yendo bien, cae en cuenta que trae un zapato negro en el pie izquierdo y un zapato azul marino en el derecho. Quizá no lo pueda rastrear a su semana de poco sueño (debido a los sudores nocturnos) o a su desafortunado atracón de comida chatarra, pero su cuerpo—y su mente—pueden estar en modo de supervivencia. Usted y sus hormonas nunca lo vieron venir.

Ejercítese para la salud cerebral

El ejercicio puede ayudar a prevenir el declive mental. La mayoría de nosotras sabemos que el ejercicio es bueno para nuestra salud general, pero ¿sabía que el ejercicio también es bueno para su cerebro? Si usted piensa que se va a volver más inteligente sentada frente a su computadora o viendo televisión, reconsidérelo. El ejercicio físico tiene un efecto protector en el cerebro y sus procesos mentales, e incluso puede ayudarla a prevenir la enfermedad de Alzheimer. Con base en información sobre ejercicio y salud de los casi cinco mil hombres y mujeres mayores de sesenta y cinco, quienes se ejercitaron tenían una probabilidad menor de perder sus habilidades mentales o desarrollar demencia, incluyendo Alzheimer. Adicionalmente, entre más se ejercita una persona, mayores son los beneficios protectores para el cerebro, especialmente en las mujeres. Los individuos inactivos en un estudio reciente tenían el doble de probabilidad de desarrollar Alzheimer en comparación con los que tenían niveles más altos de actividad (los que se ejercitaban vigorosamente por lo menos tres veces a la semana). Pero incluso los que hacían ejercicio moderado cortaron significativamente su riesgo de Alzheimer y declive mental.[3]

EJERCICIO FÍSICO REGULAR

- Incrementa las neuronas
- Reduce el riesgo de Alzheimer y demencia
- Mejora el sueño
- Fortalece la memoria
- Ayuda a mantener las hormonas en equilibrio

Si ha llegado a la mediana edad o la ha pasado y nunca se ha ejercitado regularmente, las buenas noticias son que nunca es demasiado tarde para comenzar. La actividad física mejora la función cerebral por medio del crecimiento de los capilares, que son vasos sanguíneos diminutos en el cerebro. Los capilares ayudan a los nutrientes a llegar a las neuronas. Esto es sumamente importante porque el proceso de envejecimiento lleva a una disminución del suministro de sangre al cerebro.

Durante décadas, como se mencionó antes, se consideraba un hecho científico que los cerebros de los mamíferos adultos tenían una cantidad fija de células. Esta idea ha sido desafiada por varios estudios que demostraron que el ejercicio casi duplicó el número de células en el área del cerebro involucrada con el aprendizaje y la memoria: el hipocampo. Este estudio se realizó en ratones, pero la regeneración del hipocampo ahora ha sido demostrada en aves y monos adultos. Un investigador especuló: "El ejercicio intenso en un ambiente natural podría estar asociado con una necesidad de incrementar las habilidades de navegación". Se piensa que el hipocampo es el centro de control de los procesos de aprendizaje involucrados en navegar y comprender nuestros alrededores.[4]

El ejercicio físico también lleva a un sueño profundo y reparador. Es durante la etapa de sueño profundo que su cerebro obtiene la oportunidad de consolidar la memoria y volver a poner en equilibrio las hormonas y las sustancias cerebrales para prepararla para un nuevo día. El ejercicio incrementa el oxígeno y la glucosa del cerebro y ayuda a remover residuos metabólicos de las neuronas del cerebro. Esto ayuda a incrementar la producción de norepinefrina y dopamina, que son neurotransmisores que le dan un sentido de bienestar.

Como el cerebro usa alrededor de 25% del oxígeno total de su sangre, es fácil ver cómo ejercitarse para incrementar el flujo de oxígeno al cerebro es una de las maneras más fáciles de mejorar su memoria. Cada paso que usted tome para mejorar su bienestar físico influenciará positivamente su salud cerebral. El ejercicio es bueno no solamente para su cuerpo sino también para su mente.

Los radicales libres y la pérdida de memoria

A causa de la enorme cantidad de oxígeno que requiere el cerebro, también genera más radicales libres que cualquier otro tejido del cuerpo. Los radicales libres son algo semejante a metralla molecular.

Los antioxidantes estabilizan los radicales libres antes de que puedan dañar su cuerpo. Pero el cerebro al parecer tiene un suministro un poco deficiente de estas armas de defensa en comparación con el resto del cuerpo. El cerebro forma grandes cantidades de radicales libres porque el cerebro nunca deja de trabajar. Las neuronas necesitan un suministro constante de sangre y oxígeno. Por lo tanto, se producen continuamente cantidades significativas de radicales libres.

Para comprender a los radicales libres, considere el proceso de oxidación. Cuando quema madera en una chimenea, el humo es un producto secundario. De la misma manera, cuando usted metaboliza los alimentos en energía, el oxígeno oxida (o quema) los alimentos para producir energía. Este proceso no genera humo, pero si produce productos secundarios peligrosos conocidos como radicales libres. Estas son moléculas con electrones no enlazados que provocan daño a otras células.

Los radicales libres pueden causar el caos celular en su cerebro, dañando muchas de las funciones cerebrales.

Otros culpables son llamados los PGA o productos de la glicación avanzada. Los PGA son producidos cuando el azúcar (o glucosa) en su sangre reacciona con proteínas que también están en su sangre. Esta reacción genera una sustancia proteínica que se acumula en sus células en una manera muy semejante a cómo se acumula la placa en sus dientes después de un día de no cepillarlos. Esta acumulación se llama PGA.

SUPLEMENTOS DE ANTIOXIDANTES

Estos antioxidantes se unen para formar un escudo impenetrable contra los ataques de los radicales libres. Cuando un antioxidante falla en neutralizar el golpe de un radical libre, otro se lanza para respaldarlo.

- Vitamina E
- Vitamina C
- Glutatión
- Coenzima Q_{10}
- Ácido lipóico

Entre más altos sean los niveles de azúcar en su dieta, se generan más PGA en su torrente sanguíneo. ¡Si usted recibe suficiente acumulación de azúcar/proteína de hecho va a envejecer más rápido! También genera radicales libres que dañan el cerebro lo cual incrementan la pérdida de memoria.

Los antioxidantes ayudan a defender el cerebro del daño de los radicales libres. Muchos antioxidantes se encuentran naturalmente en las frutas y las verduras. Aquellos con el color más profundo suelen contener las cantidades más altas de antioxidantes. Abajo hay una lista de algunas frutas y verduras en las que podrá encontrar los más altos niveles de antioxidantes:

- Ciruelas pasa
- Fresa, frutilla
- Ajo
- Espinaca
- Arándano rojo
- Frambuesas

Comer estas frutas y verduras la ayudará a salvar su cerebro de la destrucción de los radicales libres. Algunas otras fuentes poderosas incluyen el jugo de uva, que tiene cuatro veces la capacidad antioxidantes de otros jugos, incluyendo el de toronja, tomate y naranja. No obstante, también contiene azúcar, así que beber demasiado puede ser perjudicial. El té negro y el té verde son muy altos en potencial antioxidante. Sin embargo, los tés instantáneos, los tés herbales y los tés embotellados tienen poca o ninguna actividad antioxidante. El vino tinto también está lleno de antioxidantes, pero el té verde, el té negro y el jugo de uva pueden darle tanta protección como el vino tinto, sin el alcohol.

¿Y si ya comenzó?

Prevenir un declive mayor de la memoria es mucho más fácil que revertirlo, y para revertirlo necesitamos comprender qué causa la pérdida de memoria a medida que envejecemos.

Si no hace nada para detener o revertir el proceso, aproximadamente 20% de todas sus neuronas morirán a lo largo de su vida. Así como la masa ósea y la masa muscular tienden a encogerse con la edad, esta pérdida celular provoca que la masa cerebral también se encoja. Entre las edades de veinte y setenta, alrededor de 10% de su masa cerebral se perderá.

LAS ACTIVIDADES SIGUIENTES EJERCITARÁN SU CEREBRO:

- Leer
- Jugar ajedrez, damas o juegos de mesa
- Jugar juegos de palabras como Scrabble
- Escribir
- Participar en pasatiempos
- Conversar con su cónyuge o amigos
- Estudiar un tema
- Escuchar una enseñanza

Cómo funciona su cerebro

Sus pensamientos son transmitidos a través de su cerebro por células llamadas neuronas. Si usted pudiera meterse al interior de su cerebro, podría ver que las neuronas se parecen a un roble con miles de ramas, tanto grandes como muy pequeñas. Estas ramas de las neuronas son llamadas dendritas. Las dendritas se ramifican y se conectan con otras neuronas. Entre más dendritas tenga su cerebro, mejor será su memoria. Y ahora sabemos que el cerebro es capaz de hacer crecer nuevas dendritas, para así formar nuevos canales de pensamiento. Por eso es que un individuo que ha sufrido un derrame cerebral y ha estado paralizado de un lado puede aprender cómo caminar de nuevo. Aunque el derrame mató neuronas, lo cual tuvo como consecuencia la parálisis, las nuevas ramas de dentritas que fueron creadas por el cerebro rodearon las células muertas y restauraron la capacidad de caminar.

Pensar y estudiar ayuda a formar nuevas conexiones dendríticas. Por eso es que es tan crucialmente importante mantenerse mentalmente activa; es la única manera de seguir formando nuevas conexiones dendríticas.

Cada neurona o célula cerebral tiene la capacidad de comunicarse con cientos de miles de otras células nerviosas a través de *sinapsis*, los espacios que existen entre las neuronas o célula nerviosas. Las sinapsis forman una especie de tren eléctrico donde los mensajes entran y salen por medio de las células nerviosas. Las neuronas no solo hacen crecer nuevas dendritas y receptores, sino que también hacen crecer nuevas sinapsis. Podemos crear más sinapsis, dendritas y receptores de mensajes a través de actividades intencionales como obtener nutrición apropiada o remedial, reducir el estrés, y hacer ejercicio físico y mental. Cuando nuestras neuronas tienen más sinapsis y dendritas con las cuales transmitir mensajes cerebrales, entonces tenemos cerebros que funcionan más rápido y con mayor precisión. La memoria y otras funciones mentales pueden mejorar por medio de incrementar las conexiones entre sus neuronas.

La necesidad de neurotransmisores

Las neuronas, las poderosas células que nos dan la capacidad de pensar y sentir, se transfieren información entre sí usando sustancias llamadas neurotransmisores. Los neurotransmisores se almacenan en vesículas (como sacos pequeños) dentro de las células nerviosas y son liberados según sea necesario. Cada neurotransmisor tiene funciones específicas. Son liberados a lo largo de las sinapsis y se unen a las células receptoras (sitios receptores) en otras células nerviosas. En esencia los neurotransmisores comunican la inteligencia, memoria y estado de ánimo de una persona.

Hay aproximadamente cincuenta variedades diferentes de estas sustancias increíbles que han sido identificadas en el cerebro. Algunos de los neurotransmisores más importantes incluyen acetilcolina, norepinefrina, dopamina, serotonina y GABA, algunos de los cuales le pueden sonar familiares a la persona promedio. Demos una mirada más cercana a estas sustancias cerebrales.

Acetilcolina. El neurotransmisor más importante para la memoria y el pensamiento es la acetilcolina. Si ha estado experimentando dificultades para concentrarse, bien podría ser porque a su cuerpo le falta acetilcolina. La acetilcolina es elaborada a partir de la colina que se encuentra en la yema de huevo. Su cerebro tiene más de este neurotransmisor que de cualquier otro tipo. El cerebro de un paciente de Alzheimer también es extremadamente deficiente en este neurotransmisor tan importante.

Norepinefrina. La norepinefrina ayuda a transferir memorias de corto plazo a un almacenamiento de largo plazo. La norepinefrina también ayuda a elevar su estado de ánimo. Su cuerpo es capaz de hacer su propia norepinefrina a partir de dos aminoácidos importantes: L-tirosina y L-fenilalanina.

Serotonina. La serotonina le da un sentimiento de bienestar y lo ayuda a dormir. Usted puede incrementar la cantidad de serotonina en su cuerpo a través de consumir triptofano que es un aminoácido que se encuentra en el pavo, la leche, el queso, las leguminosas, las nueces de la India, el dátil, el higo, el plátano y la espinaca.

Dopamina. La dopamina afecta su memoria, estado de ánimo y deseo sexual. Las personas que tienen la enfermedad de Parkinson tienen niveles muy bajos de dopamina. La dopamina ayuda al cuerpo a moverse libremente (más que rígidamente como se mueve el cuerpo de los pacientes de Parkinson).

GABA. GABA es un neurotransmisor calmante que es crucialmente importante para el sueño y la relajación. Sin GABA, nuestra mente estaría sobreestimulada, y finalmente terminaríamos exhaustos.

¿Qué tipo de neurotransmisores que sus neuronas elaboran y liberan de hecho depende de lo que come? Su cerebro de hecho está hecho de grasa. Créalo o no, es el órgano más grasoso del cuerpo. Alrededor de 60% de su cerebro está hecho de sustancias grasas llamadas lípidos. Esto hace que sea importante comer los tipos de grasa adecuados para nutrir las células de su cerebro.

Dieta para un cerebro saludable

Cada neurona está cubierta por una membrana celular compuesta de dos capas de grasa llamadas fosfolípidos. Las membranas de sus neuronas deben ser flexibles y plegables para comunicarse fácilmente y con precisión con otras células del cerebro. Cuando come grasas malas como grasas saturadas y grasas hidrogenadas, las membranas de las neuronas pueden volverse rígidas y duras.

Grasas que mejoran el cerebro

Los alimentos que contienen grasas omega-3 mejoran el cerebro. Así que para una mente aguda cargue su plato con frecuencia con elecciones de omega-3 como las siguientes:

- Aceites de pescado
- Atún
- Aceite de linaza
- Salmón
- Arenque
- Caballa
- Sardinas

Los omega-3 son las grasas más fluidas y, por lo tanto, ayudan a mantener las membranas neuronales suaves y flexibles. Si solamente 50% de sus sitios receptores son suaves y flexibles, entonces es probable que esté recibiendo solamente 50% de los mensajes que sus neurotransmisores están enviando. Esta puede ser la razón por la que muchas personas carecen de mentes agudas como navaja de afeitar; probablemente solo la mitad de sus mensajes cerebrales son capaces de atravesar.

Una forma de ácido graso omega-3 de pescado es llamado DHA. Se ha descubierto que entre más DHA contenga un alimento, más alto será el nivel de serotonina. La serotonina es un neurotransmisor que de hecho hace que usted tenga un mayor sentir de bienestar. El Prozac también es capaz de elevar la serotonina del cerebro. Pero es mucho más seguro comer alimentos que contengan DHA.

Su cuerpo no puede elaborar cantidades suficientes de DHA para suplir las necesidades de su cerebro. Por lo tanto, es importante que usted obtenga DHA en su dieta diariamente. El DHA se encuentra en los siguientes tipos de pescado:

- Pescado blanco (corégano)
- Caballa
- Sardina
- Atún
- Arenque
- Salmón

Como el DHA ayuda a crear estructuras cerebrales flexibles, usted puede comprender que las personas a las que se les ha diagnosticado la enfermedad de Alzheimer tienen el doble de probabilidades de tener niveles bajos de DHA en su sangre. De igual manera, los individuos normales con niveles bajos en sangre de DHA tienen dos tercios de mayor riesgo de desarrollar la enfermedad de Alzheimer dentro de diez años. El aceite de pescado o los ácidos grasos omega-3 evitan la acumulación de sustancias llamadas leucotrienos y citoquinas que producen inflamación. La inflamación causada por estos agentes puede lesionar los vasos sanguíneos y también puede interferir con la memoria.

¡El pescado realmente es "alimento cerebral"!

Grasas poliinsaturadas y monoinsaturadas

Las grasas poliinsaturadas, las cuales incluyen el aceite de cártamo, el aceite de girasol, el aceite de maíz y el aceite de soya, son dañinos para el cerebro. Las grasas poliinsaturadas no son los ácidos grasos omega-3 que benefician al cuerpo, sino más bien ácidos grasos omega-6. Estas grasas se oxidan más rápidamente que otras formas de grasa y generan radicales libres que pueden dañar al cerebro. Usted debe saber que comer demasiada grasa poliinsaturada puede destruir el DHA.

Las grasas monoinsaturadas son grasas sumamente buenas que ayudan a prevenir que el colesterol malo (colesterol LDL, o lipoproteína de baja densidad) se oxide. Se pueden encontrar en los alimentos siguientes:

- Aceite de oliva virgen extra
- Aceite de linaza
- Nuez
- Aguacate
- Almendra
- Aceite de nuez de Macadamia

Una manera simple de mejorar su memoria podría ser dejar de usar aderezos de ensalada regulares y cambiar a aceite de oliva virgen extra, o aceite de linaza, con vinagre.

Fosfolípidos

Al igual que los ácidos grasos omega-3, los fosfolípidos también son importantes para la salud cerebral óptima. Como su nombre lo indica, los fosfolípidos están hechos por la combinación de lípidos (grasas) y el mineral fósforo. Los fosfolípidos se encuentran en altas concentraciones en el revestimiento de prácticamente cada célula del cuerpo, incluyendo las neuronas. Ayudan a las neuronas a comunicarse e influencian qué tan bien funcionan los receptores. Aunque están presentes en muchos alimentos, los fosfolípidos se encuentran en concentraciones más altas en la soya, el huevo y el tejido cerebral de los animales. Uno de los fosfolípidos más comunes es la fosfatidilserina (PS). La PS es un nutriente de las neuronas que rápidamente cruza la barrera hematoencefálica. La PS incrementa los neurotransmisores en su cerebro que activan la concentración, el razonamiento y la memoria. Esto se traduce en que su cuerpo tenga una mayor habilidad de resistir los efectos dañinos del estrés. Con frecuencia estos beneficios persistirán durante semanas después de que el suministro de PS se detenga.

CONSEJOS DE ALIMENTOS CEREBRALES SALUDABLES

- Es mejor comer la porción proteínica de su comida primero ya que esto estimula el glucagón, que deprime la secreción de insulina y libera los carbohidratos almacenados en su hígado y músculos, ayudando a prevenir el azúcar bajo en sangre.

- Coma lentamente y mastique bien.

- Limite sus almidones a solamente una porción por comida. En otras palabras, no coma pan, pasta, papas y maíz juntos en una sola comida. Esto eleva los niveles de insulina. Si usted quiere repetir, escoja frutas, verduras y ensaladas, pero no almidones.

- Si tiene antojo de un postre, simplemente elimine el almidón o el pan, la pasta, las papas y el maíz y coma un pequeño postre. No obstante, asegúrese de comerse su proteína y su grasas ya que esto equilibrará el azúcar del postre. Pero no se haga el hábito regular de comer postre. Guárdelo para una ocasión especial como cumpleaños, días festivos y aniversarios.

- Asegúrese de que su dieta tenga abundancia de fibra. La fibra de hecho desacelera la digestión y la absorción de carbohidratos.

- Evite las bebidas alcohólicas, no solamente porque el alcohol es tóxico para nuestro cuerpo, sino porque dispara una liberación tremenda de insulina y promueve el almacenamiento de grasa.

Los alimentos comunes tienen cantidades insignificantes de PS, y el cuerpo produce cantidades limitadas. Por lo tanto, necesita obtenerlo en la forma de un suplemento. Este nutriente cerebral mantiene una función cognitiva saludable, limpiando así el agotamiento mental y la confusión mental, ayudando a restaurar trenes de pensamiento perdidos y evitar la tendencia a perder cosas. Además, la fosfatidilserina soporta la función cognitiva, el bienestar emocional y el desempeño conductual por medio de restaurar la composición de la membrana celular.[5] La fosfatidilserina se puede obtener en cápsulas. La dosis es de 300 miligramos diarios, en dosis divididas. Al tomar la PS, tenga paciencia. Como con muchos suplementos naturales, podría tomar tres meses antes de que observe una diferencia medible.

Mantenga aguda su memoria con ginkgo

Los árboles de ginkgo son los árboles más antiguos de la Tierra. El árbol ha sido asociado bastante con una vida larga y saludable. Durante siglos las tradiciones chinas y japonesas han usado hojas de ginkgo para darle soporte al cerebro, el corazón y los pulmones. Hoy se puede obtener como suplemento dietético. Los componentes activos de ginkgo biloba, los ginkgo-glucosidos y las lactonas sesquiterpénicas, fomentan el flujo de oxígeno y sangre al cerebro y promueven la transmisión de los impulsos nerviosos, con lo que mejoran la agudeza mental. Ginkgo biloba ofrece apoyo nutricional al sistema vascular mediante sostener la fuerza y elasticidad de los vasos sanguíneos y capilares. Además, mantiene saludable la función plaquetaria y actúa como carroñero de radicales libres.

Las siguientes sustancias naturales al parecer ayudan a mejorar la función de la memoria:

- Huperzina A (helecho chino)
- Vinca menor (vinpocetina)
- Fosfatidilserina (PS)
- Ginkgo
- Vitaminas B
- Vitamina E

El ginkgo no se puede obtener de los alimentos, ya que la única fuente son las hojas del árbol ginkgo biloba, del que se derivan los suplementos. Antes de tomar suplementos de ginkgo, asegúrese de seguir las precauciones (interacciones medicamentosas, contraindicaciones y posología).

Azúcar

La glucosa, o el azúcar, es la fuente exclusiva de combustible del cerebro. Por lo tanto, obtener suficiente es importante. No obstante, la mayoría de los estadounidenses toman demasiada azúcar. El individuo promedio consume alrededor de 150 libras [68,04 kg] de azúcar al año.

Demasiada azúcar contribuirá hacia una función mental más baja. Esta es la razón.

Demasiada azúcar en su sangre provocará que su páncreas libere insulina para reducir el nivel de azúcar en su sangre. La insulina es una hormona producida por su páncreas que regula la cantidad de azúcar en su sangre. El cuerpo convierte los alimentos que usted come en una forma de azúcar—glucosa—y la distribuye a las células del cuerpo a través del torrente sanguíneo.

Cada célula es una estructura independiente con un ambiente delicado. Las membranas celulares no permiten que ciertas sustancias entren sin una "llave" o "portero" para permitir la entrada a la célula. La insulina es la llave del cuerpo que permite que la glucosa deje el torrente sanguíneo y entre a una célula.

Bajo circunstancias normales el páncreas maneja eficientemente el nivel de azúcar en su sangre día tras día, año tras año, sin incidentes. La mayoría de la gente pocas veces piensa en su páncreas a menos que se desarrolle un problema.

Los altos niveles de azúcar en su sangre provocan que se liberen altos niveles de insulina en su torrente sanguíneo. Mantener altos estos niveles durante mucho tiempo por consumir demasiada azúcar regularmente y demasiados carbohidratos procesados causará que su cuerpo produzca un suministro excesivo de insulina. Cuando esto sucede, su cuerpo puede comenzar a volverse resistente a la insulina, lo cual significa que los receptores de las células del cuerpo—los porteros o las llaves—dejan de funcionar apropiadamente. Esto suele ser una etapa temprana de la aparición de diabetes en el adulto. Demasiada azúcar puede provocar que las células de su cuerpo comiencen a rehusarse a permitir la entrada de azúcar o glucosa en las células de una vez por todas.

Recuerde que esa glucosa es la fuente exclusiva de combustible del cerebro. Si se está volviendo resistente a la insulina (en otras palabras: si su insulina no está trabajando eficazmente para permitir la entrada del azúcar a las células), entonces sus neuronas podrían no recibir suficiente glucosa. Es como tener un coche sin suficiente combustible para funcionar. Como su cerebro utiliza el azúcar o la glucosa como combustible, su cerebro deja de obtenerla si sus células dejan de recibirla. ¿El resultado? Pérdida de memoria y mente nublada.

Por lo tanto, es vitalmente importante que usted no sobrecargue su cuerpo con alimentos azucarados y carbohidratos que van a elevar su insulina a niveles poco seguros.

Así como demasiada azúcar puede afectar el funcionamiento mental, un nivel bajo de azúcar también puede provocar un efecto. Si las neuronas no tienen suficiente glucosa, la mitocondria, que son las porciones generadoras de energía de las neuronas, no podrían producir suficiente energía. Esto puede tener como consecuencia problemas de memoria y de cambios de estado de ánimo. Estos síntomas son experimentados comúnmente por personas con hipoglucemia que se vuelven irritables, confundidas o agitadas cuando no hacen una comida.

Su cerebro necesita tener un suministro adecuado y constante de glucosa para funcionar con un máximo desempeño. Por eso es que su cuerpo se esfuerza tanto para mantener un nivel bastante constante de glucosa en la sangre con el fin de darle servicio al cerebro. Pero usted puede ayudar a su cuerpo a mantener sus niveles de glucosa bastante constantes por medio de comer cada tres a cuatro horas.

Dificultades para pensar y concentrarse por SPM

El síndrome premenstrual afecta el cerebro femenino y su capacidad para pensar claramente, concentrarse y aprender, y funcionar con eficacia. Para muchas mujeres la dificultad para pensar o concentrarse es la peor parte del SPM, con un peso mucho mayor que la ansiedad, la irritabilidad, los achaques y dolores, la distensión, los antojos de comida y otros síntomas molestos y debilitantes que hacen sus vidas difíciles cada mes.

"Dificultades para concentrarse y pensar" es una manera ligera de hablar de algo que puede provocar que la mujer cometa errores graves, reduzca su resiliencia frente a desafíos y evite que absorba nueva información. Ya sea que usted sea una estudiante, una mujer trabajadora o una ama de casa, las personas a su alrededor quizá la culpen por su falta de claridad y dificultad para concentrarse. Ellos no saben que se encuentra justo antes de su periodo. Esto con frecuencia se convierte en un ciclo lamentable de errores en el trabajo, bajo desempeño en los exámenes escolares y fallar en cumplir con los múltiples requerimientos del hogar y la familia golpean una vez tras otra su confianza en usted misma. Y probablemente no se dé cuenta para nada de que las hormonas son la causa de sus dificultades. Sus otros síntomas del SPM al parecer toman el papel protagónico.

Consejos importantes para mantener la claridad mental

1. Mantenga hábitos saludables de sueño a lo largo del mes: usted sabe que cuando ha dormido mal, está más cansada e irritable, y simplemente tampoco se puede concentrar al día siguiente. Muchas mujeres experimentan cierto grado de insomnio relacionado con el SPM o la menopausia, pero mantener hábitos saludables de sueño que la ayuden a mantenerse bien descansada a lo largo del mes la ayudaran a hacer frente a las noches de insomnio.

2. Ejercicio. Una caminata vigorosa es buena para todo lo que la aqueja, incluyendo las dificultades para pensar y concentrarse.

3. Descubra y evite sus intolerancias y sensibilidades alimentarias. Esto por sí solo puede retirar la neblina de su mente.

4. Mantenga la regularidad. Así como las alergias alimentarias pueden generar sustancias que dificulten la concentración en su torrente sanguíneo, también el estreñimiento. Una manera sencilla de mantener la regularidad es añadir una o dos cucharadas de linaza molida a una porción de cereal o yogur o verduras.

Esto le brindará la indispensable fibra, algunos importantes ácidos grasos omega-3, junto con lignanos que podrían ayudarla a prevenir el cáncer.

5. Deseche la comida chatarra. Al igual que los alimentos alérgenos, la comida chatarra enreda sus pensamientos mediante causar estragos en su química cerebral.

6. Mantenga estable el azúcar en sangre. La glucosa (el azúcar de la sangre) es el combustible de su cerebro. Cada vez que sus niveles suben y bajan, se siente aturdida y sin energía. La claridad mental sale volando por la ventana.

7. Ajuste su horario. Si experimenta SPM mensual u otros cambios hormonales que hacen que se vuelva difícil pensar, acomode sus compromisos para que las actividades de alta exigencia sucedan cuando se esté sintiendo mejor. No necesita ser la Mujer Maravilla (e incluso la Mujer Maravilla debe haber hecho ajustes hormonales y de salud de vez en vez).

Cierto grado de pérdida de memoria es inevitable, pero no tiene que ser la señal del fin de una vida feliz. La mujer que establezca algunas medidas que desarrollen su cerebro jamás lo lamentará.

Pues Dios no nos ha dado un espíritu de temor, sino un espíritu de poder, de amor y de buen juicio. —2 Timoteo 1:7, DHH

Capítulo 12

PROBLEMAS PARA DORMIR E INSOMNIO

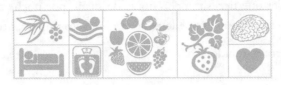

LOS DULCES SUEÑOS, son esenciales. Los expertos en sueño nos dicen que aunque siete horas de sueño por noche es la cantidad mínima necesaria, ocho horas sigue siendo lo óptimo.

Ciertos procesos regenerativos dentro del cuerpo suceden durante el sueño y no durante las horas en que está despierta. Es solamente durante el descanso que la médula ósea de la persona y los nodos linfáticos producen sustancias para fortalecer el sistema inmune. Además, es durante el inicio de su ciclo de sueño que se llevan a cabo muchas de las obras de reparación del cuerpo. Así es, el sueño es vital. Sin embargo, a causa de los estilos de vida ajetreados las mujeres con frecuencia de encuentran quemando la vela por ambos extremos, durmiéndose tarde y levantándose temprano por la mañana.

Según la Fundación Nacional del Sueño:

> *Es más probable que las mujeres tengan dificultades para conciliar el sueño y mantenerse dormidas que los hombres, y experimentan más somnolencia durante el día por lo menos varias noches/días a la semana. Las investigaciones han demostrado que demasiado poco sueño tiene como consecuencia somnolencia durante el día, incremento en los accidentes, problemas para concentrarse, mal desempeño en el trabajo y la escuela, y, posiblemente, más enfermedades y subir de peso.*
>
> *Obtener la cantidad adecuada de sueño es vital, pero así de importante es la calidad de su sueño. Las condiciones únicas para las mujeres, como el ciclo menstrual, el embarazo y la menopausia, pueden afectar lo bien que una mujer duerma. Esto es porque los niveles cambiantes de las hormonas que la mujer experimenta a lo largo del mes y de su vida, como el estrógeno y la progesterona, producen un impacto en el sueño. Comprender los efectos de estas hormonas, los factores ambientales y los hábitos de estilo de vida pueden ayudar a las mujeres a dormir bien.[1]*

Triste pero cierto: las noches sin sueño incrementan
la velocidad del proceso de envejecimiento.

La falta de sueño deteriora el desempeño

Digamos que una mujer que necesita ocho horas de sueño por noche solamente obtiene seis. Esta pérdida de dos horas de sueño puede tener un impacto importante, incluyendo:

+ Estado de alerta reducido

+ Capacidad de atención acortada

+ Tiempo de reacción más lento que lo normal

+ Más errores de juicio

+ Conciencia del ambiente y la situación reducida

+ Disminución en las habilidades de toma de decisiones

+ Memoria más pobre

+ Menor concentración

+ Se incrementa la probabilidad de "atorarse" mentalmente o de fijarse en un solo pensamiento

+ Aumenta la probabilidad de estar irritable y de mal genio

+ Se reduce la eficiencia en el trabajo

+ Falta de motivación

+ Errores de omisión (cometer un error a causa de olvidar hacer algo)

+ Errores de comisión (cometer un error por hacer algo, pero escogiendo la opción equivocada)

+ Episodios de "microsueño" (breves periodos de sueño involuntario que van desde unos segundos a algunos minutos de duración)[2]

La privación de sueño nubla los pensamientos, cambia la personalidad y envejece a una mujer más rápido que el tiempo mismo. No cuesta nada, pero muchas mujeres pagarían cualquier cosa por una noche de sueño dulce y profundo.

El sueño elusivo

El sueño puede ser elusivo por varias razones. Para las mujeres, las incomodidades del SPM o el flujo menstrual difícil de manejar pueden cambiar con el tiempo a los cambios hormonales de la menopausia, lo cual trae sofocos y sudores nocturnos. Otras posibles causas de la falta de sueño incluyen el uso de medicamentos descongestionantes, remedios para el resfriado, antibióticos, supresores del apetito, anticonceptivos y medicamentos para la tiroides.

Las deficiencias en potasio y las vitaminas B, tan comunes debido al estrés o el dolor crónico, también pueden ser un factor en el panorama de perder el sueño.

Especialmente para las mujeres, los desequilibrios hormonales, los hijos enfermos, el estrés o las ansiedades del día, o el dolor pueden provocar que la privación del sueño se convierta en un círculo vicioso. Después de que la mujer sufre de varias noches más cortas de lo debido por la razón que sea, puede intencionalmente agravar su situación por medio de alimentarse mal, evitar el ejercicio y más. Su fatiga la hace proclive a los accidentes. Toma decisiones pobres. Sus relaciones sufren. Atrapa el virus más cercano y ahora no puede dormir porque está enferma.

A muchas mujeres en la premenopausia o la menopausia les encantaría poder dormir tan profundamente como lo hacían antes de tener hijos. Los niveles hormonales cada vez menores pueden ser los responsables, además del hecho de que la maternidad las ha condicionado a tener el sueño ligero. Esto no parece mejorar a medida que los niños se vuelven adolescentes, cuando tanto las madres como los padres pueden pasar en vigilia toda la noche esperando que sus hijos regresan a casa sanos y salvos de sus escapadas nocturnas.

REVISE SU COEFICIENTE DE DESCANSO

- Sueño: Duermo profundamente toda la noche, obteniendo por lo menos entre siete y ocho horas de sueño por la noche.

- Trabajo: Reduzco al mínimo las horas excesivas de trabajo. Determino el tiempo en que iré a casa al inicio del día y lo cumplo.

- Descanso: Una vez a la semana me tomo un día de descanso en el que no hago mi trabajo regular sino que en lugar de ello me enfoco en el reposo, las relaciones, la inspiración y las actitudes.

- Vacaciones: Por lo menos una o dos veces al año tomo unas vacaciones que me permiten desacelerar o alejarme de todo con el fin de relajarme y rejuvenecer.

Síntomas de la falta de sueño

Tomados de la lista anterior, los síntomas más comunes de la falta de sueño incluyen los siguientes: (observe que muchos de estos síntomas se pueden relacionar con condiciones de discapacidad, y el traslape de síntomas podría dificultar determinar si están provocados por la falta de sueño o por la discapacidad).

- Cansancio
- Irritabilidad, crispación

- Vista borrosa
- Incomodidad vaga

- Incapacidad de tolerar el estrés
- Problemas con la concentración y la memoria
- Infecciones frecuentes
- Alteraciones en el apetito
- Problemas conductuales, de aprendizaje o sociales
- Intolerancia a la actividad

Algunas sugerencias para ayudarla a determinar la causa de su privación de sueño incluyen hablar con su médico y llevar una bitácora que contenga señales y síntomas, situaciones que afecten su sueño, medicamentos, dieta y demás. Recuerde llevar la bitácora con usted cuando hable de sus problemas de sueño con su médico.[3]

¿Cómo piensa que le está yendo en cuanto a obtener un sueño adecuado? Usted puede tomar la siguiente prueba para ver si está experimentando somnolencia excesiva durante el día como resultado de un sueño menos que adecuado por la noche.

Escala de somnolencia de Epworth

En contraste a simplemente sentirse cansada, ¿qué tan probable es que cabecee o se quede dormida en las situaciones siguientes? (Aunque no haya realizado algunas de estas cosas recientemente, trate de calcular cómo la podrían haber afectado). Utilice la escala siguiente para escoger el número más apropiado para cada situación.

0 = Nunca me quedaría dormida.
1 = Probabilidad ligera de quedarme dormida.
2 = Probabilidad moderada de quedarme dormida.
3 = Alta probabilidad de quedarme dormida.

Probabilidad de quedarme dormida	Situación
————	Sentarme y leer.
————	Ver la TV.
————	Sentarme sin hacer nada en un lugar público (p. ej., un teatro).
————	Ser pasajera de un coche durante una hora sin hacer una parada.
————	Recostarme para descansar en la tarde.
————	Sentarme y hablar con alguien.
————	Sentada tranquilamente después de almorzar sin alcohol.
————	En un coche al detenerme durante algunos minutos en el tráfico.
————	Puntuación total

Una puntuación mayor a 10 es una causa definitiva de preocupación ya que indica somnolencia excesiva durante el día.[4]

El insomnio en las mujeres de mediana edad

Reducir los niveles de estrógeno ha estado ligado con un incremento en irritabilidad, depresión, privación del sueño y pérdida de memoria. Ningún estudio ha establecido la pérdida de estrógeno como la causa definitiva, aunque las mujeres que han perdido sus ovarios quirúrgicamente parecen experimentar estos síntomas a un nivel mayor que las que entran gradualmente a la menopausia. Por supuesto, los sofocos y los sudores nocturnos pueden perturbar los patrones de sueño normales. Dormir mal a su vez lleva a irritabilidad, depresión y falta de concentración.

> Haga un ambiente ideal para dormir: oscuro y apacible, con una cama cómoda, ¡y nada de televisión!

Siga los consejos en otros capítulos de este libro para el alivio de los sofocos y otros síntomas de la menopausia. Quizá necesite "algo para ayudarla a dormir". Las ayudas para dormir pueden ir desde herbales (raíz de valeriana), pasando por los antihistamínicos (por ejemplo, Simply Sleep, Unisom, Tylenol PM) a los de prescripción (las marcas incluyen a Ambien, Lunesta y Rozerem). (Observe que los auxiliares para dormir de prescripción pueden causar problemas si se usan a largo plazo y requieren la supervisión de un médico).

Si está tomando auxiliares para el sueño de prescripción, debería saber que las píldoras para dormir afectan la absorción de calcio, que forman hábito y que pueden paralizar la parte de sus cerebro que controla los sueños. Muchas veces pueden dejar a la persona sintiéndose no tan descansada y afectar la claridad de los pensamientos durante el día.

Agotamiento suprarrenal

Incluso antes de la menopausia, muchas mujeres se quejan de sentirse estresadas y "viejas". Puede ser difícil levantarse en la mañana, porque el sueño parece inadecuado. Todo parece una molestia y se requiere esfuerzo adicional llevar a cabo las tareas diarias. Los alimentos salados son apetecibles. El romance pierde su atractivo. Parece que las infecciones virales se quedan durante meses. La concentración es difícil, y la memoria es pobre. Los mareos hacen que incluso ponerse de pie sea difícil. No obstante, con frecuencia las horas posteriores a la cena traen un "segundo aire", lo cual puede contribuir con quedarse despierta hasta tarde a expensas del sueño. Estos son los síntomas clásicos de un bajo funcionamiento de las suprarrenales, o hipoadrenia, una condición que con frecuencia es mal entendida, no se reconoce y poco se diagnostica que puede estar sucediendo justo bajo la superficie.

Con un peso menor a una cereza y no más grande que una ciruela pasa, sus dos glándulas suprarrenales se encuentran alojadas arriba de sus riñones. Desde este lugar estratégico, afectan grandemente la función de cada tejido, glándula y órgano de su cuerpo. Además, también tienen un profundo efecto en la manera en que usted piensa y siente. Su energía, su resistencia y su misma vida dependen pesadamente de la función suprarrenal adecuada. Algunas décadas de estrés físico, emocional y ambiental cobran factura, con frecuencia resultando en un pase de lista de los síntomas de hipoadrenia: presión baja, fatiga, letargo, deseo sexual bajo, desequilibrio en fluidos y electrolitos y cambios en los sistemas corporales (metabolismo de las grasas y cardiovascular).

La forma del cuerpo puede comenzar a cambiar más a la de una "manzana" debido a la distribución en el abdomen del exceso de grasa.

Las personas con una función suprarrenal baja viven con un sentimiento de malestar general. Con frecuencia recurren al café, los tés, las colas, el chocolate y otros estimulantes para mantener sus niveles de energía suficientemente altos para terminar el día. Lamentablemente, estas sustancias solamente estresan más las glándulas suprarrenales, lo cual crea un carrusel de fatiga que es difícil de detener. La hipoglucemia también es una parte del panorama de la fatiga adrenal, así como las alergias, el asma, la baja inmunidad y el dolor artrítico, sin mencionar síntomas de salud mental como ansiedad, depresión, miedo, dificultades para concentrarse, confusión y frustración. Con el tiempo la hipoadrenia puede establecer el fundamento para problemas de salud más serios como fibromialgia, asma, trastornos autoinmunes, diabetes e infecciones respiratorias.

Después de años de los estresantes eventos de la adultez que transforman la vida—criar una familia, desarrollar una carrera, enfrentar desafíos de salud y accidentes, suplir necesidades financieras, perder seres queridos por la muerte—no es maravilla que nuestras glándulas suprarrenales estén afectadas negativamente. Son afectadas por cada tipo de estrés, incluyendo la falta de perdón. Y a semejanza de las baterías que se agotan cada vez que un factor de estrés afecta nuestra vida, si no se recargan adecuadamente por descansar lo suficiente, comer una dieta adecuada y obtener suficiente ejercicio, se rinden. Y si usted sigue consumiendo estimulantes (cafeína, refrescos, tés y demás) es posible que llegue un colapso.

El estrés puede provocar que los músculos se tensen. Los músculos tensos también pueden ser consecuencia de una reacción a la irritación en un área afectada. La tensión tiene como consecuencia posturas extrañas, al igual que el dolor. Como consecuencia hay dolor muscular y de articulaciones. El dolor también provoca estrés mental, que incrementa la liberación de adrenalina. Finalmente esto agota el cuerpo y la mente. Después de la fase de agotamiento, sucede la depresión que nuevamente magnifica el malestar. Los niveles de serotonina caen ya que la acción de las sustancias de "bienestar" cerebral son obstaculizadas. El sueño es interrumpido por el dolor, la tensión y el agotamiento, inhibiendo todavía más la capacidad del cuerpo de soltar estimulantes del estado de ánimo naturales conocidos como endorfinas.

Las personas que sufren esta condición con frecuencia dicen: "Siento como que solamente estoy existiendo", o: "No sé dónde me perdí". La condición misma dificulta la aplicación de soluciones útiles.

Es mucho más difícil reconstruir su sistema después de que sucede un colapso que evitar el choque en primer lugar.

Ciertos rasgos de personalidad y factores de estilo de vida son comunes en las personas con bajo funcionamiento suprarrenal (observe que tener uno o más de estos rasgos o factores no significa necesariamente que usted padece hipoadrenia). Estos son:

+ Perfeccionismo
+ Falta de sueño
+ Ser impulsado
+ Utilizar estimulantes
+ Tener una personalidad tipo-A

+ Falta de actividades de esparcimiento
+ Quedarse despierta hasta tarde
+ Permanecer en situaciones que no convienen a ninguna de las partes (lo cual genera estrés y frustración)

Las mujeres en la premenopausia y la menopausia tienen que prestar especial atención. Alrededor de los cincuenta años, las glándulas suprarrenales de la mujer están diseñadas para trabajar el doble, tomando el trabajo de los ovarios a medida que comienzan a terminar con su producción de hormonas sexuales. Si las suprarrenales están cargadas y agotadas, no pueden ayudar a suavizar la transición a la menopausia. Por eso es que muchas mujeres con personalidad tipo-A experimentan una menopausia casi insoportable, con todo y ansiedad severa, sofocos monstruosos, fatiga extrema y más. A estas mujeres a menudo se les prescribe Paxil, Xanax y semejantes para ayudarlas a pasar estos años de transición al mismo tiempo de librar a sus familias de tratar con "Mamá y sus desequilibrios emocionales".

Además de un estrés incesante y una personalidad que parece mal equipada para manejarlo, otros factores que pueden empeorar la fatiga suprarrenal es el uso de largo plazo de fármacos corticoesteroides para el asma, la artritis y las alergias; demasiada azúcar y cafeína en la dieta; deficiencia en vitaminas B y C, y la simple llegada de la menopausia.

Una mujer con hipoadrenia puede o no tener estos síntomas (y por favor observe que estos síntomas por sí solos no constituyen una herramienta de diagnóstico):

+ Reacciones severas a aromas o ciertos alimentos
+ Infecciones recurrentes por levaduras
+ Palpitaciones cardiacas y ataques de pánico
+ Piel seca y uñas que se descascaran

+ Manos y plantas de los pies frías y húmedas
+ Bajo nivel de energía y memoria pobre
+ Dolor crónico en la espalda baja
+ Antojos de alimentos salados y azucarados

Además de forzarse a sí misma a *descansar* una mujer puede fortificar sus glándulas suprarrenales agotadas por medio de añadir a su dieta: arroz integral, almendra, ajo, salmón, lenguado, lentejas, semilla de girasol, salvado, levadura de cerveza, aguacates, germinado de trigo y linaza.

Todo el espectro de vitaminas B es útil. El complejo B viene en dos dosis estándar: 50 y 100 miligramos. La dosis de 50 miligramos es la dosis diaria recomendada por personas que ya están tomando un multivitamínico que tiene vitamina B en él. Una de las vitaminas B, el ácido pantoténico, es conocido como una vitamina antiestrés, y también desempeña una función en la producción de hormonas suprarrenales. Es sumamente útil para aliviar la ansiedad y la depresión porque fortifica las glándulas suprarrenales. Además, necesita ácido pantoténico para producir sus propios analgésicos naturales como el cortisol. Esto es muy importante porque el dolor con frecuencia va de la mano con el agotamiento emocional.

La vitamina C sirve al mismo tiempo una función de fortalecimiento y protección. La vitamina C se requiere para el crecimiento y reparación de los tejidos, encías sanas y la función suprarrenal, y también protege en contra de las infecciones. A menos que esté tomando antidepresivos o recibiendo tratamiento contra el cáncer, también puede probar la L-tirosina, un aminoácido que ayuda de desarrollar el suministro natural de adrenalina y hormonas tiroideas. Se convierte en L-dopa, lo cual lo hace un tratamiento seguro para la depresión. La L-tirosina apoya la producción de los neurotransmisores de catecolamina que mejoran el estado de ánimo y la función cognitiva especialmente en situaciones que tienen que ver con estrés o cuando los niveles de dopamina, epinefrina o norepinefrina requieren apoyo adicional.[5] La L-tirosina se usa con más frecuencia para la reducción del estrés, la ansiedad, la depresión y las alergias, y también es auxiliar de la función suprarrenal.

Cómo vencer la fatiga y la somnolencia naturalmente

Además de las sugerencias siguientes, asegúrese de estar obteniendo su cantidad diaria de complejo de vitamina B y vitamina E.

La flor de la pasión ayuda a relajar la mente y los músculos. Es un auxiliar del sueño antiespasmódico, sedante y que no causa somnolencia. Tome 30 gotas en presentación de tintura o una cápsula de 500 miligramos treinta minutos antes de dormir. La hierba valeriana puede ser útil como un tranquilizante menor para trastornos del sueño relacionados con la ansiedad.[6] Aunque tiene un fuerte aroma que muchas personas objetan, se puede tomar como té (1 a 2 gramos) treinta minutos antes de irse a la cama, o tomado en forma de extracto líquido (media a una cucharaditas) o como extracto sólido (250 a 500 miligramos). Algunas personas pueden sentirse aturdidas o experimentar un "efecto de resaca" con la valeriana. (Advertencia: No combine la valeriana o la flor de la pasión con tranquilizantes o medicamentos antidepresivos.

Si está tomando estos medicamentos, asegúrese de hablar con su médico antes de tomar cualquier dosis de valeriana).

Además, muchas personas recomiendan los suplementos siguientes como auxiliares del sueño:

+ Lúpulo. Ayuda a inducir el sueño y es un sedante seguro y confiable.

+ Melatonina. Una hormona natural que promueve el sueño profundo.

+ DHEA. Una hormona natural que mejora la calidad del sueño.

+ L-teanina. Un aminoácido que, si se toma treinta minutos antes de ir a la cama, promueve una profunda relajación muscular.

+ Calcio. Tiene un efecto calmante; cuando se combina con magnesio, alimenta los nervios.

+ Magnesio. Relaja los músculos, y con calcio alimenta los nervios.

+ Inositol. Mejora el sueño MOR (movimiento ocular rápido), la etapa del sueño profundo en el que ocurren los sueños.

Tome su suplemento de calcio por la noche para ayudarla a dormir y reducir los calambres de las piernas.

La aromaterapia es una manera segura y agradable de aliviar el estrés, mejorar el estado de ánimo y relajarse. Los efectos de la aromaterapia son inmediatos y profundos en el sistema nerviosos central. Además, la aromaterapia la hace sentir bien al liberar neuroquímicos que inducen un buen estado de ánimo en el cerebro. La aromaterapia promueve la relajación, la agudeza mental, el descanso del sueño y la relajación física, y puede incrementar la energía. Funciona a través de estimular una liberación de neurotransmisores una vez que es inhalado el aceite esencial. Los neurotransmisores son sustancias cerebrales responsables por la reducción del dolor y sentimientos agradables. El sándalo es un aceite esencial que es particularmente bueno para dormir y relajarse.

Desarrolle un patrón regular de sueño. Reduzca el consumo de cafeína (especialmente tarde en el día), reduzca el alcohol y evite comidas abundantes grasosas que la puedan mantener despierta por la noche. Busque dormir ocho horas cada noche.

Cuando esté tratando de restablecer un patrón de sueño saludable, debe evitar artículos con cafeína como el café, el té, los refrescos y el chocolate. También debe evitar comer tarde en la noche. Se ha dicho que el sueño no interfiere con la digestión, pero la digestión interfiere con el sueño. Si llega a comer tarde, escoja un alimento que promueva la relajación como el yogur natural (que es rico en triptofano que induce el sueño), avena (que tiende a promover el sueño), pavo, plátanos, atún o galletas integrales. Pruebe una taza de té de manzanilla que es considerado un restaurador de los nervios y ayuda a calmar la ansiedad y el estrés. Esto probablemente se deba al hecho de que es alto en magnesio, calcio, potasio y vitaminas B. Si tiene problemas para conciliar el sueño, una rutina nocturna la puede ayudar. Pero no se ejercite tarde. Trate de mantener un horario regular para irse a la cama, ajustándolo no más de una hora los fines de semana.

El ejercicio y el sueño

Una buena meta para la mayoría de las mujeres es hacer ejercicio por lo menos tres veces a la semana durante treinta a sesenta minutos. Sin embargo, cualquier cantidad es mejor que nada, y necesita comenzar lentamente. Si no se ha estado ejercitando, debería consultar a su médico antes de comenzar una rutina de ejercicio. Comience con cambios pequeños como usar las escaleras, caminar al trabajo o caminar durante su descanso para almorzar. Comience con diez minutos de ejercicio moderado como caminar cada día y luego incremente la cantidad de tiempo y la intensidad a la que se ejercita.

Es importante hacer del ejercicio un hábito para que usted pueda continuar con él. Comience con un poco de estiramientos ligeros durante cinco a diez minutos para evitar lesiones. Apéguese a un tiempo regular y lleve una bitácora de actividades. Establezca metas, pero no se desanime si no ve cambios de inmediato. Varíe su rutina para que no se aburra. Encuentre una actividad que disfrute; será mucho más probable que continúe con ella si se está divirtiendo.

BUENOS HÁBITOS DE SUEÑO

Los siguientes consejos acerca de dormir tienen sentido para las mujeres de todas las edades:

- Acuéstese y despierte a la misma hora todos los días, incluso los fines de semana (no hay manera de recuperar el sueño perdido).

- Establezca un tiempo diario para relajarse. Una hora antes de acostarse atenúe las luces y elimine los ruidos. Utilice este tiempo para actividades de bajo nivel de estimulación como escuchar música tranquila o leer material no estimulante.

- Asocie su cama con descansar. Hable por teléfono o navegue por internet en otra parte.

- No beba bebidas con cafeína en la tarde o en la noche. Los efectos estimulantes de la cafeína llegarán a su pico dos o cuatro horas después de su consumo, pero pueden permanecer en el cuerpo durante varias horas.

- No cene cerca de la hora de dormir, y no se permita comer de más. El sueño puede ser interrumpido por los sistemas digestivos trabajando más duro que nunca después de una comida pesada.

- Evite ejercitarse cerca de la hora de acostarse. La actividad física tarde en el día puede afectar la capacidad de su cuerpo para relajarse en un sueño profundo tranquilo.[7]

Hay una diferencia entre ser activa y ejercitarse. Aunque es cierto que quemará más calorías llevando una vida activa que una vida sedentaria, necesita elevar el ritmo cardiaco con el fin de obtener el máximo beneficio de su ejercicio. El ejercicio regular puede reducir su riesgo de cardiopatías, diabetes, osteoporosis y obesidad. El ejercicio la mantiene flexible y hace que sea más fácil para usted moverse. Se reducen los efectos del envejecimiento, y su perspectiva mejora. El estrés y la ansiedad se reducen, al igual que la depresión.

Y aunque no se sienta cansada después de ejercitarse, en general descubrirá que tiene más energía y dormirá mejor. El ejercicio regular incrementará su ritmo metabólico para que incluso en los días que pase leyendo un libro, queme más calorías. La constitución de su cuerpo cambiará a medida que desarrolle músculo, lo cual afecta positivamente el control de insulina y azúcar en la sangre, reduciendo su riesgo de enfermedades cardiovasculares y otras. El ejercicio la faculta para dormir mejor por la noche y tener más energía cuando quiere estar activa.

Calidad de vida

Para resumir: no olvide que la falta de sueño le roba a su cuerpo el tiempo de relajación esencial necesario para reconstruir órganos vitales y recargar su sistema nervioso. Las personas que regresan de unas reposadas vacaciones dirán que se sienten rejuvenecidas. Las amigas y compañeras de trabajo usualmente comentarán sobre lo descansadas y relajadas que parecen. Solo piénselo: si es tan evidente en el exterior, imagínese lo que ha sucedido dentro del cuerpo, la mente y el espíritu.

Su expectativa de vida puede extenderse sustancialmente si se asegura de estar haciendo todo lo que puede para desarrollar y mantener su salud. El fundamento es simple: desestrésese, haga abundante ejercicio, mantenga relaciones saludables, tome decisiones saludables de alimentación y duerma lo suficiente.

ÉL DA EL SUEÑO A SU AMADA

Por demás es que os levantéis de madrugada, y vayáis tarde a reposar, y que comáis pan de dolores; pues que a su amado dará Dios el sueño.

—SALMO 127:2

Capítulo 13

PELEE CONTRA EL ENVEJECIMIENTO A TRAVÉS DE RESTAURAR SU EQUILIBRIO HORMONAL

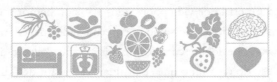

TERMINAR LA QUINTA década de su vida puede ser un momento revelador en el que celebre y abrace todo lo que ha vencido y las metas que ha logrado. O dependiendo como haya pasado sus años más jóvenes llegar al gran 5-0 puede ser un momento desalentador. En cualquier caso, esta década es un tiempo de pérdidas. Perdemos nuestras hormonas, nuestro cabello y las llaves del coche.

Si se ha estresado demasiado, vivido con muy poco sueño, comido mal, no se ha ejercitado y ha quemado la vela proverbial por ambos extremos, le quedará una mecha muy corta. En otras palabras, su cuenta bancaria de salud física, emocional y espiritual puede estar gravemente sobregirada en la mediana edad, lo cual puede llevar a un colapso de la mediana edad. Puede estar envejeciendo más rápido de lo necesario en su cuerpo, mente y espíritu debido a los "pecados del pasado" aunados a las presiones del presente y el temor del futuro.

Simplemente llegar a la mediana edad trae con ello estrés interno y una presión externa tan intensa de que la vida ofrece poca o nada de alegría. Los síntomas físicos como la fatiga abrumadora y el letargo con frecuencia son una batalla constante, el entusiasmo por las cosas que alguna vez atesoró disminuye, la esperanza es truncada y la incertidumbre es abundante. Sucede una caída libre a medida que su "red de seguridad" de la juventud invencible se vence.

Evalúe su situación

Además, las personas que llegan a la mediana edad posiblemente tengan que lidiar con padres ancianos e hijos que se van de la casa para irse a la universidad (solo para regresar sobrecalificados o desempleados). Incluso los mejores de los matrimonios pasan por una miríada de cambios, y el divorcio es más común que otra cosa. Por primera vez en años, usted y su marido se verán forzados a mirar de cerca los puntos fuertes y las debilidades de su matrimonio. Si ustedes no se vuelven a descubrir y desarrollan nuevos intereses compartidos, no serán capaces de reemplazar el trabajo agotador de criar hijos para trabajar con algo significativo.

Si es madre soltera, tener un círculo de apoyo de amigas se vuelve todavía más importante, así como tener fuertes lazos familiares. Podría decidir aprovechar la nueva libertad de las responsabilidades de criar un hijo para hacer nuevos cambios emocionantes como cambiar de carrera, tomar clases o salir con alguien. Incluso puede casarse de nuevo, decidiendo arriesgar el hecho de que ambos para este momento seguramente han acumulado cierto "bagaje" de vida.

Para la mediana edad un estilo de vida pobre y los hábitos dietéticos del pasado han puesto el escenario para ciertas condiciones de salud y enfermedades degenerativas. La falta de una fuerte vida espiritual se vuelve evidente cuando considera todo el abuso de sustancias o de medicamentos que elevan el estado de ánimo que se utilizan con el fin de lidiar con los difíciles problemas de la mediana edad. ¡Reconocer que está envejeciendo es perturbador física, relacional, emocional, financiera, hormonalmente y más!

Muchas de las situaciones que suceden a los cincuenta son incontrolables, y este es el tiempo de la vida en el que descubre, quizá por primera vez, que usted no está en control. Las buenas noticias son que la mediana edad puede ser un punto de quiebre para las que lo usen como tal. Es tiempo de tomar un inventario de su vida. Es tiempo de prestar atención a los susurros que la han estado alertando a los desequilibrios de su vida profesional, personal y familiar, así como de su salud física, emocional e incluso financiera. Es un tiempo para poner sus manos de vuelta en el timón con respecto al curso de su vida. Es un tiempo para reflexionar en el pasado y lo que ha aprendido de él. Este es el tiempo de deshacernos de cualquier bagaje que siga arrastrando por este viaje terrenal que la podría estar agobiando como una deuda, falta de perdón, enojo y relaciones personales que se llevan toda su energía y le roban de ser todo lo que fue creada para ser.

Las hormonas no son definitivamente lo que solían ser. Tanto usted como su marido (si está casada) se encuentran en una transición de mediana edad. Si ambos compañeros están pasando por los años de transición de la menopausia y la andropausia ("menopausia masculina"), como suele ser el caso, la vida juntos puede ser especialmente difícil, dada la irritabilidad y la fatiga que el declive hormonal puede traer.

Si tiene hijos, la mediana edad puede traer el síndrome de nido vacío. A medida que sus hijos crezcan, dejen la casa para ir a la universidad, obtener empleo, casarse y comenzar a tener sus propios hijos. Un silencio vacío llena la casa, un recordatorio de que un capítulo en la vida ha terminado. El síndrome de nido vacío afecta a las mujeres mucho más que a los hombres debido al hecho de que las mujeres están inclinadas naturalmente a hacer nidos. Cuando el nido está vacío, las mujeres deben encontrar algo más que cultivar. Muchas mujeres necesitan tomar esta oportunidad para cuidar de sí mismas; antes de que comiencen el siguiente capítulo de su vida. Es un hecho que tanto hombres como mujeres viven más estos días. Si usted cuida de sí misma cuando comience a notar las señales de envejecimiento, puede revitalizar su mente, cuerpo y espíritu, y redefinir el proceso de envejecimiento. Si está dispuesta a hacer el trabajo, esto le ayudará a asegurar que sus próximos "años dorados" sean verdaderamente eso.

Cómo encontrarse a sí misma del otro lado

Sin duda, la mediana edad es un tiempo de pérdida. Estamos perdiendo nuestras hormonas. Nuestros padres pueden estar enfermos o muriendo, y nuestros hijos están comenzando a vivir sus propias vidas. Extrañamente es durante este tiempo de pérdida que muchas personas se vuelven a encontrar consigo mismas. Pregúntele a alguien que haya experimentado pérdida y que esté del otro lado de la experiencia. Muchas veces le dirán que fueron forzadas a volver a la persona que son verdaderamente. En otras palabras, ya no viven su vida con base en las expectativas de los demás. Ya no viven para agradar al mundo y a otras personas, ni hacen cosas que no quieren hacer. Tienen un sentido más fuerte de sí mismas. Se redefinen a sí mismas. Muchas han desarrollado una fuerte vida de oración durante una temporada de pérdida. Emergen más fuertes, más sabias y con los pies más en la tierra que nunca antes.

Lo importante es morir saludable; no vivir el mayor tiempo posible enferma.

Para el momento en que ha vivido más de la mitad de su esperanza de vida, recibe el don de darse cuenta de que la verdadera usted representa más que su cuerpo terrenal. El proceso de envejecimiento mismo hace esto inevitable, a medida que los cambios se acumulan y usted ve que no es indestructible. Esto puede ser humillante, pero eso es algo bueno si la alienta, posiblemente por primera vez, a buscar a Dios y a desarrollar y a cimentar su relación personal con Él. Qué regalo descubrir que definitivamente hay un Dios que es más magnífico y amoroso que cualquier persona, lugar o cosa. Es una gran bendición entender que ser parte activa de la generación sándwich tiene su precio.

Cambie de enfoque

Sus prioridades cambian, y el cambio es saludable. En lugar de que su enfoque esté sobre su carrera, criar a sus hijos y otros asuntos que consumían sus años más jóvenes, la longevidad ahora ocupa la primera posición en su lista de prioridades. En lugar de sentir la presión competitiva para alcanzar la cima de la escalera corporativa, acepta más sus logros y se relaja con respecto a ellos, y quizá comience a enfocarse en el retiro.

Los matrimonios que sobreviven la crisis de la mediana edad se vuelven más fuertes y más estables después de capotear las tormentas financieras, hormonales y de crianza de los hijos que son comunes a todos los matrimonios.

El proceso de envejecimiento y el estrés son compañeros constantes con los que se debe tratar con iniciativa a diario.

Si usted es una mujer joven o en la mediana edad, puede prevenir muchos problemas futuros mediante cambiar hoy sus hábitos. Si es una mujer mayor y está experimentando problemas de salud, nunca es demasiado tarde para traer equilibrio y armonía a su cuerpo. Envejecer no es una enfermedad; es un proceso natural. La mayoría de las enfermedades que son asociadas normalmente con envejecer como el cáncer, la diabetes, los problemas digestivos, la disfunción sexual y la fatiga no son partes inevitables de envejecer.

AUTOEXAMEN: SEÑALES DE ENVEJECIMIENTO

- ¿Ha notado manchas cafés en la parte trasera de su cabeza o alrededor de sus ojos y su nariz?
- ¿Es más difícil para usted adelgazar?
- ¿Frecuentemente padece de indigestión, agruras o gases después de una comida?
- ¿Tiene insomnio?
- ¿Tiene palpitaciones cardiacas o dolor en el pecho?
- ¿Tiene una vista disminuida?
- ¿Ha experimentado pérdida de la audición o tinnitus?
- ¿Está frecuentemente estreñida?
- ¿Se le está poniendo el cabello gris?
- ¿Ha perdido estatura?
- ¿Su piel se está volviendo más seca o más delgada? ¿Está notando más lunares, moretones o hemangiomas seniles (ampollas rojas de sangre)?
- ¿Su tiempo de recuperación de un resfriado o de la influenza es lento?
- ¿Tiene una circulación pobre?

El fallecido comediante George Burns, quien vivió hasta los cien años, lo resumió hermosamente: "Si hubiera sabido que iba a vivir tanto, hubiera cuidado mejor de mí mismo".[1]

Vivir a una edad avanzada debería ser una bendición y no una maldición. Todos estos trastornos relacionados con la edad son causados principalmente por factores de estilo de vida como una mala dieta, falta de ejercicio y exposición a toxinas junto con susceptibilidades genéticas. El envejecimiento se acelera por falta de ejercicio. Si no participa en ejercicio regular, incrementará su riesgo para casi cada enfermedad degenerativa incluyendo diabetes, osteoporosis y cardiopatías. Además, el ejercicio la ayuda a mantener sus niveles de azúcar en el rango normal.

Los efectos del estrés desempeñan una función en el proceso de envejecimiento también. Las mujeres que soportan largos periodos de estrés intenso tienen más probabilidades de desarrollar enfermedades crónicas. Uno de los mayores factores de estrés para las mujeres es la soledad. Un estudio descubrió que las personas solitarias obtuvieron lecturas de presión arterial hasta treinta puntos más altas que las de las personas que no están solitarias, y que más de la mitad de las personas de cincuenta a sesenta y ocho años estaban experimentando cierta forma de soledad. ¡Usted puede hacer algo al respecto! En lugar de renunciar o recortar las obligaciones sociales, las actividades intelectuales, los deportes y otras maneras de conectar con las personas, puede buscar nuevas amistades y actividades que coincidan con sus capacidades actuales.

¿Cómo puede saber si las señales de envejecimiento que usted está experimentando ocurren más rápidamente de lo que necesitan suceder? Responda el cuestionario anterior para ayudar a determinar si está envejeciendo más rápido de lo necesario.

Análisis de salud para cada mujer mayor de cuarenta

Si del cuidado de su salud se trata, quizá esté bajo la impresión de que los cuarenta marcan el inicio del colapso de la mediana edad. El hecho es que la prevención y la detección temprana de la enfermedad deberían ser la piedra angular de su plan de bienestar de la mediana edad. Piense en ellos como una evolución de los análisis que comenzaron con la primera vacuna que recibió al nacer. Usted debería considerar someterse a los siguientes análisis de salud. Piense en esto como su "Póliza de Salud Femenina Equilibrada".

Examen dermatológico (de la piel). Así como otras enfermedades que se esperan hasta que usted esté más entrada en años para asomar su poco atractiva cabeza, los problemas de la piel incrementan en la mediana edad. Aunque es importante que usted misma mantenga la vigilancia sobre cualquier cambio en su piel, un buen dermatólogo probablemente pueda ver los problemas que a usted se le hayan pasado. Su médico hará una revisión de su piel de pies a cabeza, buscando lunares irregulares y otras señales de cáncer de piel. Las mujeres de cuarenta y más deberían hacerse esta revisión una vez al año. Las de tez clara o que erróneamente suponen que un bronceado es tan saludable como luce quizá necesiten acudir con mayor frecuencia. Protéjase: use un sombrero y bloqueador.

Análisis de cáncer colorrectal. A partir de los cincuenta, todos los adultos deberían hacerse una prueba anual de sangre oculta en las heces y una prueba de sigmoidoscopia cada tres a diez años para revisar que no tenga pólipos o lesiones cancerosas. Su médico podría sugerir una colonoscopia en lugar de ello.

Análisis de tiroxina (T4) total. Este análisis de sangre evalúa la función tiroidea. Hable con su médico acerca de practicarse un análisis alrededor de la menopausia.

Análisis de densidad ósea. Necesitará un análisis de referencia en la menopausia para detectar osteoporosis o evaluar su riesgo de padecer la enfermedad. Vea el capítulo 9 para más información.

Examen clínico de mamas. Su médico debería examinar sus mamas cada año para buscar abultamientos, nodos linfáticos hinchados y otras irregularidades. Se recomienda una mamografía de referencia a los cuarenta, seguida por mamografías anuales.

Papanicolaou. Debería realizarse un examen pélvico y un Papanicolaou (citología vaginal o cervical) por lo menos una vez cada dos o tres años (o anualmente si se encuentra en un alto riesgo de cáncer cervical). Usted necesita hacerse un Papanicolaou incluso si le practicaron una histerectomía o se encuentra en la postmenopausia. Los Papanicolaou fueron desarrollados para detectar cáncer cervical, pero también pueden detectar infecciones, inflamación y células anormales que pueden convertirse en cáncer. No se haga duchas, ni use supositorios u óvulos vaginales, espumas o se aplique medicamentos por lo menos dos días antes del análisis. Absténgase de tener relaciones sexuales veinticuatro horas antes. Si todavía tiene periodos menstruales, programe una cita entre el día diez y el veinte de su ciclo y nunca mientras esté reglando. Se utiliza una varilla, un hisopo o un cepillo para remover algunas células de la zona cervical, colocarlas en un portaobjetos e interpretarlas en el laboratorio. Como la prueba no es 100% precisa, hay que repetirla si los resultados son distintos a lo normal.

¿SU GLÁNDULA TIROIDES NECESITA UN EMPUJÓN?

Fatiga continua, un ritmo cardiaco lento, manos y pies fríos, subir de peso moderadamente, hinchazón de la glándula tiroides, pérdida de cabello, estreñimiento, piel seca, mala memoria, depresión y cambios de personalidad: todos ellos son señales de que su glándula tiroides podría necesitar un empujón. Si cualquiera de estos síntomas le suenan familiares un simple análisis de sangre puede determinar si necesita actuar y fortalecer su "marcapasos metabólico". La enfermedad de la tiroides afecta a cerca de quince millones de personas, con la mayoría de los afectados siendo mujeres. Entre las mujeres mayores de sesenta y cinco, una de cada diez tiene una etapa temprana de hipotiroidismo. La razón por la que los médicos con frecuencia no identifican muchos casos de una mala función tiroidea es que los síntomas asociados con el trastorno tiroideo simulan las señales del envejecimiento. El rango y la severidad de los síntomas también varía grandemente de una persona a otra.

Prueba de glaucoma. Hágase esta prueba ocular a partir de los cuarenta. Aun y si tiene una visión normal, debería hacerse un examen cada tres o cinco años, y con mayor frecuencia si tiene irregularidades en su vista.

Electrocardiograma (ECG). Usted debería realizarse un ECG de referencia a los cuarenta. Esta prueba indolora utiliza electrodos para registrar los impulsos eléctricos de su corazón. La prueba evalúa su función cardiaca y puede identificar lesiones o anormalidades.

Medición de presión arterial. La presión arterial se debería medir por lo menos una vez cada dos años. Si la presión arterial es elevada, se deberán tomar pasos para controlarla; es probable que se requiera un monitoreo más frecuente.

Análisis de colesterol. Si sus LDL, HDL, triglicéridos y sus niveles totales de colesterol caen dentro del rango deseable, este sencillo análisis de sangre que ayuda a evaluar su riesgo de enfermedades cardiovasculares, se debería realizar cada cinco años.

Análisis de sangre. Especialmente al llegar a los años de la mediana edad, su médico debería realizarle un análisis de sangre (examen de sangre) cada año. Entre otras cosas, los resultados de sus análisis ayudarán a su médico a determinar un plan de equilibrio hormonal diseñado para sus necesidades específicas. Un análisis anual servirá de guía para asegurarse de alcanzar y mantener ese equilibrio. Este análisis debería determinar sus niveles de lo siguiente:

- Sulfato DHEA
- Progesterona
- E1, E2, E3 (estradiol, estrona y estriol)
- T4 (panel tiroideo)
- TSH (tirotropina)
- FSH (hormona foliculoestimulante)
- T3
- LH (hormona luteinizante)
- Testosterona

Reconozca el hecho de que reclutar a un médico con el fin de que ordene análisis por usted no la absuelve de su responsabilidad. Usted debe estar al tanto de las pruebas que su médico debe estar ordenando. Usted necesita tener una idea general de por qué y cuándo podrían ser necesarias; especialmente a la luz de su historial personal. En esta época de recorte de costos, es poco probable que su médico añada pruebas que no son necesarias. Pero los resultados de los análisis fuera de contexto tienen muy poco valor. Investigue y aprenda tanto como sea posible acerca de su familia y su historial de salud cuando niña. ¿Qué enfermedades graves han sufrido sus parientes; de qué murieron y a qué edad? La edad es significativa con el cáncer de mama y los ataques cardiacos, ya que el riesgo genético variará dependiendo de cuándo ocurrieron. Su propio historial de salud y su estilo de vida son relevantes al analizar y decidir qué hacer con los resultados de los análisis.

Jamás es divertido descubrir que está en "riesgo" de una enfermedad, ni tampoco es fácil escuchar que se requiere realizar alguna acción de reparación. Es probable que los análisis de referencia revelen sus propensiones a ciertas enfermedades. No obstante, hay una diferencia entre estar en riesgo de una enfermedad y padecer la enfermedad misma. La diferencia entre los dos es importante.

El peligro real que usted enfrenta y lo que decida hacer es equivalente a armar un rompecabezas bastante difícil. Los resultados de los análisis, el historial familiar, la salud personal, su filosofía acerca del bienestar y los recursos disponibles médicos y financieros deben encajar entre sí. Escoger mejorar la salud general por medio de dejar de fumar, adelgazar, comer nutritivamente, beber abundante agua, ejercitar su mente y su cuerpo diariamente y trabajar en tener una vida equilibrada no le hará daño.

En contraste, podría ser dañino que se tome un fármaco recetado o un remedio herbal solamente porque usted ha escuchado que podría protegerla. Antes de tomar nada, esté al tanto del perfil de riesgo-beneficio. También piense de manera crítica sobre las consecuencias de un tratamiento que es iniciado para aminorar un riesgo más que para combatir una enfermedad existente.

Cómo encontrar el equilibrio hormonal

El envejecimiento mismo provoca un desequilibrio hormonal que podría ser la causa que contribuye con muchas enfermedades y padecimientos asociados con el envejecimiento como la osteoporosis, la pérdida del deseo sexual y la cardiopatía isquémica. Simplemente tomar cantidad de vitaminas no la va a hacer sentirse mejor si sufre un desequilibrio hormonal, pero puede esforzarse por restaurar el equilibrio de su cuerpo a medida que sus niveles hormonales declinan por medio de usar suplementos de hormonas naturales bioidénticas.

Las hormonas bioidénticas son suplementos hormonales que trabajan dentro de su cuerpo para mejorar y restablecer su equilibrio natural interno. Como complementan sus hormonas naturales, su cuerpo las acepta y las usa para restablecer su equilibrio natural sin los peligrosos e incómodos efectos secundarios de las hormonas sintéticas. Los ejemplos de hormonas bioidénticas sería un estrógeno o progesterona natural derivada de fuentes vegetales como la soya o la cocolmeca silvestre. Tenga en mente las precauciones con respecto a estos alimentos mencionados previamente. O puede usar hierbas como la cimífuga y el árbol casto.

BENEFICIOS DEL USO DE LA PROGESTERONA EN LA MEDIANA EDAD

Efectos del estrógeno	Efectos de la progesterona
Incrementa la grasa corporal	Ayuda a usar la grasa como energía
Incrementa la retención de sales y líquidos	Actúa como diurético natural
Incrementa el riesgo de cáncer de mama	Ayuda a prevenir el cáncer de mama
Reduce el deseo sexual	Restaura el deseo sexual
Provoca dolores de cabeza y depresión	Actúa como un antidepresivo natural
Deteriora el control del azúcar en sangre	Normaliza los niveles de azúcar en sangre
Incrementa el riesgo de cáncer de endometrio	Previene el cáncer de endometrio
Reduce el oxígeno en todas las células	Restaura la oxigenación adecuada de las células

Las progestinas sintéticas como la Provera no se encuentran en la naturaleza, pero siguen los mismos canales hormonales y se fijan a los mismos sitios receptores de progesterona. No obstante, no actúan igual que la progesterona natural, y no se utilizan como precursores para otras hormonas como la progesterona natural. Provera es la progestina más popular, que es un compuesto sintético y es capaz de mantener el revestimiento del útero.

Las progestinas sintéticas pueden generar muchos efectos secundarios desagradables. Cuando se unen con los mismos receptores que la progesterona natural, le comunican un mensaje distinto a la células. Los efectos secundarios incluyen retención de líquidos, hemorragia intermenstrual, coágulos, acné, pérdida de cabello, dolor mamario, ictericia y depresión. Cuando se combinan el estrógeno y la progesterona sintéticas las reacciones adversas pueden incluir una elevación de la presión arterial, SPM, cambios en el deseo sexual, cambios de apetito, dolores de cabeza, nerviosismo, fatiga, dolores de espalda, hirsutismo (un incremento en el vello corporal), pérdida de cabello, sarpullido, erupciones hemorrágicas, comezón y mareos.

La progesterona natural puede ayudarla a protegerse en contra del cáncer de mama, la osteoporosis, al cáncer de endometrio y la mastitis quística crónica. Actúa como un antidepresivo natural, y también puede mejorar su deseo sexual. A muchas mujeres en la mediana edad les falta esta valiosa hormona, lo cual explica la epidemia de ansiedad de la mediana edad, depresión y fatiga. La falta de progesterona también podría estar predisponiendo a las mujeres a enfermedades potencialmente letales. Las progesteronas sintéticas tienen efectos protectores similares a la progesterona natural; no obstante, como se señaló pueden generar muchas reacción adversas.

CONSUMA BATATAS

Las batatas y los camotes son fuentes ricas en DHEA. Esta importante hormona precursora se puede convertir en estrógeno, testosterona o progesterona según se necesite en el cuerpo. A medida que envejecemos, el nivel de DHEA de nuestro cuerpo decae, lo cual estorba a nuestras defensas antienvejecimiento. Pero consumir camotes y batatas regularmente garantiza altas cantidades de beta-caroteno, vitamina C, proteína y fibra, así como DHEA, los cuales trabajan en sinfonía para brindar energía y fomentar una vida vigorosa.

DHEA

La DHEA (dehidroepiandrosterona) es una hormona que se puede convertir en el cuerpo en las hormonas testosterona y estrógeno. Los niveles de DHEA son naturalmente muy altos entre los adolescentes y los adultos jóvenes, pero comienzan a disminuir a principio de los treintas. La persona típica de setenta años tiene niveles de DHEA de solamente 20% de la cantidad que tenía cuando estaba comenzando su segunda década de vida.

Los científicos creen que la caída en los niveles de DHEA y la consiguiente caída en la testosterona y el estrógeno puede estar asociada con muchas condiciones relacionadas con la edad, incluyendo enfermedades de los sistemas nervioso, cardiovascular e inmune. Otras condiciones que ahora se cree están relacionadas con niveles más bajos de DHEA y sus productos finales incluyen cáncer, osteoporosis y diabetes tipo 2.

Restaurar los niveles de DHEA a los que ocurren naturalmente en los adultos jóvenes podría ayudar a desacelerar el proceso de envejecimiento y retrasar enfermedades de la vejez como cardiopatías, diabetes y cáncer. Hay evidencia clínica para respaldar esta aseveración, incluyendo un estudio publicado en 2004 que mostraba reducciones en grasa abdominal y mejoras en la sensibilidad a la insulina entre personas ancianas que tomaron DHEA durante seis meses. Un sencillo análisis de sangre puede medir sus niveles de DHEA. Si son bajos, la dosis recomendada para las mujeres es de 15–20 miligramos al día.

BALANCE HORMONAL EN LA PREMENOPAUSIA

Con el fin de poner de nuevo en equilibrio su estrógeno y progesterona, pruebe la progesterona natural, que no solamente ayuda a restaurar el equilibrio, sino también ayuda a regular la actividad tiroidea. La progesterona natural es esencial para la producción de cortisona en la corteza suprarrenal, y ayuda a prevenir los quistes mamarios. La progesterona natural ayuda a combatir la ansiedad y los cambios de humor de la premenopausia. Además, desempeña una función sumamente importante en la prevención y reversión de la osteoporosis. La progesterona natural le ofrece a la mujer todos estos beneficios sin el alto riesgo de los efectos secundarios de la TRH (la dosis recomendada para mujeres en premenopausia es ¼ a ½ cucharadita, o 20 a 40 mg, aplicadas a cualquier zona limpia de la piel dos veces al día, en la mañana y en la noche).

Si no puede encontrar un médico en su área que prescriba progesterona natural y estrógeno natural, pruebe una farmacia que prepare fórmulas magistrales como Women's International Pharmacy. Los puede contactar en su sitio web en www.womensinternational.com, o al (800) 279-5708.

Mientras que la DHEA ha demostrado beneficios antiedad, la nueva evidencia soporta el papel crucial de la DHEA en aliviar la depresión, mejorar la función endotelial, prevenir la arterioesclerosis, incrementar la masa ósea, desacelerar la osteoporosis, mejorar la resistencia a la insulina e incluso apresurar la curación de heridas.

A pesar de los beneficios de la DHEA que extienden y mejoran la vida, no es para todos. Las personas con cánceres que dependen de las hormonas como los cánceres de mama y de útero deberían evitar su uso. Habiendo dicho lo anterior, hay una abundancia de evidencia que sugiere que asegurar que usted tenga los niveles óptimos de esta "prohormona" vital puede ayudar a los adultos que están envejeciendo a protegerse contra muchas condiciones debilitantes que una vez se pensaba eran las consecuencias inevitables de envejecer. Nuevamente, pídale a su médico que le realice análisis en sangre para medir sus niveles de DHEA. Si están de hecho bajos, quizá quiera considerar aumentar sus niveles al rango óptimo por medio de tomar un suplemento de DHEA.

MEDICIONES DE LAS HORMONAS			
¿Por qué?	¿Cómo?	¿Quién?	¿Resultados?
Mide los niveles de estradiol, estrona, estriol, progesterona y testosterona y su proporción entre sí; niveles de la hormona folículo estimulante (FSH) y la globulina fijadora de hormonas sexuales (SHBG).	A través de saliva o sangre; la de orina no es tan precisa; la saliva de cinco o veintiocho días evita el efecto "instantánea"; el momento del ciclo menstrual es relevante.	Las mujeres que se encuentren en la premenopausia y la menopausia para descartar la menopausia temprana como factor para la depresión, subir de peso, etc.; en la premenopausia para mejorar la función ovárica si se está experimentando infertilidad y periodos dolorosos o erráticos; menopausia prematura.	No tanta relevancia en la premenopausia; posible referencia para comparación; una FSH arriba de 40 señala menopausia; FSH = 20 señala síntomas. Resultados de la premenopausia: preovulatorio = 1,5–11,4 MIU/ml (unidades milli internacionales por mililitro); ovulatorio = 5,1–34,2 MIU (ml; postovulatorio = 27,6–132,9 MIU/ml.

¿Está en la menopausia?

Los análisis hormonales pueden medir hormonas individuales de muchos tipos, incluyendo FSH, testosterona, estrógeno y progesterona. Unos buenos análisis incluyen FSH, estrógeno y progesterona por lo menos. Los análisis miden cada una individualmente, lo cual tiene cierta relevancia clínica. Si la FSH refleja cierto nivel, podemos llegar a cierta conclusiones con respecto a la menopausia.

Con mucha frecuencia las mujeres que consultan a un médico con respecto a problemas de menopausia esperan o solicitan que se les midan sus niveles "hormonales". Es difícil convencerla de que podrían no beneficiarse de la información derivada. Como la naturaleza de la premenopausia es de un gran cambio hormonal, obtener resultados de análisis que signifiquen algo puede ser difícil.

La mayoría de las mujeres simplemente confirman una certeza obvia de la menopausia: que están produciendo hormonas en niveles más bajos y que presentan una "dominancia del estrógeno". Esto es porque los ciclos menstruales en la menopausia con frecuencia suceden sin ovulación. Cuando el óvulo no es liberado, se reduce la producción de progesterona. Esto es normal para las mujeres en la menopausia. La verdad es que no existen niveles estandarizados de referencia de las hormonas reproductivas que sean correctos para todas las mujeres. Sin embargo, muchas mujeres utilizan estos niveles en combinación con otros factores para ayudarlas a confirmar su estado menopáusico.

EVALUACIÓN DEL METABOLISMO DEL ESTRÓGENO			
¿Por qué?	¿Cómo?	¿Quién?	¿Resultados?
Mide la proporción y niveles de los metabolitos de estrógeno 2-OH y 16-OH.	Ya sea en sangre u orina; durante la premenopausia: días 19–25 del periodo; mujeres que estén tomando TRH o anticonceptivos orales: 8–10 horas después de la última dosis.	Cualquiera con problemas de salud dependientes del estrógeno como cáncer de mama, lupus, osteoporosis y cardiopatías; mujeres que quieran tener una referencia sobre la cual monitorear la eficacia de las terapias de dieta, estilo de vida, y hormonas.	El desequilibrio de los metabolitos de estrógeno pueden llevar a problemas de salud graves, incluyendo cáncer.
Comentario: Aunque esta es una prueba aprobada por la FDA, es poco probable que se encuentre en el gabinete de su laboratorio local. No obstante, esta es una prueba por lo menos tan valiosa como medir sus niveles hormonales, o quizá más. Como la producción de metabolitos puede ser influenciada por prestar atención a la dieta y el estilo de vida, los resultados brindan una referencia que le puede dar a la mujer la motivación para comenzar o mantener una intervención positiva.			

El envejecimiento y la intimidad

A medida que la pareja entra en sus cuarentas y cincuentas, notarán ciertos cambios suceder en su cuerpo que provocarán que reevalúen su vida sexual. Muchas parejas pueden concluir equivocadamente que han alcanzado cierta edad cuando la actividad sexual ya no es posible o ya no es deseable. Con la expectativa de vida promedio llegando ahora hasta avanzados los ochenta y los noventa, abandonar la actividad sexual a medida que una envejece es renunciar a algunos de los mejores años de intimidad matrimonial.

Hay ciertos mitos acerca del sexo y el envejecimiento que todavía persisten. Un mito es que el sexo no es tan importante a medida que la gente envejece. Y que otras cosas en la vida como el compañerismo o las actividades recreativas pueden mantener unido el matrimonio. Incluso los nietos pueden ser una fuente de interés común para una pareja mayor. Se piensa que el sexo es algo que una hace cuando es más joven o quiere tener familia. Después de varias décadas deja de ser la gran cosa.

El segundo mito es que se supone que la actividad sexual se va desvaneciendo debido al proceso del envejecimiento. El cuerpo humano naturalmente tiende a dejar de poder ser sexualmente activo y el deseo sexual se supone que sigue a la capacidad de tenerlo. Como Dios creó nuestro cuerpo, cuando ya no puede hacer las cosas que solía, debe ser una señal de dejar de ser sexualmente activo. De otra manera, Dios podría habernos hechos capaces de mantenernos en el mismo nivel sexualmente.

El tercer mito es que el sexo después de cierta edad es peligroso. Los hombres, por ejemplo, podrían temer tener un ataque cardiaco al tener sexo.

El cuarto mito es más prevaleciente entre las mujeres. Como están envejeciendo y quizá no sean tan atractivas físicamente como lo fueron alguna vez, seguramente no son atractivas sexualmente para su marido. Si él todavía quiere tener sexo es solamente para satisfacer sus propias necesidades y no porque todavía la encuentre atractiva.

El mito final es que con la menopausia y la disfunción eréctil es demasiada molestia permanecer activo sexualmente. Es más fácil para todos los involucrados si el asunto no vuelve a salir a conversación y la vida matrimonial continúa sin él. La cantidad de trabajo involucrado no vale la pena las recompensas.

¿Qué podemos decir acerca de estos mitos? Una solamente tiene que considerar la Biblia para ver que Dios no tenía el propósito de que dejáramos de estar sexualmente activas al envejecer. Hay ejemplos del Antiguo Testamento que muestran a parejas que todavía eran íntimas a medida que envejecían, con Abraham y Sara como los mejores ejemplos de disfrutar del sexo en sus "años dorados".

Incluso a la edad de sesenta y cinco, Sara era tan hermosa que cuando ella y Abraham fueron a Egipto, el poderoso faraón la seleccionó para que formará parte de su harén (Génesis 12:11–15). Incluso cuando Sara estaba bien avanzada en los ochenta, Abraham le pidió que mintiera con respecto a ser su esposa para que no lo mataran por su belleza (Génesis 20). No obstante era estéril. Para el tiempo en que Dios facultó a Sara para concebir a su hijo, Isaac, Sara estaba bien entrada en sus noventas y Abraham tenía un siglo de vida (Génesis 21:5).

No hay registro en la Biblia de que Dios tuviera que convencer a Abraham de tener relaciones sexuales con su esposa, solo para que Él pudiera hacerla concebir. ¡El hecho de que podían seguir teniendo sexo era algo obvio!

Realidades hormonales

Los mitos pueden ser falsos, pero la realidad es que las relaciones sexuales no serán lo que solían ser a medida que envejece. Y las hormonas tienen más que ver con los cambios que cualquier otro factor, principalmente porque las hormonas controlan o afectan muchos de los demás factores.

Mantenerse en buena salud es obviamente una meta que vale la pena incluso si nunca vuelve a tener sexo, pero lo contrario también es cierto igualmente: si usted quiere mantenerse sexualmente activa, necesita permanecer en buena salud. Casi cada enfermedad producirá un impacto en su vida sexual. Las cardiopatías, la diabetes, la hipertensión y la obesidad, todas producen un impacto significativo en la vida sexual de la pareja.

Además de la disfunción eréctil en el hombre y el deseo sexual reducido en ambos cónyuges, la mujer que está envejeciendo debe lidiar con una mayor sequedad vaginal y el coito doloroso resultante. Sin embargo, esto no necesita ponerle fin a la intimidad. Las cremas vaginales con estrógenos de aplicación local pueden restaurar la lubricación natural para asegurar que el coito no sea incómodo para la mujer. Algunas veces también se requieren cirugías vaginales para mantener a la vagina funcionando adecuadamente.

Mujeres, tomen nota: es un hecho biológico que los hombres llegan al orgasmo mucho más rápido que las mujeres. Esta amplia disparidad con frecuencia ha dejado a las mujeres sin su justa porción de experiencias orgásmicas. Y como la mayoría de las mujeres no esperan alcanzar el orgasmo cada vez, la disparidad con frecuencia se deja sin mencionar. Pero ahora con la edad viene el gran ecualizador. Es como si Dios recordara a la mujer y le diera el regalo del tiempo. Porque ahora como al hombre le tomará más tiempo lograr y mantener una erección, el proceso no se puede apresurar como podría haber sido anteriormente cuando su marido era más joven o como cuando ella estaba cansada por lidiar con los niños y simplemente quería "quitárselo de encima". Ahora las relaciones sexuales son una experiencia a la que se le debe dar su tiempo. Se trata todo acerca del viaje y no solo del destino. Es aquí cuando el sexo se vuelve íntimo y no simplemente una carrera a la meta. Y como la casa no está llena de niños pequeños o de exigencias de trabajo, hay mucho más tiempo disponible para verdaderamente explorarse mutuamente y descubrir lo que le trae placer a cada uno.

El hombre ahora debe aprender a ser creativo y darle a su esposa placer sin importar la habilidad que todavía tenga para tener un coito vaginal. Las caricias previas ahora son lo más importante, y esto le da a su esposa el tiempo tan necesario que ella requiere para excitarse completamente y tener un orgasmo.

Bien vale la pena

Envejecer con toda seguridad es desafiante, pero también es recompensante. Las palabras del fallecido teólogo y periodista escocés, Carl Bard, se pueden aplicar no solamente a la intimidad sexual en la tercera edad sino a todos los desafíos del proceso de envejecimiento: "Aunque nadie puede regresar y volver a comenzar, cualquiera puede comenzar a partir de ahora y obtener un final completamente nuevo".[2]

Capítulo 14

ALIMENTOS ESENCIALES PARA LA SALUD HORMONAL DE LA MUJER

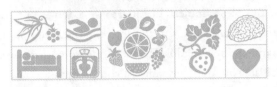

Sería imposible minimizar el papel que la buena nutrición tiene en nuestra salud general y el equilibrio del cuerpo. Los nutrientes que usted consume cada día en cada bocado que toma de los alimentos es lo que le da la energía para hacer su trabajo y para llenar su cuerpo de salud vigorosa.

Su cuerpo utiliza la nutrición para desarrollar, mantener y reparar sus tejidos. Los nutrientes facultan a sus células para comunicar mensajes de ida y vuelta para realizar reacciones químicas esenciales que la habilitan para pensar, ver, oler, gustar, moverse, respirar y eliminar residuos. ¿Es la buena nutrición crucial para el equilibrio del cuerpo y una salud llena de vida? ¡Puede apostarlo! Pero obtener información confiable acerca de nutrición puede ser un desafío.

Este capítulo se enfoca en el importante papel que desempeña la nutrición en soportar la salud de una mujer. La buena nutrición es el fundamento de una función celular saludable; ayuda a equilibrar las hormonas, brinda beneficios antiedad, auxilia a la producción de energía y protege de enfermedades.

Muchas mujeres descuidan nutrir su cuerpo con nutrientes dadores de vida porque como están muy involucradas en cuidar de los demás fallan en dedicar su atención a prácticas saludable para ellas mismas. Este capítulo la educará sobre qué alimentos son mejores para su salud personal y bienestar. Una vez que aplique estas recomendaciones, usted podrá tomar decisiones dietéticas informadas que a su vez la ayudarán a verse y sentirse más joven y, por supuesto, más saludable. Quizá todas las mujeres compartan la misma constitución física básica, pero cada individuo es única como la huella dactilar de su pulgar cuando se trata de sus necesidades nutricionales específicas.

Muchos factores se combinan para determinar sus necesidades nutricionales individuales, incluyendo:

+ La cantidad de estrés que experimenta y cómo lo maneja
+ Cómo su estilo de vida agitado agota su almacén nutricional
+ Cuáles son sus hábitos dietéticos

¡La nutrición no es aburrida! El propósito de Dios no era que usted pasara la vida comiendo alimentos blandos indeseables. Ha creado la Tierra con un banquete de opciones tentadoras y deliciosas no solamente para satisfacer sus papilas gustativas, sino para darle soporte a su salud en todas maneras posibles también. El Huerto de Edén era un lugar donde Adán y Eva se deleitaban en un banquete de delicias naturales preparado por su amoroso Creador. Eran verdadera y maravillosamente bendecidos. Todo lo que comían en ese exótico lugar no solo era genuinamente delicioso, sino que también era completamente nutritivo para sus cuerpos.

Piense en Adán y Eva y el Huerto de Edén a medida que considere restablecer sus hábitos de alimentación para ayudarle a su cuerpo a recuperar el equilibrio natural que fue creado por Dios para que usted lo disfrutara. Para evitar volverse aletargada y estrógeno dominante, coma los siguientes alimentos naturales frescos y sin procesar:

- Frutas
- Leguminosas (frijoles)
- Granos integrales
- Verduras
- Nueces y semillas

Manténgase cerca del Huerto de Edén cuando haga su selección. En otras palabras, entre más procesado y hecho por el hombre es un artículo, es más probable que saque a su cuerpo de su buen estado hormonal. En términos prácticos eso significa que debería limitar lo siguiente:

- Azúcar
- Carbohidratos refinados y procesados como el pan blanco
- Grasas hidrogenadas o saturadas
- Demasiada grasa poliinsaturada
- Papas instantáneas y arroz blanco

Esto no significa que tenga que privarse de una golosina dulce ocasional. Solo trate de asegurarse de que la mayoría de sus elecciones dietéticas estén más cerca del huerto, lo cual significa que sean no procesados, frescos, integrales y completamente naturales. Al limitar cuidadosamente los alimentos anteriores, usted debería poder equilibrar su nivel de estrógeno así como su nivel de cortisol, aliviando así muchos síntomas del SPM y la menopausia.

Busque los fitoestrógenos

Aunque usted quiere hacer a un lado los alimentos que están llenos de estrógenos sintéticos (xenoestrógenos), hay alimentos estrogénicos naturales que de hecho la ayudarán grandemente. Estos son llamados fitoestrógenos. Los fitoestrógenos se encuentran en algunas plantas y comerlos puede realmente ayudarla a equilibrarla hormonalmente. Los alimentos más altos en estrógenos vegetales incluyen:

- Soya (natural, orgánica, no modificada genéticamente es mejor)
- Linaza
- Aceite de linaza
- Granos integrales
- Perejil
- Semillas de hinojo
- Apio

Los estrógenos derivados de las plantas ayudan a equilibrar el estrógeno en su cuerpo. Si tiene altas cantidades de estrógeno, los estrógenos vegetales reducirán los estrógenos. Pero si tiene estrógenos bajos, los estrógenos vegetales de hecho, al fijarse a los estrógenos, elevarán y equilibrarán los niveles de estrógeno. Así que los fitoestrógenos trabajan en ambos sentidos para darle equilibrio hormonal.

Los estrógenos vegetales se fijan a los receptores de estrógeno, pero estos estrógenos vegetales solamente tienen una centésima de la fuerza del estrógeno. Aunque usted podría pensar que consumir estrógenos vegetales podría incrementar la cantidad de estrógeno en su cuerpo, el efecto suele ser lo opuesto. Como muchas mujeres en la premenopausia y con SPM también sufren de dominancia del estrógeno, esto es lo que sucede: su cuerpo recibe el fitoestrógeno más suave, que se fija al receptor de estrógeno y tiende a reducir su alto nivel de estrógeno. Por eso es que las mujeres orientales que comen dietas con muchos fitoestrógenos experimentan poco SPM. Por otro lado, si su nivel de estrógeno es demasiado bajo, los fitoestrógenos también se fijarán a los receptores de estrógeno, provocando un incremento en el efecto estrogénico. Estos maravillosos alimentos trabajan duro para ayudar a su cuerpo a equilibrar sus hormonas.

El papel de los fitoestrógenos como adaptógenos—estrógeno agonista y antagonista—significa que se involucran en diferentes procesos de señalización y de genes. Las investigaciones confirman que el incremento en el consumo de isoflavones lleva a proporciones favorables metabólicas y a una producción menor de estrógeno. Los siguientes son efectos favorables que algunos de estos nutrientes brindan.

Resveratrol. El resveratrol se encuentra en muchas plantas, pero es especialmente abundante en las uvas. Tiene sus propios efectos especiales de modulación de estrógeno que reducen la proliferación de las células mamarias e influencian el estrógeno circulante.[1] Nuevos estudios sugieren que el jugo de uva tiene abundantes propiedades saludables si tiene el cuidado de no beber su medicina como vino tinto.[2] Los lignanos (encontrados en las semillas de linaza, el salvado de los granos, las leguminosas y las semillas) y los isoflavones (como la soya y el trébol rojo) se convierten en el colon en una forma biológicamente activa que a su vez afecta la producción de hormonas. Influenciar un cambio a metabolitos 2-OH (buen estrógeno) es una de las cosas más importantes que hace la soya. La presencia de bacterias apropiadas en un equilibrio favorable es una parte esencial del trabajo metabólico. Una persona que ha comido soya toda su vida es apta para tener la proporción adecuada de bacterias y podría obtener significativamente más que alguien que ha comenzado a añadir soya a su dieta apenas recientemente. En otras palabras, no es solo lo que come, sino también el mecanismo para convertir los alimentos en una forma utilizable eficaz es importante.

Folato biológicamente activo. Las variaciones genéticas podrían hacerla más susceptible a producir metabolitos 4-OH o 16-OH (estrógeno "malo"). Los niveles bajos de las vitaminas B (B_6, B_{12} y folato) interrumpen la desintoxicación adecuada del estrógeno, lo que da como consecuencia un incremento en el estrógeno. Un porcentaje significativo de la población tiene problemas para utilizar el folato de vitamina B (ácido fólico) poniéndolos en riesgo de niveles más altos de homocisteína y el peligro consiguiente de un derrame cerebral, cardiopatías, depresión, Alzheimer y cáncer de colón y de mama.

El problema se resuelve con formas biológicamente activas de folato (5-formiltetrahidrofolato y 5-metiltetrahidrofolato).

Productos de soya alimenticia

Los isoflavones de la soya son los fitoestrógenos primarios que su cuerpo necesita. Una taza de soya es equivalente a una dosis regular de Premarin. Los productos de frijol de soya entero natural de hecho contienen cantidades más altas de isoflavones que otros productos de proteína de soya. Por lo tanto, escoja productos de harina de soya o de soya entera más que proteínas de soya con el fin de obtener sus fitoestrógenos. O podría tomar un suplemento que contenga aproximadamente 50 miligramos de isoflavones al día. El isoflavón genisteína es el fitoestrógeno principal de la soya (vea el "Lado Oscuro de la Soya" para precauciones y recomendaciones para consumir soya con el mayor beneficio de salud).

¿No sabe distinguir el tofu del tempeh? Aquí hay algunos de los alimentos de soya más comunes, junto con algunas sugerencias para usarlos:

Harina de soya. Elaborada de frijoles de soya asados y molidos, el harina de soya se puede utilizar para reemplazar un poco del harina de trigo utilizada para hornear. Los nutricionistas aconsejan comprar harina de soya sin grasa, la cual contiene menos grasa y más proteína que la variedad con grasa.

Tempeh. Estas tortitas rechonchas y tiernas están hechas de frijol de soya fermentado que ha sido adicionado con moho, lo que les da su distintivo sabor ahumado y almendrado. Puede asar el tempeh o añadirlo a la salsa de espagueti, al chili o a los estofados y potajes.

Tofu. Un alimento blanco cremoso y suave semejante al queso hecho de leche de soya cuajada, el tofu se puede utilizar en virtualmente cualquier cosa desde sopas hasta postres. Usted encontrará variedades suaves y firmes de tofu en la mayoría de los supermercados en la sección de frutas y verduras.

En las tiendas de especialidades orientales y de alimentos saludables hay otros alimentos de soya disponibles.

Quizá haya escuchado que las mujeres japonesas tienen pocas dificultades y síntomas durante la menopausia. Su incidencia de sofocos y sudores nocturnos es significativamente más baja que entre las mujeres occidentales. En una muestra multicultural se compararon a más de ocho mil mujeres de Massachusetts con mil trescientas canadienses, mil doscientas japonesas de cuarenta y cinco a cincuenta y cinco años de edad. La antropóloga médica Margaret Lock informó que estas mujeres japonesas tienen factores sociológicos y biológicos como la dieta que reducen los síntomas de la menopausia. Otros investigadores también han sugerido que la dieta asiática con mayores cantidades de fitoestrógenos reducen los síntomas de la menopausia.[3]

Si usted le quiere añadir más soya a su dieta, solo tenga cuidado de no ser alérgica a los productos de soya; algunas mujeres los deben evitar.

¿ESTÁ BEBIENDO SUFICIENTE AGUA?

Haga una prueba de orina sencilla: Si su orina es color amarillo oscuro comience a beber más agua. Usted sabrá que está adecuadamente hidratada cuando su orina tenga un color paja pálido.

¿Qué debería comer?

Nunca está de más que nos recuerden qué alimentos son genuinamente buenos para nosotras. ¿Su dieta diaria y semanal incluye algunos alimentos de todos estos tipos?

Frutas y verduras frescas

Las frutas es la manera en que la naturaleza sonríe. Se les ha llegado a llamar "los dulces de la naturaleza". Son maravillosos limpiadores de su sistema. Son altos en vitaminas y nutrientes, y tienen un contenido naturalmente alto de agua y azúcar que acelera su metabolismo para liberar residuos rápidamente.

Los azúcares de la fruta natural se transforman fácilmente en energía disponible que no engorda y que acelera su metabolismo. Esto es cierto solamente para las frutas frescas. Se deben consumir las frutas frescas antes de mediodía para la mejor conversión de energía y beneficios de limpieza. Las frutas le ofrecen una fuente maravillosa de potasio, calcio, magnesio y vitamina A. La vitamina A es un importante factor en la prevención de muchos tipos de cáncer y salvaguarda en contra de accidentes cardiovasculares como el derrame cerebral y el ataque cardiaco. También es muy importante para una vista clara y una fuerte inmunidad. El potasio ayuda a regular el equilibrio de líquidos de su cuerpo. Las mujeres con niveles de potasio bajos con frecuencia tienen un vigor bajo y se fatigan con facilidad.

Las frutas cítricas como las naranjas, limones y toronjas son altas en vitamina C. La vitamina C tiene actividad antioxidante y trabaja en sinergia para ayudar a reciclar la vitamina E. La vitamina C también se encuentra en los frutos del bosque y verduras verdes como el espárrago, el brócoli, la espinaca, las hojas de nabo y las hojas de diente de león. Debería tratar de consumir entre tres y cinco porciones de fruta al día.

La fruta más asombrosa de todas es la granada. La granada representa la longevidad y la inmortalidad en muchas culturas antiguas. Han sido utilizadas en la medicina popular alrededor del mundo para tratar cortadas, gargantas irritadas, diarrea, periodontitis e infecciones. Hipócrates las usaba para tratar la fiebre. Pero las investigaciones actuales muestran que realmente puede ayudar a prevenir los problemas de salud más comunes asociados con envejecer, en particular las cardiopatías. Esta fruta verdaderamente asombrosa afecta varios aspectos de las cardiopatías, incluyendo la arterioesclerosis, la circulación, la oxidación del LDL y la hipertensión. Las investigaciones de laboratorio sugieren que podría ser eficaz en la prevención de cáncer, diabetes, infección y artrosis, así como para la salud neurológica.

Hoy la granada es ampliamente reconocida por sus propiedades antioxidantes. Los estudios muestran que la granada tiene más poder antioxidante que cualquiera de los alimentos que se suelen recomendar como antioxidantes, incluyendo al arándano azul, el arándano rojo, el vino tinto y el té verde. También tiene una acción más poderosa que las vitaminas antioxidantes comunes como la A, C y E. Las propiedades antioxidantes de las granadas se le atribuyen al alto contenido de polifenoles solubles, incluyendo un tanino llamado punicalagina.[4]

La mayoría de los estudios sobre la granada se han enfocado en su efecto sobre las cardiopatías. Los estudios clínicos en los seres humanos se han enfocado en la capacidad de la granada para prevenir y tratar arterioesclerosis, diabetes, artrosis y cáncer. Algunos estudios también han documentado los efectos antibacteriales y antivirales de la granada.

Algunos estudios sobre los beneficios para la salud de las granadas han explorado su capacidad de detener e incluso de revertir la acumulación de placa en las arterias. Estos estudios muestran que las granadas ofrecen beneficios de salud significativos para las personas en riesgo de una cardiopatía. Se ha sugerido que las granadas combaten la arterioesclerosis por medio de estimular la actividad de la enzima paraoxonasa (PON) y de la proteína asociada con el HDL. Los estudios en animales muestran que los polifenoles inhiben la oxidación del LDL y reducen la arterioesclerosis, reduciendo así el riesgo de problemas cardiovasculares como el ataque al corazón y el derrame cerebral.

Además de su protección cardiovascular, las granadas ofrecen ayuda para la artrosis por medio de inhibir la descomposición de cartílago.[5] Los investigadores han identificado dos componentes antidemencia en las granadas: el ácido elágico y la punicalagina. Ambos componentes al parecer inhiben una serín proteasa asociada con la demencia.[6]

¡Cuando añade todos los otros beneficios, que incluyen una función inmune mejorada, salud neurológica y protección en contra del cáncer y la artrosis, puede ver cuán verdaderamente asombrosa la granada es realmente! Una fruta lo tiene todo; esta fruta roja brillante puede ayudar a prevenir y revertir las cardiopatías, ayudar a prevenir la demencia e inhibir la degradación del cartílago asociada con la artrosis.

Quizá haya escuchado que son las frutas y verduras con los colores más profundos las que llevan el mayor beneficio nutricional. En general eso es verdad. Por ejemplo, los alimentos rojos son "superalimentos" ricos en licopeno. El licopeno se encuentra en el tomate, la zanahoria, la toronja rosada, la sandía, el albaricoque y la fresa. Un alto consumo de alimentos con licopeno reducirá el riesgo de ataques cardiacos.

Los carotenoides suelen ser alimentos naranjas, pero también pueden incluir verduras verde oscuro. Incluyen zanahoria, sandía, tomate, melón, toronja rosada, camote, calabaza y espinaca. Los carotenoides pueden reducir el riesgo de desarrollar cáncer y son sumamente importantes en la función inmune.

Y sí, necesita comerse su brócoli. Usted necesita otras verduras crucíferas también como coliflor, repollo, coles de Bruselas y col rizada. Tienen potentes fitonutrientes que son importantes para ayudar a prevenir el cáncer de mama. Se sabe que la ingesta dietética de indole-3-carbinol (brócoli, repollo y otras verduras crucíferas) es protector por su capacidad para influenciar la función positiva del hígado para excretar estrógeno y promover buenos metabolitos de estrógeno. Si usted prefiere sus verduras en forma de píldora, dos extractos de verduras crucíferas conocidos como indole-3-carbinol y diindolilmetano (DIM) aproximadamente equivalen a comer dos libras [0,9 kg] de brócoli.

Además, usted será más sana si come pasto; ¡de veras! Los alimentos verdes que son altos en clorofila incluyen spirulina, clorela, cianobacteria, pasto de cebada, pasto de trigo y alfalfa. Estas verduras inusuales contienen casi cada mineral y mineral traza necesario para la supervivencia humana. También limpian nuestro cuerpo de toxinas y venenos y lo protegen de los efectos dañinos de estas toxinas.

Granos integrales

Una dieta saludable contiene tres o más porciones de granos integrales cada día. Los granos integrales como la avena, el centeno, el mijo, el amaranto, la quinoa, la cebada, los panes integrales, la pasta integral y el trigo sarraceno brindan fibra, proteína, carbohidratos, grasas, una abundancia de minerales, vitaminas del complejo B y otras vitaminas y lignanos, que ayudan con muchos problemas reproductivos. Los granos integrales pueden ayudar a reducir su colesterol total por medio de adherirse a él y ayudando a eliminarlo de su cuerpo. El mijo, en particular, es útil para alcalinizar el estómago y es aceptable para las mujeres que tienen alergias al trigo y crecimiento sobreabundante de levadura de cándida. La quinoa es libre de gluten. La avena es un grano de fibra excelente que ayuda a reducir el colesterol y promueve la regularidad intestinal. El trigo sarraceno es un grano que no es trigo. La cebada es una harina baja en gluten con un sabor dulce semejante a la malta. El amaranto es una antigua semilla azteca semejante a un grano que contiene proteína de alta calidad. Los granos integrales también le sirven bien a las mujeres ya que la fibra que contienen se adhiere al estrógeno que su cuerpo está tratando de desechar y se asegura de que sea eliminado. Además, los carbohidratos complejos que se encuentran en los granos integrales estabilizan los niveles de serotonina, lo cual brinda una función calmante y relajante.

Leguminosas

Si está tratando de reducir su consumo de proteína animal, recurra a las leguminosas como el pallar, el frijol pinto, el garbanzo, el frijol blanco, la lenteja, los guisantes y el frijol de soya. Todos son fuentes excelentes de fibra y carbohidratos complejos. Cuando los consume junto con granos integrales, crea el mismo equilibrio de aminoácidos que es equivalente a la proteína. Las leguminosas son fuentes ricas en vitaminas B. Si los combina con granos integrales y verduras de hoja, se está asegurando de que su cuerpo esté recibiendo ácidos grasos esenciales para combatir la inflamación.

Nueces y semillas

Las nueces y las semillas son pequeños almacenes de nutrición con todo y ácidos grasos omega-3 y omega-6, vitaminas complejo B y una plétora de minerales. Lo realmente excelente acerca de ellas es que ayudan a mantener su piel flexible y húmeda. Esto incluye a la mucosa vaginal y de la vejiga durante su transición entre la premenopausia y la menopausia ¡y más allá!

Almendra, pecana, nuez, semilla de girasol, semilla de calabaza, semilla de ajonjolí y semillas de linaza todas le ofrecen una abundancia de beneficios. Puede rociarlos en ensaladas y cereales integrales. ¡También constituyen una excelente guarnición! Trate de consumir un cuarto de taza de semillas o de nueces varias veces a la semana.

Vitaminas, minerales y especias

En el laboratorio se ha demostrado que la vitamina E inhibe el crecimiento de las células cancerosas. Los antioxidantes como el té verde y la D-limonene (de las frutas cítricas) evitan la formación de productos sumamente reactivos de la degradación del estrógeno, que son importantes porque afectan directa y negativamente el ADN. Y las investigaciones confirman que las especies que ocurren naturalmente como la curcumina de la especie curry y la cúrcuma, un miembro de la familia del jengibre, puede ser eficaz para proteger en contra de estrógenos ambientalmente tóxicos que estimulan el crecimiento de células de cáncer de mama de receptor positivo y negativo. También mejoran la desintoxicación.

¡PÁSENME EL CHOCOLATE!

A la mayoría de las mujeres se les antoja el chocolate durante su "tiempo del mes". Tienden a sentirse mejor después de comer algo "chocolatoso". La razón por la que se les antoja el chocolate es porque a sus cuerpos les falta magnesio, y el chocolate es una fuente de magnesio.

El magnesio es importante para la degradación y la excreción del estrógeno, lo cual es especialmente valioso para las mujeres en la mediana edad. Cuando usted está crónicamente estresada, puede volverse deficiente en magnesio incluso si consume alimentos ricos en magnesio diariamente. Cuando usted se expone a un estrés continuo—probablemente por cuidar de un padre anciano o enfrentar problemas hormonales, adolescentes, problemas financieros, problemas maritales o cualquier cosa que esta fase de la vida traiga a su camino—usted se volverá irritable y se fatigará fácilmente, y perderá su habilidad de concentrarse. Su presión arterial puede comenzar a deslizarse hacia arriba porque sus niveles de adrenalina en sangre aumentan.

Es bajo estas condiciones que el magnesio es liberado de sus células sanguíneas y entra en su plasma sanguíneo. A partir de allí es excretado en la orina. Un estudio en Francia descubrió que este agotamiento de magnesio inducido por el estrés era más dramático en las mujeres con personalidades tipo-A que eran competitivas y conocidas por ser más proclives a cardiopatías. Algunos investigadores sugieren que este agotamiento de magnesio entre los individuos con personalidad tipo-A puede ser la razón primaria por la que conllevan un mayor riesgo de ataques cardiacos. También es interesante observar que cuando una persona sufre un ataque cardiaco, se le administra magnesio inmediatamente.

El magnesio ayuda a regular el ritmo cardiaco y adelgaza la sangre. Otro beneficio es la habilidad del magnesio para relajar las arterias, a través de lo cual reduce la presión arterial.

La mayoría de los estadounidenses consumen dietas que fallan en cumplir con la recomendación mínima diaria de magnesio del gobierno. Lo más inquietante es la ingesta inadecuada entre los individuos que desarrollan cardiopatías. Además de añadir los alimentos siguientes a su dieta, puede suplementarla con hasta 400 miligramos de magnesio al irse a dormir. Los alimentos ricos en magnesio incluyen:

+ Almendra
+ Plátano
+ Zarzamora
+ Judía de careta

+ Dátil
+ Habichuelas
+ Trigo sarraceno
+ Mijo

+ Frijol de soya (el natural, orgánico, no modificado genéticamente es mejor)
+ Atún

- Brócoli
- Fibra
- Frijol blanco
- Camarón
- Sandía

Asegurarse de que su dieta tenga suficiente fibra también es sumamente importante para controlar los síntomas del SPM y la premenopausia. La fibra ayuda a eliminar el exceso de estrógeno a través del colon. Se unirá al estrógeno en el tracto gastrointestinal y evitará que sea reabsorbido de vuelta en el torrente sanguíneo. Los alimentos altos en fibra también ayudan a bajar el índice glucémico y por lo tanto ayudan a liberarla de ese terrible ciclo de comer azúcar y tener antojo de almidones. Los alimentos altos en fibra incluyen:

- Frijol
- Leguminosas
- Guisantes
- Granos integrales (germinados o libres de gluten)
- Frutas
- Lentejas

(¿Ha notado un traslape definitivo en los tipos de alimentos que deberían ser parte de su dieta? Muchos de ellos conllevan múltiples beneficios).

Agua

El agua es una parte esencial de la buena salud, constituye hasta 70% de su peso corporal. Las dietas que prometen bajar de peso rápidamente en realidad eliminan agua o músculo, ya que solamente se pueden perder una o dos libras [0,45 o 0,90 kg] de células grasas a la semana. Cuando bebe poca agua su cuerpo libera una hormona que hace que retenga agua y sodio. Usted debería consumir en onzas la cantidad de agua equivalente a la mitad de su peso corporal en libras para asegurarse de estar apropiadamente hidratada.

AÑÁDALE VIDA A SUS AÑOS CON UNA BUENA NUTRICIÓN

- Evite los alimentos fritos, la carne roja, demasiada cafeína y alimentos altamente especiados y procesados.
- Coma pescado fresco por lo menos dos veces a la semana para la salud y equilibrio de la tiroides.
- Las nueces, las semillas, las leguminosas, la fibra y los ácidos grasos esenciales son nutrientes vivos.
- Las frutas y las verduras frescas son ricas en enzimas y llenas de vitaminas, minerales y fibra.

Acceso limitado

Al limitar su consumo de ciertos alimentos, no deshará todo el bien de los alimentos saludables y nutritivos que come.

Azúcar

Las mujeres que comen más azúcar tienden a experimentar más síntomas de SPM y menopausia. Si come alimentos altos en azúcar y carbohidratos procesados, su azúcar en sangre se elevará junto con una respuesta correspondiente de insulina. Pero cuando la insulina se eleva, provoca que su azúcar en sangre caiga más bajo de lo que estaba cuando comenzó a comer. En ese momento se dispara una liberación de adrenalina y cortisol que tenderá a provocar un desequilibrio de la progesterona, llevando así a los síntomas indeseables.

Puede ver que esto es un círculo vicioso. La insulina que su cuerpo libera para reducir el azúcar de hecho la hará pensar que tienen antojo de más azúcar. Cuando come más azúcar o carbohidratos altamente procesados, el ciclo comienza nuevamente. Uno de los muchos perdedores en esta trampa es su equilibrio hormonal, porque cada vez que su azúcar se eleva y cae, sus hormonas también son afectadas directamente.

Por eso es crucialmente importante que limite drásticamente todos los azúcares y carbohidratos altamente procesados como el pan blanco, las tortas de arroz y los cereales.

Una alta ingesta de azúcar también es conocida por desempeñar una parte negativa en una multitud de nuestras enfermedades más comunes incluyendo hipoglucemia, cardiopatías, colesterol alto, obesidad, eczema, psoriasis, dermatitis, gota, infecciones por levadura y caries. El azúcar es adictiva, afectando primero el cerebro por medio de ofrecerle un impulso de energía falso que lo deja más bajo que cuando comenzó.

PELIGROS DEL AZÚCAR

Señales mentales y emocionales de consumir demasiada azúcar:

- Ataques crónicos o frecuentes de depresión con tendencias maniacas depresivas
- Dificultad para concentrarse, olvidos o ausencia mental
- Falta de motivación, pérdida del entusiasmo por planes y proyectos
- Independencia cada vez mayor: pensamientos y acciones inconsistentes
- Cambios de personalidad temperamentales con exabruptos emocionales
- Irritabilidad, cambios de estado de ánimo

Síntomas cerebrales y corporales asociados con el consumo excesivo de azúcar:

- Ansiedad y ataques de pánico
- Bulimia
- Candidiasis, síndrome de fatiga crónica
- Diabetes o hipoglucemia
- Adicción a los alimentos con pérdida de vitaminas B y minerales
- Obesidad
- Cambios de humor menopáusicos y baja energía inusual[7]

En momentos de estrés, depresión y ansiedad las mujeres con frecuencia recurren al azúcar. Esto es especialmente dañino para las funciones de su cerebro y su cuerpo. Además, el consumo excesivo de azúcar ha demostrado suprimir la respuesta inmune de su cuerpo. Si está consumiendo demasiada azúcar a diario, podría estarse poniendo en posición de un nivel bajo de azúcar en sangre. Muchas mujeres que sufren de ansiedad y depresión también tienen que lidiar con hipoglucemia.

DEMASIADO DULCE POR SU BIEN

Demasiados dulces o carbohidratos pueden contribuir con infecciones de levadura recurrentes. La diabetes también eleva el contenido de azúcar de la vagina y promueve el crecimiento de levadura. Si su dieta es alta en azúcares, recorte por completo los azúcares refinados y verá una mejora dramática.

No tanta sal

Reducir su ingesta de sal es vital para su salud. Y como muchos síntomas del SPM y la premenopausia se relacionan con la retención de agua, cuidar su ingesta de sal realmente puede marcar una diferencia.

Comer demasiada sal incrementa la retención de agua, la distensión abdominal y el edema. Estos síntomas comunes de la premenopausia y el SPM con frecuencia son causados por niveles elevados de cortisol y aldosterona. Al reducir su ingesta de sal, la mayoría de estos síntomas se pueden aliviar por completo.

Reduzca la sal por medio de limitar el consumo de alimentos altos en sodio, que son los alimentos procesados principalmente, y mediante comer más frutas y verduras frescas. ¡Y asegúrese de mantener el salero fuera de la mesa!

Y también está la comida chatarra

Somos la generación de la comida chatarra ¿Qué hubiera pasado si a Adan y a Eva les hubieran dado comida chatarra? ¿Se la habrían comido? ¿Les hubiera gustado? Probablemente no. De hecho, cuando se acostumbra a darle a su cuerpo abundantes alimentos naturales no procesados, ¡comienza a considerar la comida chatarra como algo que ni siquiera es comida!

Por lo tanto, el principio del Huerto de Edén realmente se aplica a la comida chatarra. Para vivir por encima de los miserables síntomas del SPM y la menopausia recorte drásticamente la cantidad de comida chatarra que come.

La comida chatarra es alta en azúcar y carbohidratos refinados y procesados, que estimulan la liberación de insulina. Esto lleva a la liberación de adrenalina y cortisol, lo cual provoca un desequilibrio en progesterona. A medida que se elevan los niveles de cortisol, finalmente provocarán una reducción de los niveles de progesterona.

Otros alimentos que le roban la salud

Los alimentos siguientes tienen poco lugar o no tienen lugar en un programa de equilibrio corporal porque ofrecen pocos beneficios nutricionales, si es que ofrecen alguno, e incluso pueden drenar muchos nutrientes valiosos de su cuerpo.

Cafeína. La cafeína estimula la liberación de hormonas de estrés, lo cual incrementará cualquier sentimiento de nerviosismo o de ansiedad que quizá tenga, así como le robará nutrientes valiosos del resto de su cuerpo que son necesarios para alimentar su estresado sistema nervioso. Además, la cafeína dispara síntomas de pánico y ansiedad, reduce la absorción de hierro y calcio, empeora el dolor mamario, incrementa la frecuencia de los sofocos y actúa como un diurético, acelerando la eliminación de valiosos minerales y vitaminas que necesita. Incrementa la producción de ácido en el estómago y eleva los niveles de colesterol y triglicéridos. Lentamente vaya purificándose de la cafeína por medio de reducir su ingesta diaria hasta que quede libre de cafeína. Hay tés y bebidas descafeindas maravillosas de las cuales elegir.

> Usted puede ayudar a equilibrar sus hormonas por medio de evitar lo siguiente:
>
> - Comida chatarra
> - Azúcar
> - Alimentos procesados
> - Cafeína
> - Alcohol
> - Alimentos fritos
> - Margarina

En lugar de ello, elija alimentos que sean nutricionalmente saludables para usted. Escoja:

- Frutas frescas
- Verduras frescas
- Carnes magras
- Granos integrales (germinados o libres de gluten)
- Grasas "buenas" (semillas, nueces, aceite de oliva, aguacates)

Lácteos. Muchas mujeres que se quejan de fatiga, distensión, depresión, gases intestinales, congestión nasal, escurrimiento postnasal y sibilancias sufren de alguna sensibilidad alimentaria, y con mucha frecuencia los culpables son los lácteos. Los lácteos son una de las fuentes principales de alergias alimentarias en la dieta estándar estadounidense. Pueden ocurrir reacciones retardadas como cambios de estado de ánimo, mareo, dolores de cabeza y dolores articulares. Otra consideración importante es la lactosa, que es el azúcar predominante de la leche y que no puede ser digerida por muchas mujeres. Las buenas noticias son que hay maravillosos sustitutos lácteos que están llenos de calcio y que son fáciles de asimilar. Pruebe la leche de arroz o la leche de almendras; pruebe sorbetes u otros postres congelados hechos de leche de arroz. Haga batidos con leche de arroz o leche de almendras. Pruebe el queso de leche de almendra o de arroz. Su cuerpo rápidamente le dejará saber que ha tomado una decisión más saludable. Observe todos sus síntomas alérgicos desaparecer en unos siete a catorce días.

Grasas y hormonas

Las dos hormonas principales elaboradas por los ovarios—el estrógeno y la progesterona—son dos de las hormonas esteroídicas del cuerpo. Las hormonas esteroídicas de hecho provienen del colesterol, y la mayoría de las hormonas esteroídicas son sumamente similares en forma. No obstante, tienen efectos extremadamente distintos. Las hormonas esteroídicas incluyen progesterona, estrógeno, pregnenolona, DHEA, androstenediona, testosterona, cortisol, aldosterona y otras.

Como todas estas hormonas esteroídicas están elaboradas a partir de colesterol (grasa animal; p. ej.: carnes, leche entera, yemas), es crucialmente importante jamás seguir una dieta estricta de no-colesterol o de no-grasa. Si elimina todos los alimentos y grasas de colesterol de sus dieta podría desarrollar un desequilibrio hormonal ya que todas las hormonas esteroídicas provienen del colesterol.

Aceites (grasas) que evitar

Los aceites hidrogenados y parcialmente hidrogenados son probablemente los aceites más peligrosos que puede consumir. Evite o reduzca en su dieta los aceites hidrogenados y la mayoría de los aceites vegetales procesados al calor. Los aceites hidrogenados y parcialmente hidrogenados son aceites hechos por el hombre como la margarina. Se encuentran en las papas fritas, la mayoría de los productos horneados, los dulces y la mayoría de los alimentos procesados. Los pastelillos, las tartas para el almuerzo y las galletas tienden a estar elaborados a partir de grasas hidrogenadas. Además, otros alimentos chatarra como las papas a la francesa y las papas fritas están hechas a partir de grasas poliinsaturadas como el aceite de girasol, el aceite de cártamo y el aceite de maíz. Estas grasas llevan a cantidades elevadas de prostaglandinas inflamatorias: potentes hormonas que disparan la inflamación y elevan los niveles de cortisol. Los aceites vegetales insaturados han sido procesados al calor y son sumamente inestables y casi siempre se arrancian. El aceite rancio provoca oxidación en el cuerpo, lo cual puede llevar a enfermedades degenerativas porque es probable que dañen los tejidos. Además, cantidades excesivas de estos aceites llevan a un desequilibrio en las hormonas femeninas.

Las margarinas son de hecho aceites vegetales calentados a temperaturas sumamente altas bajo alta presión, lo cual los transforma en aceites endurecidos poco naturales. Una pequeña cantidad de mantequilla orgánica ocasionalmente es mucho más saludable que comer grasas hidrogenadas o aceites vegetales insaturados procesados al calor. Los aceites vegetales insaturados procesados en frío que se encuentran en las tiendas de alimentos saludables son mucho más saludables.

Evite el sustituto de grasa, olestra, que se encuentra en muchos bocadillos y refrigerios como las papas fritas. Puede limitar la absorción de carotenoides, que son verduras nutritivas amarillas, naranjas y rojas así como las verduras de hoja verde oscuro, tanto como 50%.

Grasas saturadas

Aunque necesita una pequeña cantidad de colesterol, las carnes grasas y los productos de leche entera contienen xenoestrógenos, que pueden cargar su cuerpo con todavía más estrógeno y generar desequilibrios hormonales enormes. Puede balancear su consumo de grasas saturadas por medio de evitar los cortes grasos de carne y limitar sus cantidades de productos lácteos como la mantequilla, el queso y la leche entera.

Escoja las variedades orgánicas libres de grasa de leche, mantequilla y queso y escoja huevo orgánico. Lea las etiquetas con cuidado. Muchas de estas variedades han sido producidas libres de hormonas, pero no todas. Además, puede comprar carnes de animales de campo que han sido criados libres de hormonas sintéticas. Muchas tiendas de comestibles se están abasteciendo de estas variedades. Si no las puede encontrar en su tienda de comestibles local, búsquelas en su tienda preferida de alimentos saludables, pero siempre escoja los cortes menos grasos. En lugar de escoger carne roja o cerdo, coma más pescado, especialmente el pescado graso de agua fría como el salmón, la caballa, el fletán y el atún.

Al evitar las grasas animales, también evitará la ingesta oral de la mayoría de los xenoestrógenos que (como fue establecido en el capítulo 4) son sustancias que tienen actividad semejante al estrógeno. Los xenoestrógenos se encuentran no solamente en los plásticos, sino también en las hormonas utilizadas por los granjeros y ganaderos para engordar sus animales (pavo, pollo, res, cerdo y puerco) para el mercado.

A causa de nuestra continua exposición, los xenoestrógenos se están acumulando lentamente en nuestros tejidos, especialmente en los tejidos grasos. Esta es probablemente la razón principal por la que estamos siendo testigos de una epidemia importante en síntomas de menopausia en mujeres más jóvenes y de cáncer de mama en mujeres de mediana edad y mayores.

Estos son algunos consejos para ayudar a su cuerpo a deshacerse de los xenoestrógenos:

+ Escoja carnes magras, de campo, ya que la grasa de la carne regular es usualmente alta en xenoestrógenos.

+ Escoja alimentos orgánicos porque normalmente son libres de hormonas y pesticidas.

+ Escoja productos lácteos sin grasa o libres de grasa.

Recuerde que los fitoestrógenos (el estrógeno vegetal encontrado en los frijoles de soya, por ejemplo) también bloquean nuestro estradiol y xenoestrógenos tóxicos. Los fitoestrógenos ayudarán a su cuerpo a reducir los sofocos, prevenir la osteoporosis y auxiliar a su cuerpo en prevenir la sequedad vaginal. Además, las dietas que son altas en fitoestrógenos protegen en contra de los cánceres de mama y de colon.

Grasas buenas

Así como las grasas hidrogenadas son las grasas más dañinas (estas se encuentran en margarina, tortas, tartas, galletas y papas fritas), también hay grasas buenas que ayudan a mejorar los síntomas del SPM. Estas son:

+ Aceite de grosella negra

+ Aceite de borraja

+ Aceite de onagra

Estos aceites contienen altas cantidades de GLA, un ácido graso sumamente importante que estimula la producción de prostaglandinas buenas. De hecho reducen la inflamación, llevando a una disminución en cortisol.

El aceite de oliva virgen extra es excelente para freír al estilo chino o como aderezo de ensalada. Las grasas buenas también se encuentran en semillas y nueces, aceite de linaza, aceites de pescado y pescado graso como el salmón, la caballa, el arenque, el fletán y el atún. No obstante, las nueces se arrancian con facilidad, así que deben mantenerse en un recipiente hermético y almacenadas en el refrigerador o congelador.

Las calorías sí cuentan

A lo largo de esta discusión sobre nutrición corre el tema del dominio propio con propósito, y el de que la atención a las decisiones sabias se debe extender a la cantidad de alimentos que coma también. Las calorías sí cuentan, y la epidemia de obesidad es la evidencia más clara de ese hecho.

Tener sobrepeso o estar obesa incrementa significativamente su riesgo de desarrollar cardiopatías, diabetes, enfermedades en la vejiga, artritis y padecer un derrame cerebral o tener problemas respiratorios como apnea del sueño, así como cáncer de endometrio, de mama y de colon. Las tasas de mortalidad incrementan significativamente a medida que el IMC aumenta. En las mujeres particularmente, la obesidad también está asociada con irregularidades en el ciclo menstrual, complicaciones en el embarazo, crecimiento de vello con un patrón masculino, incontinencia y depresión.

IMC

El Índice de Masa Corporal o IMC en unidades imperiales se calcula por medio de tomar su peso en libras, dividirlo por el cuadrado de su altura (en pulgadas) y luego multiplicar el resultado por 703. Esta es la fórmula matemática:

$$IMC = \frac{M\,(lbs)}{H\,(in) \times H\,(in)} \times 703$$

El Índice de Masa Corporal o IMC en unidades internacionales se calcula por medio de tomar su peso en kilogramos y dividirlo por el cuadrado de su altura (en metros). Esta es la fórmula matemática:

$$IMC = \frac{M\,(kg)}{H\,(m) \times H\,(m)} \times 703$$

Busque en línea calculadoras de IMC fáciles de usar.

El equilibrio nutricional y el envejecimiento

A medida que la mujer envejece tiene dificultades para absorber nutrientes. Esto significa que se deben tomar decisiones nutritivas para ayudarla a mantener el equilibrio de su cuerpo durante el proceso de envejecimiento. Cuando las enzimas digestivas no están funcionando en su nivel óptimo, suceden deficiencias.

Esto es especialmente cierto para las vitaminas B. Para asegurarse de compensar la diferencia, debería comer abundantes verduras de hoja y granos integrales. Añadir levadura de cerveza y germinado de trigo a sus comidas la fortalecerá todavía más en contra del agotamiento de las vitaminas B. Asegúrese de consumir suficiente fibra a diario como avena, granos integrales, verduras crudas y linaza molida. Esto ayudará a reducir las toxinas de su tracto digestivo y evitará el estreñimiento. Incremente las bacterias saludables en su tracto digestivo por medio de consumir yogur y otros alimentos fermentados como sauerkraut y kefir. Estas fuentes de bacterias saludables ayudan a combatir infecciones.

Usted puede fortalecer los poderes antiedad de su siguiente comida por medio de añadirle orégano fresco. El servicio de investigación agrícola de la USDA probó la acción antioxidante de veintiún hierbas frescas diferentes y descubrió que todas las variedades de orégano quedaban en los primeros lugares, incluso por encima de la vitamina E.

Además de comer frutas cítricas, tomate, espárrago y verduras de hoja verde, tome vitamina C adicional todos los días para ayudar a combatir el daño de los radicales libres, fortalecer su sistema inmune y reducir el riesgo de cáncer. Cuando cocine, añádale abundante cebolla, ajo o ambos a sus platillos. Ambos tienen propiedades antioxidantes que mejoran la circulación.

Asegúrese de consumir proteína de calidad a diario en cada comida. Esto la ayudará a darle energía y brindarle a su cuerpo combustible de quemado lento y uniforme a lo largo del día. Las fuentes incluyen pescado, pollo, pavo sin grasa y frijol. Reduzca su riesgo de cardiopatías, cáncer y artritis por medio de comer alimentos ricos en vitamina E y selenio como las nueces, las semillas y los aceites vegetales.

A medida que envejece, la deshidratación se vuelve un tema importante. Asegúrese de mantenerse bien hidratada por medio de beber agua cada dos horas sin importar si tiene sed o no. Consuma en onzas de agua la mitad del peso de su cuerpo en libras. Mantenerse bien hidratada puede ayudarla a cortar su riesgo de estreñimiento crónico, fatiga, dolores de cabeza, subir de peso, falla renal y mala absorción de nutrientes. El agua pura la mantendrá hidratada y ayudará a todos los sistemas de su cuerpo a trabajar más eficientemente. Además, el agua ayudará con la eliminación adecuada, removerá toxinas, reducirá el dolor artrítico y ayudará a transportar proteínas, vitaminas, minerales y azúcares para su asimilación. El agua ayuda a su cuerpo a trabajar a su máximo.

Para asegurar un sueño descansado, restaurador, coma carbohidratos complejos que pueden promover relajación. Asegúrese de evitar cafeína, alcohol o azúcares simples en la noche, ya que la mantendrán despierta o evitarán que tenga un sueño profundo reparador.

Comience ahora a practicar la reducción calórica. A medida que envejezca, su cuerpo requerirá menos calorías; también quemará calorías a un ritmo más bajo. Además, una dieta baja en calorías ha demostrado proteger su ADN de daños. Esto podrá entonces prevenir la degeneración de órganos y tejidos. Trate de obtener más beneficios por las calorías que consume por medio de comer solamente alimentos de alta calidad, densamente nutritivos en cada comida. Coma frutas y verduras frescas, cultivadas orgánicamente si es posible.

Dios se preocupa por lo que usted come y por la manera en que come. Por eso es que su divino Creador llenó la Tierra con alimentos maravillosamente deliciosos y con otras cosas para mantenerla saludable y satisfecha. Probablemente no viva en el Huerto de Edén, pero muchas de las mismas elecciones nutricionales que fueron provistas allí todavía están disponibles para usted. El Huerto de Edén fue un lugar de belleza y equilibrio.

Capítulo 15

VITAMINAS Y SUPLEMENTOS ESENCIALES PARA LA SALUD HORMONAL DE LA MUJER

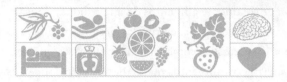

E L Creador divino suplió ricamente incontables vitaminas y minerales que diseñó de manera única para ayudar a su cuerpo a funcionar en su desempeño óptimo; incluyendo mantener un delicado equilibrio hormonal. Aunque las vitaminas y los minerales se encuentran en cierta medida en los alimentos que comemos, tomar vitaminas y minerales suplementarios restaurará al mismo tiempo el equilibrio de su cuerpo y lo mantendrá fuerte.

Las mujeres con frecuencia pasan por alto sus requerimientos nutricionales, de modo que quedan agotadas y descubiertas en relación con una nutrición sabia. Además, las enfermedades, la edad y las prácticas extremas dietéticas podrían hacer que sea imposible obtener todos los nutrientes de la comida por sí sola. Por ejemplo, consumir suficiente calcio cada día en la forma de alimentos y bebidas no es realista, así que la solución simple es tomar un suplemento de calcio.

¿Qué es un suplemento dietético?

Los suplementos dietéticos tienen el propósito de suplementar la dieta o incrementar la ingesta dietética total y contienen uno o más de los siguientes: vitaminas, minerales, aminoácidos, hierbas y otros productos botánicos que pueden ser concentrados, metabolitos, constituyentes, extractos o una combinación de estos. Aunque no están incluidos en esta definición, comúnmente se pueden encontrar en los suplementos productos derivados de animales y hormonas. Dentro de estas categorías, los productos pueden ser entidades singulares puras de componentes químicos conocidos o desconocidos o mezclas en las que todos o ninguno de los componentes sean conocidos o desconocidos. Las combinaciones posibles la dejan a una boquiabierta. Considere los ejemplos de suplementos dietéticos en la tabla siguiente:

Suplemento dietético	Ejemplos
Vitaminas	Complejo B (son 12), tales como las vitaminas B_1, B_2, niacina o ácido fólico (hidrosolubles); vitaminas A, D, E y K (liposolubles)
Minerales	Calcio, magnesio, sodio, potasio, selenio, cromo, vanadio, cobre, cinc

Suplemento dietético	Ejemplos
Hierbas	Piperita, manzanilla, hierba de San Juan, kava, equinacea, hidrastis, ginseng, valeriana, cimífuga, árbol casto, regaliz, lavanda
Enzimas	Las enzimas pancreáticas de los animales o de la fruta como la piña y la papaya (que contienen sustancias como la proteasa, lipasa, amilasa, etcétera)
Sustancias derivadas de tejido animal	Tejido del hígado, suprarrenales y timo de res, cerdo, y glándulas y órganos de oveja
Hormonas bioidénticas y análogas	La crema de progesterona sintetizada a partir de batatas, estrógeno concentrado a partir de la soya, dehidroepiandrosterona (DHEA) concentrada a partir de batatas
Metabolitos naturales	Antioxidantes como CoQ10; fitonutrientes como los flavonoides de los cítricos o la granada (ácido elágico); carotenoides (alfa y beta carotenos); policosanoles de la caña de azúcar
Mezclas	Productos que contienen dos o más ingredientes de las mismas categorías o de varias de suplementos dietéticos: multivitamínico mineral con o sin base herbal; fórmulas herbales tradicionales de la India (ayurvédicas), China o indígenas estadounidenses; mezclas novedosas de hierbas, vitaminas y enzimas

Los químicos de productos naturales identifican las moléculas dentro de alimentos y hierbas que demuestran potencial para marcar una diferencia en cómo se siente o para cambiar la fisiología y química de su cuerpo, como los niveles de colesterol u hormonales. Los suplementos pueden reforzar selectivamente partes del cuerpo que necesitan más de una sustancia particular que podría ser difícil obtener solo de las pequeñas cantidades en los alimentos. Cuando están concentrados, pueden mejorar lo que esté presente en los alimentos o complementar la dieta por medio de realzar el potencial de los alimentos para influir intencionalmente en la función física.

¿Cuáles son los criterios de seguridad y eficacia?

La intención de un fármaco es tratar una condición de salud o aliviar síntomas específicos. La intención de un alimento es nutrir y fortalecer al cuerpo o mejorar su función, de modo general o específico. La seguridad de ambos está vinculada con cuánto puede consumir sin efectos secundarios o arriesgarse a un evento adverso. Un peligro especial subyace en la combinación de productos dietéticos suplementarios con medicamentos de venta libre o de prescripción. La seguridad de los ingredientes también está asociada directamente con estar libres de contaminantes ambientales, sea que estos provengan del aire, del agua, de la tierra, de bacterias poco amigables o del proceso de elaboración.

La eficacia de un producto—su efectividad—depende de la preparación y la dosis. Las empresas de suplementos están limitadas por la ley en lo que le pueden decir con respecto a los beneficios reales de salud de la mayoría de los productos naturales porque eso los haría sonar como un fármaco; y están autorizados como un producto alimentario. Una empresa está limitada a declaraciones de estructura y función de la dosis recomendada.

Todos los fabricantes de suplementos dietéticos por ley deben adherirse a las especificaciones de las Normas de Correcta Fabricación (NCF) tan rigurosas como las que afectan a cualquier fabricante de alimentos preparados. La meta de las NCF para los suplementos dietéticos es asegurar que lo que esté en la etiqueta esté en el producto cada vez que se fabrique un lote, que no haya contaminación y que se desintegre (sea absorbido apropiadamente) en treinta minutos después de su consumo.

No es una crítica válida decir que la industria de los suplementos está "desregulada". Está regulada. No obstante, es decisión de la empresa si desea ir más allá y adoptar los estándares requeridos para la elaboración de fármacos de venta libre o la fabricación farmacéutica. Aunque no hay ninguna obligación de hacerlo, hay empresas de suplementos dietéticos y fabricantes que, en el espíritu de la excelencia y preocupación por productos inferiores y posiblemente dañinos, también escogen voluntariamente hacer justo eso.

> Nota: Si está embarazada, o tiene planeado embarazarse, deje de tomar todos los suplementos y consulte a su médico.

Todos los productos botánicos y suplementarios tienen una acción fisiológica. Si no la tuvieran, no habría razón para tomarlos. Los productos herbales pueden alterar las funciones corporales normales (y las anormales); por lo tanto, es importante comprender y volverse consumidoras informadas, sensibles a la posibilidad de interacciones entre las hierbas/alimentos/suplementos y los fármacos, así como deberíamos estarlo con las interacciones más peligrosas entre los fármacos de prescripción.

Las preocupaciones acerca de posibles interacciones entre hierbas y fármacos están especialmente justificadas cuando una hierba o combinación de hierbas tiene un efecto de enfoque similar al fármaco en cuestión. Una sinergia y antagonismo entre hierba(s) y fármaco(s) puede generar efectos adictivos, amplificando el efecto del fármaco. Por ejemplo, podría inhibir la absorción del fármaco, incrementar la eliminación, alterar el metabolismo del fármaco o el tiempo de excreción, provocar retención del fármaco o una lenta desintoxicación.

Protéjase de efectos adversos, siga estos lineamientos:

+ Asegúrese de ser sincera con respecto a todos los métodos alternativos que está usando por medio de informarle a su médico o farmacéutico que le está extendiendo una receta.

+ Tome las hierbas y las prescripciones en diferentes momentos del día.

- ❖ Esté al tanto de las alergias vegetales que tenga.
- ❖ Comience con una dosis baja a moderada de la hierba y auméntela poco a poco.

Alucinante, ¿no es así?

Las vitaminas y los minerales son importantes para regresar su cuerpo de vuelta al equilibrio hormonal adecuado. Pero si es como la mayoría de la gente, mirar los estantes de una tienda llena de botellas de vitaminas y otros suplementos puede dejarla sintiéndose un poco desconcertada. Si no hace nada más, por lo menos tómese un buen suplemento multivitamínico/multimineral diario.

Ayude a equilibrar las hormonas de su cuerpo con cinc, vitamina B_6, todas las demás vitaminas del complejo B y 400 miligramos de magnesio al día. Todos estos se pueden encontrar en un suplemento multivitamínico/multimineral.

¿CUÁNTO HIERRO NECESITA UNA MUJER?[1]

Las mujeres que están menstruando o están embarazadas necesitan más hierro que las mujeres en la postmenopausia (o los hombres). La cantidad de hierro que necesita como suplemento depende de su dieta. Las vegetarianas que no comen carne, aves o pescado necesitan casi el doble de hierro que el que aparece en la tabla porque su cuerpo no absorbe hierro no-hem de los alimentos vegetales tan bien como el hierro hem de los alimentos animales.

Etapa de la vida	Cantidad recomendada
Adolescentes (14–18)	15 mg
Mujeres adultas (19–50)	18 mg
Mujeres embarazadas	27 mg
Mujeres lactando	9 mg
Mujeres adultas (51 años y mayores)	8 mg

Al escoger un multivitamínico, busque las siglas "USP" [Farmacopea de los EE. UU.] en la etiqueta. Esto significa que el producto ha sido formulado para disolverse en un 75% después de una hora en los fluidos corporales. Para mejor absorción, tome su multivitamínico con alguna comida y no con el estómago vacío; de otro modo, podría experimentar náuseas. Otro consejo importante es asegurarse de que tome su multivitamínico con una comida que contenga un poco de grasa. Las vitaminas liposolubles A, D y E necesitan un poco de grasa para entrar a su sistema e ir a trabajar.

Elija un multivitamínico que incluya complejo B con un buen exceso de la dosis diaria recomendada. Asegure las cantidades adecuadas mediante no comprar multivitamínicos que se toman una vez al día. Generalmente brindan cantidades mínimas de suplementos para prevenir la enfermedad, pero no realzan las funciones de los órganos y glándulas ni fortifican reservas ni fortalecen las defensas del cuerpo. Si toma este tipo de multivitamínico, siga las instrucciones con cuidado; las píldoras adicionales pueden dar como resultado demasiada vitamina A o D.

Para mejorar la tolerancia, asegúrese de que no incluya alérgenos comunes como levadura, soya, leche, huevo, trigo, maíz o colorantes artificiales. La etiqueta le dirá la dosis; una empresa de buena reputación se mantendrá dentro de las dosis seguras. Evite "megavitaminas" que prometen la luna pero que exceden los límites seguros y tienen menos probabilidad de tener proporciones adecuadas entre los ingredientes.

Más allá del multivitamínico

Probablemente haya escuchado a alguien decir: "Tomar vitaminas solamente resulta en orina cara". La verdad es que todas las sustancias son excretadas finalmente, pero a medida que sus vitaminas siguen su camino a través de su torrente sanguíneo, desarrollan su salud y realzan su vida. Mantener su cuerpo cobijado con todo el espectro de vitaminas y minerales es semejante a tener una póliza de seguro que la ayudará a estar cubierta en contra del declive físico y las enfermedades degenerativas. En 2002 la revista médica de la Asociación Médica Americana, *Journal of the American Medical Association*, revirtió su posición antivitaminas de veinte años, para recomendar que la suplementación diaria es algo bueno.

Finalmente, lo que cuenta no es lo que toma, sino lo que absorbe; esto es llamado biodisponibilidad. Lo que usted quiere es que su vitamina se disuelva en treinta minutos y se mezcle con el alimento que esté comiendo.

Además de su multivitamínico necesitará comprar un suplemento de calcio aparte, a menos que su multivitamínico supla un total de 1000 miligramos en dos o más dosis al día. No gaste su dinero en megadosis. Una mujer en la mediana edad necesita alrededor de 1500 miligramos de calcio al día (800–1000 miligramos antes de los cincuenta). El 1% de calcio no involucrado en desarrollar y fortalecer los huesos y los dientes asegura que sus músculos se contraigan correctamente, que su sangre se coagule y que los nervios transporten mensajes a lo largo de su cuerpo. El agotamiento de calcio tiene como consecuencias todo desde insomnio y calambres musculares a agitación y depresión, además de pérdida ósea. Si no consume suficiente calcio, su cuerpo le robará a sus huesos para asegurarse de obtener lo que necesita para estos procesos vitales.

> Compre cápsulas de isoflavones o genisteína en las tiendas de alimentos saludables para ayudar a equilibrar sus niveles de estrógeno.

Como es cierto acerca de las vitaminas y los minerales, los alimentos permanecen siendo una importante fuente de calcio, pero muchas mujeres cortan los alimentos ricos en calcio de su dieta. Esto viene a perseguirlas a medida que envejecen, especialmente si no obtuvieron cantidades adecuadas durante el tiempo de desarrollo rápido de huesos en su adolescencia. La cafeína y los refrescos agotan el calcio, así como demasiada leche o azúcar, grasa, fibra proteínica o alcohol en exceso. Los medicamentos como la tetraciclina, los corticoesteroides, los antiacidos, los sedantes, los antibióticos y los relajantes musculares también merman el calcio. Si se siente propensa a eructar o con gases después de los alimentos, tome calcio con el desayuno; de otro modo, el calcio por la noche la ayudará a dormir y a reducir los calambres en las piernas.

SUPLEMENTOS PARA LA PREMENOPAUSIA

- Vitamina C: 1000 miligramos al día.
- Cromo: 200–400 microgramos diarios (equilibra el azúcar en sangre).
- Magnesio: 400–600 miligramos al irse a dormir.
- Cinc: 15–30 miligramos diarios.
- Sulfato de vanadio: 5–10 miligramos diarios (equilibra el azúcar en sangre).
- Calcio: Desarrolla hueso y dientes.
- Boro: 1–5 miligramos diarios (mantenimiento de huesos fuertes).
- Vitamina D: 100–400 unidades internacionales diarias (salud ósea).
- Vitamina E: 200–400 unidades internacionales diarias (antioxidante que protege el sistema cardiovascular).
- Complejo B: combate el estrés.

Utilice el carbonato de calcio cuando requiera un antiácido, pero no lo elija como su mejor fuente de calcio. El citrato de calcio es una mejor elección porque se absorbe bien y desacelera la pérdida ósea. El "Mercedes" de los calcios es el MCHC, o hidroxipatita microcristalina, un concentrado de hueso crudo químicamente complejo. La MCHC promueve la remineralización ósea en las mujeres en la postmenopausia. La MCHC es un alimento óseo completo que contiene calcio de origen natural junto con un espectro de minerales ulratraza incrustados en proteína biológicamente activa, que contiene todo lo necesario para desarrollar hueso.

Además del suplemento de calcio, busque también una alta variedad de antioxidantes:

carotenoides de origen natural, licopeno, luteína, alfa caroteno, criptoxantina, zeaxantina y los bioflavonoides como la quercetina y la hesperidina. Muchos suplementos son específicos para las necesidades de las mujeres en la premenopausia o la menopausia, y todavía más específicos para los síntomas personales de la mujer.

Para periodos irregulares el árbol casto, que también es llamado vitex, puede ayudar. Este producto herbal ayuda a estimular el hipotálamo para incrementar la hormona LH. Esto, a su vez, puede ayudar a estimular la producción de progesterona. Tome de 200 a 225 miligramos de extracto de vitex estandarizado al día o beba té de árbol casto.

SUPLEMENTOS DE LA MEDIANA EDAD

- Linaza. Ayuda a mantener la piel flexible y los tejidos vaginales saludables; también ayuda al cuerpo a producir prostaglandinas (agentes que combaten la inflamación).

- Vitamina E. Puede reducir el riesgo de ataque cardiaco y derrame cerebral con 400 unidades internacionales diarias; también es un nutriente de la piel y mantiene el estado de ánimo equilibrado, además de que alivia los sofocos. Revise con su médico si tiene hipertensión, diabetes o problemas de sangrado menstrual.

- Fibra. Mantiene un desecho de residuos regular del cuerpo. Las mujeres que están estreñidas tienen cuatro veces el riesgo de cáncer de mama que las mujeres que no lo están.

- Gamma orizanol. Derivado del aceite de salvado de arroz; una dosis de 300 miligramos diarios reduce los sofocos, dolores de cabeza, somnolencia y cambios de estado de ánimo.

La vitamina E puede ayudar a reducir el dolor mamario. Tome de 400–800 unidades internacionales diarias. Compre vitamina E natural, que es llamada d-alfa-tocoferol.

El ácido gama linolénico (GLA) es un ácido graso omega-6 encontrado en el aceite de onagra, el aceite de borraja y el aceite de grosella negra. El GLA puede ser útil para controlar el dolor mamario cíclico. La dosis normal de GLA es de 200–400 miligramos al día. O puede tomar 4 gramos de aceite de onagra al día o 2 gramos de aceite de borraja al día. No obstante, sea paciente, porque puede ser necesario que pasen algunos meses para notar los beneficios de esto.

Los ácidos grasos omega-3 o suplementos EPA/DHA en los que puede confiar

La creciente evidencia científica demuestra que el ácido eicosapentaenoico (EPA) y el ácido docosahexaenoico (DHA), los cuales no son elaborados por su cuerpo, influencian poderosamente la estructura celular de la membrana, su composición y su función. Benefician la piel junto con los sistemas cardiovascular y nervioso central, y la salud de la retina. Usted debe obtenerlos de los alimentos o suplementos. Un suplemento de EPA/DHA asegura una función hormonal adecuada por, ya sea incrementar o reducir los efectos hormonales. Si toma suplementos de "aceite de pescado", la calidad es esencial. La mejor opción de absorción óptima suple EPA/DHA en forma de triglicéridos. Cómprelos de una empresa cuyo producto tenga un grado farmacéutico y que garantice que no contenga niveles de mercurio dañino.

Otras buenas fuentes de omega-3 provienen de linaza. La linaza orgánica recientemente molida es preferible sobre el aceite, pero ambos son particularmente útiles con los sofocos. Las semillas de linaza brindan tanto aceite como fibra. Las fibras son consumidas por bacterias amigables en su colon y transformadas en FitoMSRE débiles, pero muy beneficiosos (fito = planta, MSRE = modulador selectivo del receptor de estrógenos). Si usted desea adquirir aceite de semilla de linaza, la mejor manera de usarlo es como aderezo de ensalada.

CÓMO IDENTIFICAR ACEITES ESENCIALES EN LOS QUE PUEDA CONFIAR		
Aceites esenciales	Cantidad por porción (rango)	Lo que debe saber
Concentrado lípido marino natural, con capa entérica	1 gramo	Busque suplementos con capa entérica, que evitan repetir el sabor del aceite de pescado y eructar. Si la etiqueta no declara la presentación del aceite de pescado ni garantiza la frescura o la pureza, no la compre.
EPA (ácido eicosapentaenoico)	180-300 miligramos	
DHA (ácido docosahexaenoico)	120-200 miligramos	
		Comprar el aceite concentrado es conveniente y económico; 900 miligramos: 1,5 gramos de EPA diarios.

Hierbas

Estas plantas probadas por el tiempo y aprobadas son verdaderos regalos de Dios. Él nos ha dado cada hierba del campo para la sanidad y fortalecimiento de nuestro cuerpo. ¡Muchas de nuestras medicinas modernas se derivan de hierbas! Investigadores de todo el mundo ahora saben que las hierbas son sumamente poderosas y eficaces. Hay investigaciones en curso sobre cómo y por qué las hierbas pueden traer equilibrio y sanidad a nuestra vida. En Europa las hierbas han sido utilizadas durante siglos, y continúan siendo usadas diariamente. Los europeos tienen confianza en la terapia herbal. Ahora los estadounidenses están abrazando las hierbas como una manera de prevenir y tratar enfermedades. No obstante, la educación es clave con respecto a tomar hierbas. Son poderosas y se deben tratar con respeto. Los médicos ahora están viendo pacientes que están tomando remedios herbales junto con sus medicamentos prescritos. Esto puede ser muy peligroso porque pueden haber interacciones sumamente reales y peligrosas, algunas que pueden amenazar la vida. Asegúrese de investigar antes de comenzar a usar hierbas para mejorar su salud.

Otros suplementos

No solamente se trata de suplementar vitaminas y minerales. El cuerpo de la mujer necesita muchos otros químicos a medida que va por la vida.

Ginseng. ¿Qué beneficios brinda el ginseng? El ginseng es conocido como un adaptógeno derivado de las plantas, lo cual simplemente significa que nos ayuda a "adaptarnos" a los rigores mentales y físicos de nuestros estilos de vida modernos. Es importante señalar que ginseng es el nombre de tres plantas distintas. El que es conocido más ampliamente es el ginseng Panax, también conocido como ginseng coreano, chino o asiático. Estudios animales han demostrado que los compuestos bioactivos del ginseng mejoran la sensibilidad del eje hipotalámico-hipofisario-adrenal al cortisol. Este eje también ayuda a regular su temperatura, digestión, sistema inmune, estado de ánimo, sexualidad y utilización de energía y es una parte importante del sistema que controla su reacción al estrés, a los traumas y las lesiones. Esto significa que el ginseng brinda protección en contra de estrés tanto físico como psicológico.

Usted puede tomar de 100–300 miligramos a diario en la forma de cápsulas, extracto o té de ginseng. Asegúrese de no mezclar el ginseng con cafeína u otro estimulante. La combinación podría causar palpitaciones.

Vitaminas y minerales para la depresión. Las siguientes vitaminas y minerales pueden ser útiles para combatir la depresión:

+ Colina. Esta vitamina de la familia B puede ayudar a conducir otras vitaminas B al cerebro.

+ Vitamina B_1. Su deficiencia puede llevar a la depresión.

+ Ácido fólico. Las cantidades bajas de este miembro de la familia de la vitamina B pueden estar vinculadas con la depresión.

+ Vitamina B_2. Los niveles apropiados pueden estar vinculados con la felicidad.

+ Vitamina B_3. Su deficiencia puede llevar a preocupación, depresión y temor.

+ Vitamina B_5. Los niveles adecuados pueden aligerar la depresión.

+ Vitamina B_6. Esta vitamina B puede ayudar a apagar síntomas emocionales, especialmente en las mujeres. Se ha sugerido un vínculo entre la deficiencia de la vitamina B_6 y la depresión.

- ✦ Vitamina B_{12}. Su deficiencia puede provocar depresión y confusión.

- ✦ La vitamina C. Su deficiencia puede llevar a confusión mental y depresión.

- ✦ Potasio. Los niveles bajos podrían estar relacionados con cambios bruscos de estado de ánimo, fatiga y debilidad, que son todos síntomas de la depresión. Las fuentes dietéticas de potasio incluyen plátanos, naranjas, guisantes y leche sin grasa.

- ✦ Aceite de pescado (ácidos grasos omega-3). Los investigadores han sugerido que los aceites de pescado pueden aminorar los síntomas de depresión así como otras enfermedades de la mediana edad como la artritis y las cardiopatías.

Busque un buen multivitamínico de complejo B que contenga todo el espectro de las vitaminas B junto con ácido fólico y colina. Esto puede ayudar a prevenir la deficiencia.

Si está experimentando señales de depresión, debería de inmediato evitar el alcohol, la cafeína y el azúcar, los cuales provocan cambios en la energía y el estado de ánimo.

SAMe (S-Adenosil metionina) es uno de los antidepresivos más seguros y eficaces del mundo. Trabaja más rápido y con más eficacia que otros antidepresivos, virtualmente sin efectos secundarios.[2] Sus beneficios incluyen una función cognitiva y una función hepática mejoradas, así como una desaceleración potencial del proceso de envejecimiento. De hecho, algunas personas toman SAMe solamente por sus propiedades antienvejecimiento.

SAMe PARA LA DEPRESIÓN

Nota: Se recomienda refrigerarlo. No se tome con otros antidepresivos de prescripción. Para mejores resultados con SAMe, también tome ácido fólico y vitaminas B_{12} y B_6).
Presentación: Cápsula
Dosis: 1200–1600 miligramos diariamente; tome dosis individuales con alimentos en la mañana, a medio día y en la tarde-noche.
Frecuencia: Tres veces al día, con los alimentos.

El 5-HTP es un intermediario en la síntesis natural del aminoácido esencial triptofano en serotonina. 5-HTP fomenta los niveles cerebrales de serotonina que pueden llevar a efectos positivos en el bienestar emocional.[3] Advertencia; no utilice 5-HTP con antidepresivos de prescripción.

Otros suplementos para la depresión

Se ha teorizado que los siguientes suplementos podrían tener efectos benéficos para la depresión y los trastornos del estado de ánimo relacionados.

DHEA (dehidroepiandrosterona): una hormona producida en los ovarios y en las glándulas de los hombres y las mujeres. Aunque la DHEA es importante para un buen funcionamiento cerebral, los niveles decaen en la mediana edad. La DHEA alivia la depresión por medio de mejorar el bienestar psicológico. Puede realzar la memoria, fortalecer la inmunidad, mejorar la condición física general y hacer que sea más fácil manejar el estrés.[4]

Pregnenolona. Una hormona producida por los ovarios y las glándulas suprarrenales. Las personas deprimidas tienen cantidad de pregnenolona menores a la normalidad en su líquido espinal. Puede incrementar la capacidad de manejar el estrés, tiene un efecto benéfico en el cerebro y el sistema nervioso y mejora la habilidad de retener y recordar información.

Acetil L-carnitina. Un aminoácido que se ha reportado alivia la depresión en una manera segura en algunas personas. También podría poseer efectos de realce cognitivo antienvejecimiento. Dosis: 1000 miligramos dos veces al día.

Hierba de San Juan (hipérico). Una hierba asequible que se ha usado por siglos para tratar la depresión. Esta hierba es usada en Alemania, donde de hecho está cubierta por la póliza de salud. En alrededor de un mes suceden resultados notables. Dosis: 300 miligramos tres veces al día. Por favor, observe que la Hierba de San Juan no se recomienda a las personas que estén tomando inhibidores de la MAO. También observe que la Hierba de San Juan podría interferir con otros medicamentos, incluyendo los medicamentos contra el cáncer. Consulte a su médico antes de usarla.

La depresión, una vez identificada, puede ser tratada y vencida. Muchas personas han desarrollado su vida espiritual al atravesar el oscuro valle de la depresión, emergiendo con más sabiduría y más establecidas que nunca antes.

Suplementos para una vida plena

Los agentes naturales tienen el potencial de ayudarla a envejecer bien con una gran cantidad de energía y de calmar su mal humor y dolores para que pueda funcionar a un nivel más alto. Esto se logra por medio del apoyo de varios órganos y sistemas de glándulas que directa e indirectamente contribuyen con un metabolismo hormonal equilibrado.

Finalmente una dieta rica en una variedad de frutas y verduras, al mismo tiempo de limitar la ingesta de proteína animal y grasa saturada, ejercitarse hasta sudar, refinar su capacidad para lidiar con las situaciones y comprometerse a una vida expresada plenamente son las claves para un envejecimiento saludable y una menopausia sin novedades. De hecho, esta es toda la propuesta de vivir una vida plena; y es una meta que se puede lograr. La transformación viene de enrolarse en el proceso de la autoevaluación y dar esos pequeños pasos. Aunque nunca "llegue" por completo puede entrar al camino. Quizá no esté lista hoy, pero esta tarde podría volver a considerarlo. ¿Y qué tal mañana? Así que con esto dicho, hay intervenciones seguras y eficaces que llevan la promesa de ayudarla a sentirse mejor sin obligarla a que cambie cada uno de sus hábitos de alimentación y estilo de vida.

LO QUE PUEDEN HACER LAS VITAMINAS Y LOS MINERALES

Vitaminas y minerales con dosis diarias recomendadas (RDI) establecidas	Cantidad diaria/ Rango	Efectos deseados/Resultados
Vitaminas liposolubles		
Vitamina A (palmitato de retinilo)	1500-5000 unidades internacionales	El uso a largo plazo de la vitamina A (>10 000 unidades internacionales) puede incrementar la pérdida ósea en la población en envejecimiento. Los carotenoides que contienen beta caroteno, son precursores de vitamina A que pueden ser ingeridos en cantidades ilimitadas. El cuerpo convierte el beta caroteno en vitamina A según se necesite. Los carotenoides también contribuyen con beneficios de salud siendo antioxidantes en su forma natural como protectores del sistema inmune y para la prevención de cáncer.
Beta caroteno o carotenoides naturales (medidos como equivalencias de vitamina A)	10 000–25 000 unidades internacionales	
Vitamina D (como calciferol)	200–400 unidades internacionales	Como D3 (calcitriol) es auxiliar en la absorción de calcio. La conversión de la vitamina D cuando es expuesta a la luz solar con toda probabilidad disminuye con la edad.
Vitamina E (como succinato d-alfa tocoferol o acetato d-alfa tocoferol)	100–400 unidades internacionales	Incremente temporalmente (3–6 meses) a 800–1200 UI para aliviar sofocos, realzar el sistema inmune, aliviar la sequedad vaginal, quistes mamarios y problemas de la tiroides. Demasiada vitamina E puede provocar náusea, gases o diarrea. Si se toman grandes cantidades (>800 unidades internacionales) durante un tiempo prolongado se puede incrementar el tiempo de sangrado.
Vitaminas hidrosolubles		
Vitamina C (como ácido ascórbico)	200–1200 miligramos	Desarrolla colágeno y mantiene encías, dientes y vasos sanguíneos sanos.

LO QUE PUEDEN HACER LAS VITAMINAS Y LOS MINERALES

Vitaminas y minerales con dosis diarias recomendadas (RDI) establecidas	Cantidad diaria/ Rango	Efectos deseados/Resultados
Vitaminas del complejo B		Los miembros de la familia de vitaminas del complejo B son vitaminas solubles en agua. Se desechan a diario con el agua; son auxiliares en el estado de ánimo, la mente, la memoria y el metabolismo del hígado.
B_1 (como nitrato de tiamina)	15–50 miligramos	La vitamina B_1 (tiamina) es auxiliar en la conversión de proteína, carbohidrato y grasa en energía, en la desintoxicación, en el corazón y en los sistemas nerviosos. Las consecuencias de su escasez son fatiga, depresión, sensaciones de hormigueo como "alfileres y agujas" o entumecimiento de las piernas.
B_2 (como riboflavina)	15–50 miligramos	La vitamina B_2 (riboflavina) es auxiliar en la energía celular, producción de hormonas, funciones neurotransmisoras, ojos y piel saludables, así como en la producción de eritrocitos.
B_3	50–500 miligramos	La niacina es importante para liberar energía de los carbohidratos y la degradación de grasas y proteínas. Tome dosis de ‹10 miligramos al día, de otro modo puede provocar sonrojos. La niacinamida no provoca sonrojos y es benéfica para la movilidad de las articulaciones.
Ácido pantoténico	100–500 miligramos	Mejora la síntesis del colesterol; participa en la síntesis de hormonas.
Vitamina B_6 (como hidrocloruro de piridoxina)	20–100 miligramos	La vitamina B_6 (piridoxina) es útil en la síntesis de proteína, elaboración de hormonas, eritrocitos y más de sesenta enzimas y en la función del sistema inmune. La deficiencia puede resultar en una escasez de serotonina y contribuir con la depresión.
Folato	200–800 microgramos	Se le atribuye a la deficiencia de ácido fólico/ folato 30% de las cardiopatías coronarias, de las enfermedades vasculares y de los derrames cerebrales. Regula la división de células y es auxiliar para la salud de las encías, los eritrocitos, el tracto gastrointestinal, el sistema inmune y el sistema nervioso central. Alivia la depresión en los ancianos y protege contra Alzheimer.

LO QUE PUEDEN HACER LAS VITAMINAS Y LOS MINERALES

Vitaminas y minerales con dosis diarias recomendadas (RDI) establecidas	Cantidad diaria/ Rango	Efectos deseados/Resultados
Vitamina B$_{12}$	100–1000 microgramos	Esencial para un sistema nervioso saludable y en el desarrollo de células sanguíneas.
Biotina	50–500 microgramos	Cabello y uñas saludables
Colina (como bitartrato de colina)	50–500 miligramos	Mejora el metabolismo de las grasas.
Inositol	50–500 miligramos	El inositol es auxiliar en la transmisión nerviosa y el metabolismo de las grasas y puede ayudar a aliviar la depresión.
Ácido para-aminobenzoico (PABA)	10–50 miligramos	
Minerales		
Calcio	250–500 miligramos	Varias formas de absorción en distintos grados
Magnesio (como glicinato, gluconato, citrato u óxido, o como una combinación de ellos)	250–500 miligramos	El magnesio en la forma de citrato actúa como laxante con más de 400 miligramos al día. El óxido de magnesio se utiliza pobremente cuando está combinado con carbonato de calcio. Si una fórmula multimineral o producto de magnesio utiliza las formas de óxido o citrato, entonces esté segura de que están combinadas con otros sistemas de entrega, una combinación de glicinato, citrato y óxido. Participa en más de trescientas reacciones enzimáticas, incluyendo la producción de energía. La deficiencia intensifica las reacciones al estrés por medio de incrementar la liberación de hormonas del estrés.
Hierro (como glicinato, citrato o fumarato)	5–10 miligramos	El hierro se vuelve menos importante después de la menopausia y no debería tomarse como suplemento porque podría aumentar los riesgos cardiacos.

LO QUE PUEDEN HACER LAS VITAMINAS Y LOS MINERALES

Vitaminas y minerales con dosis diarias recomendadas (RDI) establecidas	Cantidad diaria/ Rango	Efectos deseados/Resultados
Cinc (como aspartato, gluconato o citrato)	10–20 miligramos	Todos los minerales se adhieren a vehículos. La importancia de los vehículos es controversial. Escoja minerales adheridos a vehículos que sean conocidos por absorberse bien y no afectar el equilibrio del pH del ácido estomacal. Los vehículos minerales derivados de proteína vegetal, o aminoácidos individuales son excelentes.
Manganeso (como aspartato, gluconato, glicinato)	1–2 miligramos	
Cobre (como lisinato o aminoácido quelado)	1–2 miligramos	
Evite los multivitamínicos/multiminerales con bases herbales o extractos de hierbas (introducen la posibilidad de provocar alergias y adulteración; sus niveles generalmente son demasiado insignificantes para ser terapéuticos).		

Capítulo 16

PRÁCTICAS DE UN ESTILO DE VIDA SALUDABLE PARA TODA MUJER

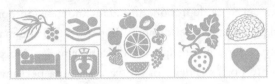

SU CUERPO ES un estado dinámico de flujos hormonales todos los días, todas las horas, particularmente cuando entra en la mediana edad. Este viaje en montaña rusa afecta su estado de ánimo y su comportamiento, su control de temperatura, su piel, su memoria y la capacidad para dormir. Incluso afecta la duración de su vida. Las hormonas son influenciadas seriamente por el hígado, las glándulas suprarrenales y la tiroides, y la capacidad de su cuerpo para mantener niveles de azúcar equilibrados. Toda esta variedad de eventos hormonales y de funciones orgánicas y glandulares se ve influenciado por ciertas vitaminas, productos botánicos, micronutrientes no esenciales y más. Y, no obstante, ninguna cantidad de nutrición, suplementación, ejercicio y optimismo le garantizará una vida de salud. La salud y el equilibrio hormonal podrían no ser las metas finales de todos modos, sino más bien componentes (importantes) de la verdadera meta de la vida: la felicidad.

Todo se reduce a una *actitud*. ¿Está dispuesta a gastar un poco de energía y tiempo con el fin de ser feliz? ¿Sabe cómo lograr un equilibrio emocional?

SEA UNA VENCEDORA

¿Qué necesita para vencer en su actitud y su perspectiva de la vida?

- Amargura
- Pensamientos negativos
- Ansiedad
- Tristeza
- Excesiva preocupación y estrés
- Decir palabras destructivas en lugar de palabras de ánimo
- Otro: _____

Su actitud acerca de la vida está vinculada significativamente a su percepción de las opciones y expectativas a las que se aferra. Nadie tiene por qué repetir la herencia médica o emocional de nuestra familia. Somos libres para educarnos a nosotras mismas, escoger hacerlo en una manera distinta y decidir no estar alrededor de personas o situaciones que disminuyan nuestro bienestar emocional o físico. Cuando decidimos quedarnos atoradas, todo lo que obtenemos por nuestro esfuerzo es depresión, ansiedad, indefensión aprendida y enfermedad. Una persona feliz toma pasos para hacer cambios. Esperar que la buena vida caiga del cielo no existe. No se va a sentir mejor a menos que decida comer mejor. No puede tener una buena condición física solamente por considerarlo. No va a ser una persona organizada deseando serlo. Requiere trabajo.[1]

Hay evidencia de una conexión entre el cerebro y la inmunidad en la que participan las hormonas la cual está influenciada por un cambio hacia actitudes más positivas y esperanzadoras. Se ha dicho que la fe tiene su propia recompensa, pero el fruto que da es tanto espiritual como físico. Las personas mayores que son activas en su religión, las que van a los servicios y participan en las actividades religiosas privadas tienen una presión arterial más baja.[2] Las investigaciones confirman que las fieles tienden a tener vidas más largas.

Tres cuartos de los estudios sobre el poder sanador de la oración que fueron financiados por los Institutos Nacionales de la Salud han demostrado beneficios a la salud. La religión promueve compañerismo, conexión y emociones positivas. En general se encuentra vinculado a un estilo de vida más sano. Hay pocas discusiones en contra de que la oración levanta la moral, reduce la agitación, la soledad y la insatisfacción con la vida y que realza la capacidad de lidiar con la vida.[3]

Culpabilidad

¿Qué hace con los sentimientos de culpa de que su mala salud sea el producto de sus propias decisiones y remedios de salud mal manejados: la expectativa de que en verdad debe tener un futuro difícil? ¿Se recrimina a usted misma? "Si solamente me hubiera tomado la leche que mi mamá seguía dándome, no estaría enfrentando la decisión de si debería tomar Fosamax…Si hubiera cambiado de trabajo en lugar de vivir bajo una presión tiránica, posiblemente podría recordar el teléfono de mi hija…Si solamente le hubiera dado la vuelta a la manzana en lugar de sentarme en el coche tomando un latte mientras mi hija de diez años tomaba su clase de piano, no tendría un sobrepeso de veinte libras o nueve kilos…Si solo…". ¡Alto! A pesar de que hubiera hecho todas esas cosas, todavía existiría una porción de cada enfermedad que estaría fuera de su control. A pesar de una genética "perfecta" y un régimen riguroso de salud, aun así todavía podría padecer cáncer de mama o la enfermedad de Alzheimer.

"Entonces, ¿para qué molestarse?", podría preguntar. La respuesta es simple: entre mejor esté funcionando su cuerpo, tiene mayores probabilidades de que pueda resistir ataques graves y no tan graves a su salud con energía y seguridad. Usted podría retrasar la aparición del Alzheimer hasta un punto en el que pudiera permanecer en casa hasta el final de sus días sin volver locos a todos. Podría morir *con* cáncer de mama no *de* él. Y si ninguna de estas espantosas predicciones llega a suceder, será bendecida con más energía y vitalidad para vivir cada día que viva.

Usted no es una perdedora. No es un fracaso. No es culpable. Puede esforzarse y tomar decisiones informadas, o no. De cualquier manera, usted debe esperar y orar por lo mejor. Aceptar la responsabilidad es importante y puede incrementar las probabilidades de sentirse mejor, verse mejor y vivir más tiempo. Emocionalmente, recriminarse—sentirse culpable—con toda seguridad hará que se enferme más.

La culpa también podría hacerla temer tratar de mejorar. El razonamiento sería que si fracasa, habría probado que es una perdedora o que no hay esperanza. Entre más nebuloso es el diagnóstico de lo que la aqueja como fibromialgia, fatiga crónica, ansiedad y depresión, mayor es la tendencia a culparse a usted misma.

Pero la verdad es que no hay nadie que no tenga una carga que llevar. Es verdad, algunas cargas son mayores que otras. Pero si usted siente que la suya es la carga más pesada de todas y que ya no le sorprende cuando se le añade un nuevo problema al montón, su perspectiva podría no ser adecuada.

Buscar bendiciones

Creer una mentira puede llevarla a estar en cautiverio y provocar que acepte pasivamente las circunstancias o las situaciones que jamás debería haber aceptado. Por ejemplo, si a usted se le hubiera dicho que fue creada por Dios para ser pobre y estar quebrada, posiblemente aceptara la pobreza. Si su jefe se rehusara a pagarle, usted podría aceptarlo como su parte en la vida sin siquiera resistir. Si los ladrones y asaltantes le quitaran sus cosas, podría ni siquiera intentar defenderse. Esa aceptación sería creada por la mentira que la llevó a permitir la pobreza en su vida en una manera que nunca fue el propósito de Dios.

Funciona igual con su salud. Si usted cree que la incomodidad mensual del SPM es lo que le tocó en la vida como mujer, ese sistema de creencias puede entonces llevarla a aceptar pasivamente lo que Dios jamás tuvo el propósito de que tuviera en lugar de buscar una cura.

Dios no la ha maldecido. De hecho, ¿sabía que Él ha hablado grandes y poderosas bendiciones sobre su vida? Estas son algunas de ellas:

> Y vendrán sobre ti todas estas bendiciones, y te alcanzarán, si oyeres la voz de Jehová tu Dios.
>
> Bendito serás tú en la ciudad, y bendito tú en el campo.
>
> Bendito el fruto de tu vientre, el fruto de tu tierra, el fruto de tus bestias, la cría de tus vacas y los rebaños de tus ovejas.
>
> Benditas serán tu canasta y tu artesa de amasar.
>
> Bendito serás en tu entrar, y bendito en tu salir.

Jehová derrotará a tus enemigos que se levantaren contra ti; por un camino saldrán contra ti, y por siete caminos huirán de delante de ti.

Jehová te enviará su bendición sobre tus graneros, y sobre todo aquello en que pusieres tu mano; y te bendecirá en la tierra que Jehová tu Dios te da.

—DEUTERONOMIO 28:2–8, 11

Incluso frente a todas estas bendiciones poderosas, algunos podrían decir: "Bueno, estas bendiciones eran para Israel, no para mí". ¡No es así! La Biblia dice: "Mediante Cristo Jesús, Dios bendijo a los gentiles con la misma bendición que le prometió a Abraham, a fin de que los creyentes pudiéramos recibir por medio de la fe al Espíritu Santo prometido" (Gálatas 3:14, NTV). "Así que no se preocupen por el mañana, porque el día de mañana traerá sus propias preocupaciones. Los problemas del día de hoy son suficientes por hoy" (Mateo 6:34, NTV). "¡Tú guardarás en perfecta paz a todos los que confían en ti; a todos los que concentran en ti sus pensamientos!" (Isaías 26:3, NTV). "Pongan todas sus preocupaciones y ansiedades en las manos de Dios, porque él cuida de ustedes" (1 Pedro 5:7, NTV). Jesús dijo: "Venid a mí todos los que estáis trabajados y cargados, y yo os haré descansar" (Mateo 11:28). "Ahora que saben estas cosas, Dios los bendecirá por hacerlas" (Juan 13:17, NTV).

Por supuesto, cuando está experimentando un terrible SPM o una trágica infertilidad o síntomas de menopausia monumentales, podría ser difícil pensar en que su cuerpo está siendo especialmente bendecido, pero así es. Con una genialidad sobrenatural, Dios creó su cuerpo como una obra maestra viviente: una obra de arte divinamente diseñada. Y con solo una poca sabiduría de Dios, usted puede aprender a trabajar con su cuerpo para ayudarlo a funcionar mejor de modo que verdaderamente se sienta mejor.

¡Avance!

Nuestro cuerpo fue diseñado para moverse: estirarse, correr, caminar, saltar y jugar. Usted no quiere tener problemas para levantarse del sillón a causa de inactividad, estrés, malos hábitos de dieta, depresión, fatiga y falta de sueño de calidad.

Estamos viviendo en una época en la que el trabajo físico no es la norma. Vivimos en una sociedad acelerada de alta tecnología en la que el ejercicio debe ser una actividad planificada. La mayoría de nosotras no cultivamos la tierra, ordeñamos vacas, podamos nuestros cuarenta acres traseros o cavamos pozos. Hemos llegado a la época de las lavadoras y lavavajillas computarizadas, y aspiradoras robóticas.

Somos más avanzadas técnicamente, pero menos saludables físicamente que nuestras abuelas. Ellas experimentaron trabajo físico que les aliviaba el estrés y que las dejaba cansadas, pero satisfechas al final de cada día. Eso es diferente de las mujeres de hoy, que permanecen estresadas y cansadas día tras día.

El ejercicio es un tónico con efectos milagrosos en el estado de ánimo, el peso, los niveles de energía y la calidad del sueño. Además, el ejercicio incrementa la inmunidad, es un supresor natural del apetito, mejora el HDL (el buen colesterol), crea endorfinas que alivian el dolor, fortalece los huesos en la mediana edad, reduce la probabilidad de enfermedades cardiovasculares y mejora la circulación y la respiración.

LISTA DE CONTROL DE EJERCICIO

❑ Movimiento. Tomo cada oportunidad para incrementar mis movimientos diarios (caminar en lugar de conducir, subir por las escaleras en lugar de usar el elevador, etcétera).

❑ Aeróbico. Realizó de treinta a sesenta minutos de ejercicio aeróbico, como caminar, correr, nadar, montar en bicicleta, etcétera, tres o seis días a la semana.

❑ Fuerza. Tengo una rutina de ejercicios musculares que me desafía por lo menos tres veces a la semanas, como levantamiento de pesas, fortalecimiento abdominal, etcétera.

❑ Estiramientos. Tengo una rutina de estiramiento que realizo tres veces a la semana.

❑ Apoyo. Tengo una compañera de ejercicio o amiga que me alienta y me pide cuentas, que a su vez hace que la actividad sea más agradable.

Si persiste en trabajar duro sin tomar tiempo para el ejercicio regular, usted comenzará a notar, en la mediana edad, que su espalda le duele, su cuello y hombros están tensos, sus rodillas rechinan y le duele la cadera. Sin ejercicio regular, no podrá manejar el estrés físico. Puede ser difícil de creer, pero el simple acto de inclinarse mal o salir de la cama demasiado rápido puede torcerle la espalda o hacerla tener un tirón muscular. Entre más pronto comience a nutrir y cuidar de su cuerpo, más feliz y saludable será.

La mejor prevención del declive funcional con el envejecimiento está basado en seguir estando física y mentalmente activa lo más posible al mismo tiempo de alimentar su cuerpo con nutrición de primera. No hay una ganancia monetaria por esforzarse en realizar una solución tan natural y sencilla. Sin embargo permanece siendo la verdad; y usted lo sabe. La "clave" para envejecer bien ya está en su posesión: aceptar dónde está, mantenerse firme y monitorear su actitud.

Aferrarse patéticamente a la juventud es un desperdicio de energía en comparación con gastar esa energía en enriquecer la vida de alguien más o de maximizar el impacto de una vida de experiencia por medio de compartirla con generaciones más jóvenes.

Sin embargo, algunas maneras de conservar su juventud tienen sentido. Por ejemplo, algunas fuentes dicen que si usted come verduras—cinco o más porciones al día—puede considerarse dos años más joven de lo que es realmente (y por lo tanto dos años menos cerca de morir o de debilitarse). Puede quitarse otro año o más de su edad por medio de comer cinco onzas [141,7 g] de nueces, o tres porciones o más de pescado a la semana.

Su cuerpo no requiere adoptar un deporte extremo ni pasar el tiempo con jóvenes de veintitantos para estar en forma. Solamente sacar a pasear s su perro bombeará sangre adicional al cerebro, le suministrará más oxígeno y glucosa, lo cual tendrá como consecuencia nuevos capilares e incrementos en las sustancias del cerebro que protegen y fortalecen las neuronas y nuevas conexiones neuronales. El estudio del corazón Framingham Heart Study descubrió que gastar dos mil calorías a la semana en actividades físicas (caminar una hora al día) incrementaba la expectativa de vida dos años.[4]

PROGRAMA DE CAMINATA SIMPLE

No considere caminar un trabajo. En lugar de ello, decida verlo como "su tiempo". Un tiempo especial para que usted salga y disfrute el exterior. Comience a caminar a un paso que sea cómodo para usted, lo suficientemente vigoroso para que no pueda cantar, pero no con tanta energía que no pueda hablar. Gradualmente, incremente su tiempo de caminata vigorosa de treinta a sesenta minutos, tres o cuatro veces a la semana.

(Nota: Cada columna indica la cantidad de minutos a caminar. Lleve a cabo tres sesiones de ejercicio cada semana. Si le parece cansado el patrón de una semana en particular, repítalo antes de continuar al siguiente patrón. No tiene que terminar el programa de caminata en doce semanas).

Semana	Caminar	Caminar vigorosamente	Caminar	Minutos
1	5	5	5	15
2	5	7	5	17
3	5	9	5	19
4	5	11	5	21
5	5	13	5	23
6	5	15	5	25
7	5	18	5	28
8	5	20	5	30
9	5	23	5	33
10	5	26	5	36
11	5	28	5	38
12	5	30	5	40

La actividad física (solamente llámelo ejercicio si quiere) protege su corazón por medio de elevar la salida cardiaca, fortalecer el músculo y mejorar el suministro de sangre, al mismo tiempo de beneficiar a cada órgano y sistema. Promueve un incremento en la motilidad intestinal, moviendo los alimentos a través de él y reduciendo la inflamación, mejorando así el funcionamiento del sistema digestivo. Menores índices de cáncer y diabetes, una presión arterial más baja y cambios positivos de estado de ánimo son el resultado de mantenerse activo; ninguna píldora puede lograr tanto.

Usted es un ser espiritual que está teniendo una experiencia terrenal. Por lo tanto, así como nutre su cuerpo, debe alimentar su alma y su espíritu. Las vicisitudes de la vida podrían llevarla a autoexaminarse y forzarla a darle una mirada más profunda a su vida. Las creencias antiguas podrían ser desenterradas y descartadas. O bien, la incredulidad podría ser desafiada o reemplazada con fe. Su salud espiritual y su fe personal en su Creador es el tónico dador de vida que está escondido del resto del mundo. Si lo cultiva y se conecta diariamente con Dios, experimentará la paz interna y la capacidad para lidiar con los desafíos de la vida. Dos fuertes creencias son las que más la ayudarán. Primero, usted debe tener fe en que Dios tiene un plan y un propósito para su vida. Segundo, usted debe tener la fe en que Él obrará en sus pruebas para su bien final, sin importar cómo pueda verse su situación.

La comunión con Dios es igual a verdadera felicidad. Muchas personas grandes antes de nosotros han confesado que sin Él, la vida no tiene propósito. Con Él, las posibilidades son interminables. Los imperios han sido conquistados y se han ganado guerras cuando, para la mente natural, tales resultados habrían parecido como imposibilidades.

Pase tiempo en oración y meditación a diario, viva una vida de servicio y ame incondicionalmente. Al hacerlo añadirá muchos años significativos a su vida.

Tome la prueba "Un año de vida"

Imagine que le queda solo un año de vida. ¿Qué haría durante ese tiempo? Divida las cosas que haría en tres categorías:

+ Cosas que disfruta hacer
+ Actividades que debe hacer
+ Actividades que no disfruta y que no tiene que hacer

Ahora, elimine todas las actividades que no disfruta hacer y que no tiene que hacer. Y para el resto de su vida, olvídese de ellas. La mayoría de las mujeres sienten que nunca terminan en un día todo lo que deberían hacer. Si usted elimina las actividades de la categoría tres y se enfoca solamente en las cosas que disfruta hacer y en las cosas que tiene que hacer, su nivel de estrés se reducirá significativamente y usted estará mucho más feliz (y probablemente más sana, también). Con mucha frecuencia tratamos de cargar nuestras propias cargas cuando el Señor quiere cargarlas por nosotras. Cuando somos dirigidas por el Señor, podemos soltar las actividades que no deberíamos estar haciendo, y podemos tener la energía de hacer lo que Él desea que hagamos. Reducir el estrés por medio de darle nuestras cargas aminorará dramáticamente los síntomas de la premenopausia y la menopausia.

¿Qué constituye una buena actitud? Mientras que las revistas científicas sobre el comportamiento están llenas de lo que enferma a la gente, hay una escasez de investigaciones sobre lo que forma la felicidad. Lo que se sabe es que la gente que se siente más contenta en la vida, con mucha frecuencia está casada y tiene creencias religiosas. Las personas casadas son más felices que cualquier otro grupo; las religiosas más que las no religiosas. El hilo en común es un sentir de estar conectadas. La verdad básica es que fuimos hechas por nuestro amoroso Creador para relacionarnos. Nuestra vida tiene un significado y un propósito mayor cuando amamos y apreciamos el valor de los demás, de nosotras mismas y de nuestro Dios.

Usted no tiene que estar casada para practicar el aprecio o amar. Necesita involucrar su más alto nivel de función cerebral para participar en una actividad amorosa. El amor es una manera de vivir: una perspectiva. Las investigaciones indican que el aprecio es la forma más pura y fuerte de amor. Ya que abraza el optimismo, la valentía y un lugar sobre el cual depositar nuestro amor. Un amor así es dirigido hacia afuera y no busca nada para sí. Está enfocado en la familia, las amigas, nuestro trabajo o lo que nos apasiona. La capacidad de amar nos hace valientes y nos faculta para enfrentar todo tipo de situaciones cotidianas. Es un gran antídoto para el temor. Y mientras amamos, sana, reduciendo el estrés, realzando la creatividad, aliviando el dolor, mejorando la inmunidad y reduciendo la presión arterial.

....

Envejecer: inevitable.
Sentirse vieja: opcional.

....

Usted no desarrollará un espíritu que aprecie y sea amoroso por medio de enfocarse en todo lo que está mal. Así que en lugar de ello pase tiempo desarrollando sus fortalezas y bendiciones. Si esto es difícil para usted, permita que esta oración esté en su mente mientras saca sus pies de la cama: "Gracias por otro día, y muéstrame como puedo ser una bendición para alguien". Mientras se cepille los dientes, dé gracias por sus bendiciones: su familia, sus amigas, el trabajo o los pasatiempos que disfruta y el techo sobre su cabeza.

Si ya no puede trotar más, agradezca los veinte años que pudo hacer un ejercicio tan riguroso, por la disciplina que requirió y la contribución que hizo a su salud actual. Si no puede comer algunos de los alimentos que le gustaban en el pasado, esté agradecida por un cuerpo que sabe mejor que usted lo que le conviene. Si los sofocos la están despertando, considérelo "tiempo ganado" con el que está siendo bendecida para orar sin interrupciones. No gaste tiempo en su fragilidad o debilidades. ¿Qué sigue haciendo bien? ¿Cómo puede poner sus fortalezas a trabajar para maximizar su salud o enriquecer la vida?

El contentamiento con la vida viene con reconocer que no siempre podemos sentirnos felices. Si fuera fácil, no tendríamos que luchar para encontrarla. La felicidad es realista. Nos pide que enfrentemos la verdad de que nuestras ambiciones laborales y nuestras pasiones son causas dignas que valen la pena pelear por ellas, pero no morir por ellas. Nuestros hijos siguen siendo un regalo a pesar de mantenernos despiertas por la noche preguntándonos por su destino. Si el dolor de la quimioterapia mejorará la calidad de vida o la alargará permanece siendo una interrogante, pero marchamos hacia adelante sabiendo que estamos haciendo nuestro mejor esfuerzo para este momento de la vida.

Tener la expectativa poco realista de que cada momento en la vida se supone debe ser enormemente dichoso es una receta para la infelicidad. Los esfuerzos externos jamás lograrán hacerlo realidad. Más de 250 000 personas mueren al año creyendo que darse todos los gustos que puedan sin hacer ejercicio, junto con el placer de comer y beber, les traerá felicidad. El resultado es adicción, una mala salud y la muerte.

La felicidad es como un visitante que viene y va. Los detalles la brindan con mayor consistencia: recibir una llamada de una amiga, tener la energía de caminar, escuchar a las aves cantar. Con toda seguridad usted ha tenido la experiencia de lograr algo que usted estaba convencida le traería la felicidad, solamente para encontrar pesar en su lugar. "Si solamente fuera saludable…rica…estuviera casada…soltera…tuviera muchos hijos…viviera en el campo". ¿Su felicidad depende de un "si solo"? ¿Es un "si solo" la fuente de su dolor? Vivimos con nuestros recuerdos, decepciones y enfermedades. Podemos quedarnos atoradas o ir más allá de ellos, usándolos para levantarnos a un nuevo entendimiento y sabiduría.

Celebre la vida con un corazón alegre

El propósito de su vida es que sea una celebración, ¡no una lucha! Pero con mucha frecuencia lo que sea que esté sucediendo (los síntomas del SPM, por ejemplo) pueden hacerla sentir como si apenas estuviera sobreviviendo. Aprenda cómo cultivar un corazón alegre; cambiará su perspectiva por completo. Tener un corazón alegre es más poderoso que cualquier medicina para restaurar a una mujer agotada que esté envejeciendo prematuramente. La mejor medicina para vencer el estrés y la depresión es la risa. De hecho la Biblia dice que "el corazón alegre constituye buen remedio" (Proverbios 17:22).

Norman Cousins escribió un libro llamado *Anatomía de una enfermedad* en 1979. Cousins utilizó la risa para combatir una enfermedad grave y de hecho recuperó su salud riendo. Vio películas y programas de televisión graciosos y leyó libros graciosos. Lo que descubrió ha probado ser cierto en los años desde entonces. Una buena risa a carcajadas es capaz de estimular los órganos principales como un masaje. La risa también ayuda a elevar el nivel de energía de la persona y ayuda a sacar a alguien del foso de la depresión. Prescripción para la salud: tómese descansos todos los días para reír. Encuentre cosas graciosas que ver y leer. La risa es contagiosa. En lugar de ver de manera crítica una situación difícil, encuentre lo divertido acerca de ella. El hombre o la mujer promedio ríen solamente entre cuatro y ocho veces al día. El niño promedio ríe unas ciento cincuenta veces al día. Fortalezca su sistema inmune por medio de ser más como una niña y ría más a menudo.

Dicho llanamente, el gozo le da fuerza. La Biblia dice: "No se desalienten ni entristezcan, porque el gozo del Señor es su fuerza" (Nehemías 8:10, NTV). Las circunstancias no importan, porque es verdaderamente posible encontrar gozo, no en las circunstancias, sino en Cristo. Y como Norm Cousins aprendió: el gozo lleva a la sanidad y a una salud sostenida.

Viva en el poder del perdón y la paz

Es crucialmente importante perdonar a quien la haya ofendido. Pídale al Espíritu Santo que le recuerde cualquier falta de perdón que se esté escondiendo en su corazón. No guarde rencores porque carcomerán su alma como un cáncer. Jesucristo no pecó ni dijo jamás una mentira. Aunque fue maltratado, nunca trató de ponerse a mano. Y cuando sufrió, no profirió ninguna amenaza. En lugar de ello tuvo fe en Dios quien juzga justamente. Como Jesús fue castigado por el pecado, sin haber cometido ninguno, pudo tomar nuestro pecado y el de todos los demás en la cruz. Él murió para que usted pudiera ser perdonada. Gracias a este gran regalo, usted puede encontrar el poder del perdón. Si ha albergado rencores escondidos y resentimientos en contra de alguien—incluso contra Dios—en este momento entrégueselos a Dios. Él la ayudará a caminar en su propia perfecta paz.

Rechace la preocupación. Tener ansiedad por su futuro solamente servirá para debilitarla física y espiritualmente. La preocupación jamás ha logrado nada, pero el gozo lo vence todo:

> Regocijaos en el Señor siempre. Otra vez digo: ¡Regocijaos! [...] Por nada estéis afanosos, sino sean conocidas vuestras peticiones delante de Dios en toda oración y ruego, con acción de gracias. Y la paz de Dios, que sobrepasa todo entendimiento, guardará vuestros corazones y vuestros pensamientos en Cristo Jesús.
>
> —Filipenses 4:4–7

Reemplace la preocupación con la confianza y la paz de que Dios tiene un maravilloso plan para toda su vida.

Rompa el poder de las palabras negativas. Con frecuencia las mujeres que están batallando con el SPM y la premenopausia dicen palabras bastante negativas acerca de sus síntomas. Probablemente las haya escuchado. Dicen cosas como: "Tengo la maldición". Tristemente esa personas no se dan cuenta de que tales palabras son poderosas y que pueden producir resultados negativos. La Biblia dice: "La lengua puede traer vida o muerte; los que hablan mucho cosecharán las consecuencias" (Proverbios 18:21, NTV). Tómese un momento de vez en vez para escuchar su "conversación consigo misma". Podría sorprenderse. Si usted está hablando palabras negativas sobre sí misma, deténgase. Pídale a Dios que llene su boca de un aprecio y gratitud genuinos por todo en su vida, incluyendo el precioso don de la procreación y todos los eventos hormonales que vienen con ella.

¿Ha experimentado preocupaciones por los síntomas inducidos por sus hormonas? ¿Ha dudado de sí misma cuando se sentía indispuesta? Tenga la tranquilidad de que no hay nada en su vida que se haya salido de control. Dios está adornando su vida con una maravillosa temporada de cambio. Este tiempo especial de cambio proviene de Él. Abrace su nueva temporada con gracia, emoción y paz por medio del poder de la fe.

Conquiste su estrés con fe. Muchas mujeres estadounidenses están entrando a la premenopausia y la menopausia a una edad temprana, en parte a causa del tremendo estrés de su estilo de vida. El equilibrio hormonal de estrógeno y progesterona, así como las deficiencias en esas hormonas, se relaciona con la cantidad de estrés que se enfrenta a diario. Para conquistar su estrés, intente pasos espirituales simples:

Fije su atención en Dios, no en sus problemas. Morar en sus problemas produce inquietud interna y evita que el poder de Cristo, el Príncipe de paz, la consuele y la calme.

Ore y agradézcale a Dios por todas sus bendiciones. Cuando se siente estresada, tiende a olvidar todo lo que Dios ha hecho y está haciendo en su vida. No obstante sus bendiciones pesan mucho más que cualquier crisis temporal. A medida que ore por sus necesidades, también agradézcale a Dios por su cuidado providencial. *Elimine los pensamientos negativos por medio de meditar en pensamientos edificantes.* Usted se convertirá en lo que piensa (Proverbios 23:7). Por lo tanto, en lugar de morar en lo que la estresa, remueva los pensamientos negativos, reemplazándolos con las actitudes llenas de gozo descritas en la Biblia.

Ore. La oración es un recurso ilimitado para llenar su vida del Espíritu de Dios, sabiduría y fuerza. Él va a fortalecer su cuerpo y le dará la determinación de tomar los pasos naturales que usted necesita tomar con el fin de caminar en salud. La Biblia dice: "Y conoceréis la verdad, y la verdad os hará libres" (Juan 8:32). Quizá nunca había considerado que esta escritura incluía problemas hormonales, pero así es. Tiene que ver con toda la verdad, ¡incluso con la verdad con respecto a su cuerpo y su salud!

Usted puede levantarse por encima de las incomodidades de su conjunto particular de desafíos físicos, mentales y emocionales. Por medio del poder de una buena nutrición, elecciones de estilo de vida saludable, vitaminas y suplementos, y, sobre todo, mediante el poder de una fe dinámica, usted puede recibir el poder de detener el declive y transformar su vida.

Con la gracia de Dios, la agudeza mental, la fuerza física y un gozo creciente la esperan.

Vivir saludablemente no es un ejercicio de privación. Una vez que entre en el camino, es algo que la automotiva.

....

Consejo sencillo de salud: ¡Esfuércese por su salud!

....

Hoy no hay excusas para no estar informada acerca de cada aspecto de su salud. La información le da esperanza y el conocimiento para que le vaya mejor. Entre más sepa, puede discernir más. En verdad, hay mucha presión por ignorar la realidad personal, apresurarse y tomar atajos. Pero ser saludable requiere que se establezca metas razonables, que pueda ir alcanzando dando pasos pequeños enfocándose en cómo lucirá la vida cuando vaya más allá de pensar que tiene que comerse esa rosquilla o limpiar su plato. ¿Qué va a requerir para hacerlo lo suficientemente importante como para cambiar sus caminos o se esperará a la crisis?

EL A-B-C PARA LA VIDA

A. Antioxidante antiedad. La vitamina E es un antioxidante antiedad que reduce el riesgo de ataques cardiacos al actuar como un anticoagulante y vasodilatador en contra de los coágulos de sangre y retarda el envejecimiento celular y mental.

B. Respire bien. Respirar adecuadamente la ayudará a relajarse. Comience desde el mismo fondo de sus pulmones y respire lentamente por su nariz.

C. Compromiso con una mejora continua en todos los aspectos de su salud hormonal.

La conclusión es: usted es competente y poderosa; tiene opciones. Hágale saber a los demás lo que necesita y no necesita de ellos. "Levante la mano" si es que requiere ayuda para vencer obstáculos para comenzar. Nunca es demasiado tarde para hacer lo correcto.

Las mujeres enfrentan problemas hormonales sumamente reales, y nuestra fe en la profesión médica y la tecnología ha sido sacudida. Pero todavía tenemos una abundancia de información física sobre la cual ejercitar nuestras habilidades de pensamiento crítico, y tenemos mentores espirituales y emocionales que nos pueden mostrar el mejor camino por el cual andar. Usted no solamente puede encontrar su bienestar personal óptimo, sino que también puede ser capaz de influenciar y edificar a aquellos con los que entre en contacto.

Al aplicar fe a cada curva y bache a lo largo del camino, usted puede salir victoriosa de cada transición con gracia y paz, y podrá entrar en las maravillosas cosas que Dios tiene esperando para usted a la vuelta de la esquina. Siga aprendiendo, y siga buscándolo para que la dirija. Esta siguiente etapa de su vida será la mejor de todas. Con fe en Dios, ¡no puede fallar!

NOTAS

Capítulo 1
Todas somos mujeres aquí

1. C. J. Gruber et al., "Mechanisms of Disease: Production and Actions of Estrogens" [Mecanismos de enfermedad: Producción y acción de los estrógenos], NEJM 346(5) (2002): 340–352.

Capítulo 2
Cuando las cosas se desequilibran

1. MedlinePlus, "Hormones" [Hormonas] http://www.nlm.nih.gov/medlineplus/hormones.html (consultado el 14 de enero de 2015).

2. SEER Training Modules, "Endocrine Glands and Their Hormones" [Las glándulas endócrinas y sus hormonas], National Cancer Institute, http://training.seer.cancer.gov/anatomy/endocrine/glands/ (consultado el 15 de enero de 2015).

3. CDC, "Prevalence of Disabilities and Associated Health Conditions Among Adults—United States (1999)" [Predominio de incapacidades y condiciones de salud asociadas entre los adultos: Estados Unidos (1999)], *Morbidity and Mortality Weekly Report* 50 [Reporte semanal de morbilidad y mortalidad 50] (2001): 120–125.

4. Sylvia Wassertheil-Smoller et al., "Effect of Estrogen Plus Progestin on Stroke in Postmenopausal Women: The Woman's Health Initiative: A Randomized Trial" [Efectos del estrógeno más progestina en la mujer postmenopáusica: Iniciativa de Salud Femenina: Una prueba aleatoria], *Journal of the American Medical Association* [Revista de la Asociación Médica Americana] 289 (28 de mayo de 2003): 2673–2684.

Capítulo 3
Tenían buenas intenciones

1. C. P. L. de Gardanne, *De la Ménopause ou de l'Âge Critique des Femmes* [De la menopausia o la edad crítica de las mujeres], (Paris: Chez Mequignon, Marvis, Libraire, 1821).

2. A. M. Farnham, "Alienist" [Alienista], *Neurologist* [Neurólogo] 8, no. 582 (1887).

3. *Ibíd*.

4. Suzanne W. Fletcher y Graham A. Colditz, "Failure of Estrogen Plus Progestin Therapy for Prevention" [Fracaso de la terapia preventiva de estrógeno más progestina], *Journal of the American Medical Association* [Revista de la Asociación Médica Americana] 288, no. 3 (2002): 366–368.

5. Grady D. Herrington et al., "Cardiovascular Disease Outcomes During 6-8 Years of Hormone Therapy" [Consecuencias cardiopáticas durante 6–8 años de terapia hormonal], Heart and Estrogen/Progestin Replacement Study Follow-Up (HERS II) [Seguimiento del Estudio de Reemplazo de Estrógeno/Progestina y Corazón], *Journal of the American Medical Association* [Revista de la Asociación Médica Americana] 288 (2002): 49–57.

6. K. Johnson, "HRT Linked to Increase in Urinary Incontinence" [Terapia de reemplazo hormonal ligada al incremento de incontinencia urinaria] *OB/Gyn News* 38, no. 12 (15 de junio de 2003): 1–2.

7. Writing Group for the Women's Health Initiative Investigation [Colaboradores de la investigación de la Iniciativa de Salud Femenina], "Risks and Benefits of Estrogen Plus Progestin in Healthy Menopausal Women: Principal Results From the Women's Health Initiative Randomized Controlled Trial" [Riesgos y beneficios del estrógeno más progestina en la salud de la mujer menopáusica: Resultados sobresalientes de la Prueba aleatoria controlada de la Iniciativa de Salud Femenina], *Journal of the American Medical Association* [Revista de la Asociación Médica Americana] 28 (2002): 321–333.

8. Adaptado de "Writing Group for the Women's Health Initiative Investigation" [Colaboradores de la investigación de la Iniciativa de Salud Femenina], *Journal of the American Medical Association* [Revista de la Asociación Médica Americana] 288 (2002): 321.

9. W. F. Posthuma et al., "Cardioprotective Effect of Hormone Replacement Therapy in Postmenopausal Women: Is the Evidence Biased?" [Efectos de protección cardiaca en la terapia de reemplazo hormonal en la mujer postmenopáusica: ¿Es la evidencia sesgada?] *British Medical Journal* [Revista médica británica] 308, no. 6939 (1994): 1268–9.

Capítulo 4
Cómo regular los síntomas del SPM y los ciclos menstruales

1. WomensHealth.gov, "Infertility" [Infertilidad] http://www.womenshealth.gov/publications/our-publications/fact-sheet/infertility.pdf (consultada el 16 de enero de 2015).

2. M. Yusoff Dawood, "Primary Dysmenorrhea: Advances in Pathogenesis and Management" [Dismenorrea primaria: Avances en su patogénesis y control], *Obstetrics and Gynecology* [Obstetricia y ginecología] 108 (Agosto de 2006): 428–441.

3. A. F. Walker et al., "Magnesium Supplementation Alleviates Premenstrual Symptoms of Fluid Retention" [Suplementación de magnesio aligera síntomas premenstruales de retención de líquidos] *Journal of Women's Health* [Revista de salud femenina] 7, no. 9 (1998): 1157–1165.

4. James LaValle, "Guide to Herb, Vitamin, and Mineral Use" [Guía de uso de hierbas, vitaminas y minerales] *OB/GYN Special Edition* [OB/GYN Edición especial], Primavera de 1999.

5. R. L. Reid and S. S. C. Yen, "Premenstrual Syndrome" [El síndrome premenstrual] *American Journal of Obstetrics and Gynecology* [Revista estadounidense de obstetricia y ginecología] 139 (1981): 85–104.

6. American Association of Clinical Endocrinologists [Asociación estadounidense de endocrinólogos clínicos], "Position Statement on Metabolic and Cardiovascular Consequences of Polycystic Ovary Syndrome" [Declaración de posición sobre las consecuencias metabólicas y cardiovasculares del síndrome de ovario poliquístico], *Endocrine Practice* 11, no. 2 (2005): 126–134.

Capítulo 5
Premenopausia, Menopausia, Postmenopausia

1. R. D. Gambrell, R. C. Maier, y B. I. Sanders, "Decreased Incidence of Breast Cancer in Postmenopausal Estrogen-Progesterone Users" [Disminución de la incidencia de cáncer de mama en usuarias de estrógeno-progesterona en la posmenopausia], *Obstetrics and Gynecology* [Obstetricia y ginecología] 62 (1983): 435–443; John R. Lee, "Osteoporosis Reversal: The Role of Progesterone" [Reversión de la osteoporosis: el papel de la progesterona], *International Clinical Nutrition Review* [Compendio de nutrición clínica internacional] 10, no. 3 (julio de 1990): 384–391; O. Picazo y A. Fernandez-Guasti, "Anti-Anxiety Effects of Progesterone and Some of Its Reduced Metabolites: An Evaluation Using the Burying Behavior Test" [Efectos antiansiedad de la progesterona y de algunos de sus metabolitos reducidos], *Brain Research* 680 (mayo de 1995): 135–141; J. C. Prior, "Progesterone as a Bone Trophic Hormone" [La progesterona como una hormona alimentaria ósea], *Endocrine Reviews* 11, no. 2 (mayo de 1990): 386–398.

2. John R. Lee, Jesse Hanley, y Virginia Hopkins, *What Your Doctor May Not Tell You About Premenopause* [Lo que quizá no le diga su doctor acerca de la premenopausia] (New York: Warner Books, 1999), 60.

3. L. Dennerstein et al., "A Prospective Population-Based Study of Menopausal Symptoms" [Un estudio prospectivo de población acerca de los síntomas de la menopausia], *Obstetrics and Gynecology* [Obstetricia y ginecología] 96 (2000): 351–358.

4. Kate Murphy, "The Dark Side of Soy" [El lado oscuro de la soya] BusinessWeek.com, 18 de diciembre de 2000, http://www.businessweek.com/2000/00_51/b3712218.htm (consultado el 2 de marzo de 2015).

5. C. M. Hasler, "The Cardiovascular Effects of Soy Products" [Los efectos cardiovasculares de los productos de soya] *Journal of Cardiovascular Nursing* [Revista de enfermería cardiovascular] 16, no. 4 (julio de

2002): 50–63; M. J. Messina, "Soy Foods and Soybean Isoflavones and Menopausal Health" [Alimentos de soya y los isoflavones del frijol de soya y la salud en la menopausia], *Nutrition in Clinical Care* [Nutrición en el cuidado clínico] 5, no. 6 (Noviembre-Diciembre de 2002): 272–282; L.W. Lissin y J. P. Cooke, "Phytoestrogens and Coronary Heart Disease" [Los fitoestrógenos y la cardiopatía coronaria], *Journal of American College of Cardiology* [Revista del Colegio Estadounidense de Cardiología] 35, no. 6 (mayo de 2000): 1403–1410; T. B. Clarkson y M. S. Anthony, "Phyoestrogens and Coronary Heart Disease", [Los fitoestrógenos y la cardiopatía coronaria], *Baillieres Clinical Endocrinology and Metabolism* [Endocrinología y metabolismo clínico Baillieres] 12, no. 4 (diciembre de 1998): 589–604; G. Burke et al., "Soy Protein and Isoflavone Effects on Vasomotor Symptoms in Peri- and Postmenopausal Women: The Soy Estrogen Alternative Study" [La proteína de la soya y los efectos de los isoflavones en los síntomas vasomotores en la mujer postmenopáusica: Estrógenos de la soya, un estudio alternativo] *Menopause* [Menopausia] 10, no. 2 (2003): 147–153.

   6. E. Liske, "Therapeutic Efficacy and Safety of *Cimicifuga Racemosa* for Gynecologic Disorders" [Eficacia y seguridad del uso de la *Actaea racemosa* en trastornos ginecológicos], *Advances in Therapy* [Avances en terapia] 15 (1998): 45–53.

   7. S. Lieberman, "A Review of the Effectiveness of *Cimicifuga Racemosa* (Black Cohosh) for the Symptoms of Menopause" [Una revisión de la efectividad de la *Actaea racemosa* (Cimífuga) para los síntomas de la menopausia], *Journal of Women's Health* [Revista de salud femenina] 7, no. 5 (junio de 1998): 525–529; A. Petho, "Menopausal Complaints: Changeover of a Hormone Treatment to an Herbal Gynecological Remedy Practicable?" [Problemas en la menopausia: ¿Se puede hacer el cambio de un tratamiento hormonal a un remedio herbal ginecológico?], *Ärztliche Praxis Gynäkol* 38 (1987): 1551–1553.

   8. V. Stearns et al., "A Pilot Trial Assessing the Efficacy of Paroxetine Hydrochloride (Paxil) in Controlling Hot Flashes in Breast Cancer Survivors" [Una prueba piloto para evaluar la eficacia del hidrocloruro de paroxetina (Paxil) para controlar sofocos en sobrevivientes de cáncer de mama], *Annals of Oncology* [Anales de oncología] 11 (2000): 17–22.

   9. J. Trabal, "Hormonal Changes Associated With Menopause" [Los cambios hormonales asociados a la menopausia], *Therapeutic Interventions in Menopause: The Role of Estrogens* [Las intervenciones terapéuticas en la menopausia, el papel de los estrógenos] (agosto de 2000): 4.

   10. L. Boothby et al., "Bio-Identical Hormone Therapy: A Review" [Terapia hormonal Bioidéntica], *Menopause* [Menopausia] 11, no. 3 (2004): 356–365.

   11. National Institutes of Health, "Questions and Answers About Estrogen-Plus-Progestin Hormone Therapy" [Preguntas y respuestas acerca de la terapia de estrógeno más progestina].

Capítulo 6
Cambios de humor: estrés, enojo, depresión y ansiedad

   1. S. E. Taylor et al., "Female Responses to Stress: Tend and Befriend, Not Fight or Flight" [Respuestas femeninas ante el estrés: "Cuidar y Fraternizar", y no "Pelear y Huir"], *Psychological Review* [Compendio de psicología] 107, no. 3 (2000): 419–429.

Capítulo 7
Cardiopatías

   1. CardioSmart, "Heart Disease Statistics" [Estadística de cardiopatías], American College of Cardiology, https://www.cardiosmart.org/Heart-Basics/CVD-Stats (consultado el 2 de marzo de 2015).

   2. K. J. Mukamal et al., "Tea Consumption and Mortality Rates After Acute Myocardial Infarction" [El consumo de té y las tasas de mortalidad después de un infarto agudo al miocardio], *Circulation* [Circulación] 105 (21) (28 de mayo de 2002): 2476–81; J. D. Lambert y C. S. Yang, "Cancer Chemopreventative Activity and Bioavailability of Tea and Tea Polyphenols" [Actividad quimiopreventiva del cáncer y la biodisponibilidad del té y los polifenoles del té], *Mutation Research* [Investigación de mutación] 523–524 (Febrero-Marzo de 2003): 201–208.

3. American Heart Association, "Statistical Fact Sheet—2014 Update, Women and Cardiovascular Diseases" [Hoja estadística de datos: Actualización 2014, la mujer y los padecimientos cardiovasculares] http://www.heart.org/idc/groups/heart-public/@wcm/@sop/@smd/documents/downloadable/ucm_462 030.pdf (consultado el 19 de enero de 2015).

4. Frank B. Hu y W. C. Willett, "Optimal Diets for Prevention of Coronary Heart Disease" [Dietas óptimas para la prevención de la cardiopatía coronaria], *Journal of the American Medical Association* [Revista de la Asociación Médica Americana] 288, no. 20 (2002): 2569–2578.

5. E. Guallar e Inmaculada Sanz-Gallardo, "Mercury, Fish Oils, and the Risk of Myocardial Infarction" [El mercurio, los aceites de pescado y el riesgo de un infarto al miocardio], *New England Journal of Medicine* [Revista de medicina de Nueva Inglaterra] 347, no. 22 (2002): 1747–1754.

6. W. E. Kraus y J. A. Houmard, "Effects of the Amount and Intensity of Exercise on Plasma Lipoproteins" [Efectos de la cantidad e intensidad del ejercicio en las lipoproteínas del plasma], *New England Journal of Medicine* [Revista de medicina de Nueva Inglaterra] 347, no. 19 (2002): 1483–1492.

7. T. Zheng et al., "Glutathione 2-transferase M1 and T1 Genetic Polymorphisms, Alcohol Consumption and Breast Cancer Risk" [Polimorfismos genéticos de glutatión 2-transferasa M1 y T1, consumo de alcohol y riesgo de cáncer de mama], *British Journal of Cancer* [Revista británica sobre el cáncer] 88, no. 1 (13 de enero de 2003): 58–62.

8. Para calcular el IMC, vea por ejemplo, http://www.webmd.com/diet/body-bmi-calculator.

9. FamilyDoctor.org, "High Blood Pressure: Diagnosis & Tests" [Presión arterial alta; diagnóstico y pruebas], agosto de 2014 http://familydoctor.org/familydoctor/en/diseases-conditions/high-blood-pressure /diagnosis-tests.html (consultado el 19 de enero 2015).

10. M. R. Joffres, D. M. Reed y K. Yano, "Relationship of Magnesium Intake and Other Dietary Factors to Blood Pressure: The Honolulu Heart Study" [Relación entre el consumo de magnesio y otros factores dietéticos de la presión arterial: Estudio Cardiaco Honolulu], *American Journal of Clinical Nutrition* [Revista de nutrición clínica estadounidense] 45(2) (febrero de 1987): 469–476.

11. N. M. Rao et al., "Angiotensin Converting Enzyme Inhibitors From Ripened and Unripened Bananas" [Inhibidores de enzimas convertidoras de angiotensina de plátanos maduros y sin madurar], *Current Science* [Ciencia actual] 76 (1999): 86–88.

Capítulo 8
El cáncer de mama y otros cánceres femeninos

1. National Cancer Institute, "Breast Cancer" [Cáncer de mama], http://www.cancer.gov/cancertopics /types/breast (consultado el 19 de enero de 2015).

2. American Cancer Society [Sociedad Americana del Cáncer], "What Are the Key Statistics About Breast Cancer?" [¿Cuáles son las estadísticas clave acerca del cáncer de mama?], http://www.cancer.org /cancer/breastcancer/detailedguide/breast-cancer-key-statistics (consultado el 19 de enero de 2015).

3. American Cancer Society, "Breast Cancer: Facts and Figures 2013-2014" [Cáncer de mama: datos y cifras 2013-2014], http://www.cancer.org/acs/groups/content/@research/documents/document/acspc -042725.pdf (consultado el 19 de enero de 2015).

4. American Cancer Society, "What Are the Key Statistics About Breast Cancer?" [¿Cuáles son las estadísticas clave acerca del cáncer de mama?].

5. Health Canada, "It's Your Health: Breast Cancer" [Su salud: Cáncer de mama] http://publications .gc.ca/collections/collection_2008/hc-sc/H50-3-157-2004E.pdf (consultado el 19 de enero de 2015).

6. D. D. Baird et al., "Dietary Intervention Study to Assess Estrogenicity of Dietary Soy Among Postmenopausal Women" [Estudio de intervención dietética para evaluar la estrogenicidad de la dieta a base de soya en las mujeres en menopausia], *Journal of Clinical Endocrinology and Metabolism* [Revista de endocrinología clínica y metabolismo] 80 (1995): 1685–1690.

7. M. Messina et al., "Gaining Insight Into the Health Effects of Soy but a Long Way Still to Go: Commentary on the Fourth International Symposium on the Role of Soy in Preventing and Treating Chronic

Disease" [Adquisición de conocimientos acerca de los efectos saludables de la soya, pero aún hay camino por recorrer: comentario sobre el cuarto simposio del papel de la soya en la prevención y tratamiento de enfermedades crónicas] *Journal of Nutrition* [Revista de nutrición] 132 (2002): 547S–551S.

8. R. K. Tiwari et al., "Selective Responsiveness of Human Breast Cancer Cells to Indole-3-Carbinol, a Chemopreventive Agent" [Sensibilidad selectiva de las células humanas de cáncer de mama al Indole-3-Carbinol, un agente quimiopreventivo], *Journal of the National Cancer Institute* [Revista del Instituto Nacional de Cáncer] 86, no. 2 (enero de 1994): 126–131.

9. L. Nystrom et al., "Long-Term Effects of Mammography Screening: Updated Overview of the Swedish Randomised Trials" [Los efectos a largo plazo de las mamografías: Un panorama actualizado de las pruebas aleatorias suecas], *Lancet* [Lanceta] 359 (marzo 16 de 2002): 909–919.

10. American Cancer Society, "What Are the Key Statistics About Cervical Cancer?" [¿Cuáles son las estadísticas clave acerca del cáncer cervical?], 19 de julio de 2014, http://www.cancer.org/cancer/cervical cancer/detailedguide/cervical-cancer-key-statistics (consultado el 19 de enero de 2015).

11. *Ibíd.*

12. University of Texas, MD Anderson Cancer Center, "Uterine Cancer Research Program" [Programa de investigación del cáncer de útero], http:// www.mdanderson.org/education-and-research/research-at-md -anderson/basic-science/research-programs/uterine-cancer-research-program/index.html (consultado el 19 de enero de 2015).

13. University of Texas, MD Anderson Cancer Center, "Uterine Cancer Prevention and Screening" [Análisis y prevención del cáncer de útero], http://www.mdanderson.org/patient-and-cancer-information/cancer -information/cancer-types/uterine-cancer/prevention/index.html (consultado el 19 de enero de 2015).

14. National Cancer Institute, "Ovarian Cancer" [Cáncer de ovario], http://www.cancer.gov/cancertopics /types/ovarian (consultado el 19 de enero de 2015).

15. National Cancer Institute, "General Information about Ovarian Epithelial Cancer" [Información general acerca del cáncer de epitelio del ovario], http://www.cancer.gov/cancertopics/pdq/treatment/ovarian epithelial/Patient (consultado el 19 de enero de 2015).

16. American Cancer Society, "Survival Rates for Ovarian Cancer, by Stage" [Tasas de supervivencia del cáncer de ovario, por edades], http://www.cancer.org/ cancer/ovariancancer/detailedguide/ovarian-cancer -survival-rates (consultado el 19 de enero de 2015).

17. L. S. Cook, M. L. Kamb, y N. S. Weiss, "Perineal Powder Exposure and the Risk of Ovarian Cancer" [Exposición perineal al polvo y el riesgo de cáncer de ovario] *American Journal of Epidemiology* [Revista estadounidense de epidemiología] 145, no. 5 (marzo de 1997): 459–465.

Capítulo 9
Osteoporosis

1. Tori Hudson, *Women's Encyclopedia of Natural Medicine* [Enciclopedia de medicina natural de la mujer] (Nueva York: McGraw Hill Companies, 2008), 238.

2. William S. Pietrzak, *Musculoskeletal Tissue Regeneration* [Regeneración del tejido muscoloesquelético] (Nueva York: Humana Press, 2008), 48.

3. Hudson, *Women's Encyclopedia of Natural Medicine* [Enciclopedia de medicina natural de la mujer].

4. Pietrzak, *Musculoskeletal Tissue Regeneration* [Regeneración del tejido muscoloesquelético].

5. HealthyNewAge.com, "Osteoporosis Home Test" [Prueba casera de osteoporosis], http://www.healthy newage.com/osteoporosis-progesterone.htm (consultado el 20 de enero de 2015).

6. Ernesto Canalis, Andrea Giustina, y John P. Bilezikian, "Mechanisms of Anabolic Therapies for Osteoporosis" [Mecanismos de terapia anabólica para osteoporosis], *New England Journal of Medicine* [Gaceta de medicina de Nueva Inglaterra] 357, no. 9 (30 de agosto de 2007): 905–916.

7. Adaptado de Carolyn Riester O'Connor y Sharon Perkins, *Osteoporosis for Dummies* [Osteoporosis para dummies] (Indianapolis, IN: Wiley Publishing Inc., 2005), 134–135.

8. *Obstetrics and Gynecology* [Obstetricia y ginecología] 104, "Hormone Therapy: Osteoporosis" [Terapia hormonal: Osteoporosis] (2004): S66–S76.

9. National Institute of Arthritis and Musculoskeletal and Skin Disorders, "Information About the Musculo skeletal and Skin Systems" [Información acerca del sistema musculoesquelético y la piel], http://science .education.nih.gov/supplements/nih6/Bone/guide/info_musculo_skin-a.htm (consultado el 20 de enero de 2015).

10. Herbal-Supplements-Guide.com, "Best Calcium Supplements" [Los mejores suplementos de calcio] http://www.herbal-supplements-guide.com/best-calcium-supplements.html (consultado el 20 de enero de 2015).

11. Jack Challem, ed., *User's Guide to Nutritional Supplements* [Guía del usuario de suplementos nutricionales] (North Bergen, NJ: Basic Health Publications Inc., 2003).

12. Brigham and Women's Hospital, "Hip Fracture" [Fractura de cadera] http://healthlibrary.brigham andwomens.org/Library/Encyclopedia/85,P08957 (consultado el 20 de enero de 2015).

13. UW Medicine Department of Radiology, "Osteopenia" [Osteopenia] http://www.rad.washington.edu /academics/academic-sections/msk/teaching-materials/online-musculoskeletal-radiology-book/osteopenia (consultado el 20 de enero de 2015).

14. World Health Organization, "WHO Scientific Group on the Assessment of Osteoporosis at Primary Health Care Level" [Grupo científico para la evaluación de la osteoporosis en el nivel de cuidados de salud primaria de la OMS], http://www.who.int/chp/topics/Osteoporosis.pdf (consultado el 20 de enero de 2015).

15. D. Cerimele, L. Celleno, y F. Serri, "Physiological Changes in Aging Skin" [Cambios fisiológicos en el envejecimiento de la piel], *British Journal of Dermatology* [Revista británica de dermatología] 122, no. 35 (Abril de 1990): S13–S20.

16. National Institutes of Health, "Calcium Fact Sheet for Consumers" [Hoja de datos de consumidores de calcio], http://ods.od.nih.gov/factsheets/Calcium-Consumer/ (consultado el 20 de enero de 2015).

17. AlgaeCal.com, "Calcium Absorption—Bioavailability and Solubility" [Absorción del calcio: biodisponibilidad y solubilidad], http://www.algaecal.com/calcium-absorption.html (consultado el 20 de enero de 2015).

18. National Cancer Institute, "Calcium and Cancer Prevention: Strengths and Limits of the Evidence" [El calcio y la prevención del cáncer: Fortalezas y límites de la evidencia], http://www.cancer.gov/cancer topics/factsheet/prevention/calcium (consultado el 20 de enero de 2015).

Capítulo 10
Control de peso

1. O bien, use un calculador de IMC en línea como http://www.webmd.com/diet/body-bmi-calculator.

2. A. H. Mokdad et al., "Prevalence of Obesity, Diabetes, and Obesity-Related Health Risk Factors, 2001" [Prevalencia de obesidad, diabetes y obesidad relacionada con los factores de riesgo en la salud, 2001], *Journal of the American Medical Association* [Revista de la Asociación Médica Americana] 289, no. 1 (2003): 76–79.

3. Edward R. Rosick, "Cortisol, Stress, and Health" [Cortisol, estrés y salud], *Life Extension* [Prolongación de la vida], diciembre de 2005 http://www.lef.org/magazine/2005/12/report_cortisol/Page-02 (consultado el 20 de enero de 2015).

4. Centers for Disease Control and Prevention, "Physical Activity: Why Strength Training?" [Actividad física: ¿El porqué del entrenamiento de fuerza?], http://www.cdc.gov/physicalactivity/growingstronger/why /index.html (consultado el 20 de enero de 2015).

5. Georgia State University, "Strength Training Main Page" [Página principal del entrenamiento de fuerza], Department of Kinesiology and Health [Departamento de Quinesiología y Salud], http://www2 .gsu.edu/~wwwfit/strength.html (consultado el 20 de enero de 2015).

Capítulo 11
La memoria y la claridad mental

1. Adaptado de Dharma Khalsa, *Brain Longevity [Longevidad cerebral]*, (Nueva York: Warner Books, Inc., 1997).

2. W. D. Heiss et al., "Activation of PET as an Instrument to Determine Therapeutic Efficacy in Alzheimer's Disease" [Activación de la tomografía por emisión de positrones (PET por sus siglas en inglés) como instrumento para determinar la eficacia terapéutica en la enfermedad de Alzheimer], *Annals of the New York Academy of Sciences* [Anales de la Academia de Ciencias de Nueva York] 695 (1993): 327–331.

3. Suvi Rovio, Ingemar Kareholt, y Eeva-Liisa Helkala, "Leisure-time Physical Activity at Midlife and the Risk of Dementia and Alzheimer's Disease" [La actividad física durante el tiempo libre en la edad madura y el riesgo de demencia y la enfermedad de Alzheimer], *The Lancet Neurology* 4, no. 11 (noviembre de 2005): 705–711; Eric Larson et al., "Exercise Is Associated With Reduced Risk for Incident Dementia Among Persons Sixty-Five Years of Age and Older" [El ejercicio es asociado con la reducción del riesgo de demencia incidental en las personas a partir de los sesenta y cinco años de edad], *Annals of Internal Medicine* [Anales de medicina interna] 144, no. 2 (17 de enero de 2006): 73–81.

4. William T. Greenough, Neal J. Cohen, y Janice M. Juraska, "New Neurons in Old Brains: Learning to Survive?" [Nuevas neuronas en cerebros viejos: ¿Aprender a sobrevivir?], *Nature Neuroscience* [Neurociencia natural] 2 (1999), 203–205.

5. Cenacchi et al., "Cognitive Decline in the Elderly: A Double-Blind, Placebo-Controlled Multicenter Study on Efficacy of Phosphatidylserine Administration" [Declive cognitivo en los ancianos: Un estudio multicentro doble ciego, controlado por placebo sobre la eficacia de la administración de fosfatidilserina], *Aging* [Envejecer] (Milano) 5, no. 2 (abril de 1993): 123–33.

Capítulo 12
Problemas para dormir e insomnio

1. National Sleep Foundation, "Women and Sleep" [La mujer y el sueño], http://sleepfoundation.org /sleep-topics/women-and-sleep (consultado el 20 de enero de 2015).

2. Better Health Channel, "Sleep Deprivation" [La privación del sueño] http://www.betterhealth.vic.gov .au/bhcv2/bhcarticles.nsf/pages/Sleep_deprivation?OpenDocument (consultado el 20 de enero de 2015).

3. College of Nursing Villanova University, "Symptoms of Sleep Deprivation" [Síntomas de la privación del sueño] http://nurseweb.villanova.edu/womenwithdisabilities/sleep/slpdep.htm (consultado el 20 de enero de 2015).

4. M. W. Johns, "A New Method for Measuring Daytime Sleepiness: The Epworth Sleepiness Scale" [Un nuevo método de medición de somnolencia diurna: La escala de somnolencia de Epworth], *Sleep [El sueño]* 14 (1991): 540–545. Copyright M. W. Johns, 1990–1997. Reproducido con permiso.

5. J. R. Thomas et al., "Tyrosine Improves Working Memory in a Multitasking Environment" [La tirosina mejora la memoria en un ambiente multitareas], *Pharmacology, Biochemistry, and Behavior* [Farmacología, bioquímica y comportamiento] 64, no. 3 (noviembre de 1999): 495–500.

6. E. U. Vorbach et al., "Therapy for Insomnia: Efficacy and Tolerability of a Valerian Preparation. 600 mg of Valerian" [Terapia para el insomnio: eficiencia y tolerancia de la preparación de valeriana. 600 mg de valeriana], *Psychopharmakotherapie* [Psicofarmacoterapia] 3 (1996): 109–115.

7. Sally Squires, "Back to Basics" [De regreso a lo básico], *Washington Post*, 25 de septiembre de 2001, F1.

Capítulo 13
Pelee contra el envejecimiento a través de restaurar su equilibrio hormonal

1. Como se citó en Christiane Northrup, *Women's Bodies, Women's Wisdom* [Cuerpos de mujeres, sabiduría de mujeres], (Nueva York: Bantam Books, 2010), 754. Consultado en Google Books.

2. Thinkexist.com, "Carl Bard Quotes" [Citas de Carl Bard], http://thinkexist.com/quotes/carl_bard/ (consultado el 20 de enero de 2015).

Capítulo 14
Alimentos esenciales para la salud hormonal de la mujer

1. S. J. Baek et al., "Resveratrol Enhances the Expression of Nonsteroidal Anti-inflammatory DrugActi-vated Gene (NAG1) by Increasing the Expression of p53" [El resveratrol realza la expresión de gen activado por antinflamatorios no esteroídicos (NAG1) por medio de realzar la expresión del p53], *Carcinogenesis*, 23(3) (2002): 425–343.

2. E. T. Eng et al., "Anti-aromatase Chemicals in Red Wine" [Las sustancias inhibidoras de aromatasa en el vino tinto], *Annals of the New York Academy of Sciences* [Anales de la Academia de Ciencias de Nueva York] 963 (2002): 239–246.

3. 34 Menopause Symptoms, "Fewer Japanese Women Experience Night Sweats" [Menos mujeres japonesas sufren de sudores nocturnos], http://www.34-menopause-symptoms.com/fewer-japanese-women-experience-night-sweats.htm (consultado el 20 de enero de 2015).

4. María I. Gil et al., "Antioxidant Activity of Pomegranate Juice and Its Relationship With Phenolic Composition and Processing" [La actividad antioxidante del jugo de granada y su relación con el proceso y composición fenólica], *Journal of Agricultural and Food Chemistry* [Revista de agricultura y química alimenticia] 48, no. 10 (2000): 4581–4589.

5. Salahuddin Ahmed et al., "*Punica Granatum L.* Extract Inhibits IL-1ß Induced Expression of Matrix Metalloproteinases by Inhibiting the Activation of MAP Kinases and NF-B in Human Chondrocytes In Vitro" [Extracto de *Punica granatum l.* inhibe la expresión inducida de la matriz de metaloproteinasas IL-1ß por medio de inhibir la activación de proteína quinasas activadas por mitógenos y NF-B en condrocitos humanos *in vitro*], *Journal of Nutrition* [Revista de nutrición] 135 (2005): 2096–2102.

6. H. M. Kwak et al., "BetaSecretase (BACE1) Inhibitors From Pomegranate Husk" [Inhibidores de la enzima BetaSecretasa (BACE1) de la cáscara de la granada], *Archives Pharmacal Research* [Archivos de investigación farmacéutica] 28 (2005): 1328–1332.

7. Linda Page, *Healthy Healing [Sanidad saludable]*, 11 edición. (N.p.: Traditional Wisdom Inc., 2000), 170.

Capítulo 15
Vitaminas y suplementos esenciales para la salud hormonal de la mujer

1. De "Iron: Fact Sheet" [Hierro: hoja de datos], National Institutes of Health, http://ods.od.nih.gov /factsheets/Iron-Consumer/ (consultado el 11 de noviembre de 2014).

2. J. F. Rosenbaum et al., "The Antidepressant Potential of Oral S-Adenosyl-L-Methionine" [El potencial antidepresivo del S-adenosil l-metionina oral], *Acta Psychiatrica Scandinavica [Acta psiquiátrica escandinava]* 81, no. 5 (mayo de 1990): 432–436.

3. K. Zmilacher et al., "L-5Hydroxytryptophan Alone and in Combination With a Peripheral Decarboxylase Inhibitor in the Treatment of Depression" [El 5- Hidroxitriptófano solo y en combinación con un inhibidor periférico decarboxilasa en el tratamiento de la depresión], *Neuropsychobiology* [Neuropsicobilogía] 20, no. 1 (1988): 28–35.

4. O. M. Wolkowitz, "Antidepressant and Cognition-Enhancing Effects of DHEA in Major Depression" [Efecto antidepresivo y de realce cognitivo de la DHEA en depresiones mayores], *Annals of the New York Academy of Sciences* [Anales de la Academia de Ciencias de Nueva York] 774 (diciembre de 1995): 337–339.

Capítulo 16
Prácticas de un estilo de vida saludable para toda mujer

1. D. Baker and C. Stauth, *What Happy People Know: How the New Science of Happiness Can Change Your Life for the Better* [Lo que las personas felices saben: Cómo la nueva ciencia de la felicidad puede cambiar su vida en una vida mejor], (Emmaus, PA: Rodale, 2002).

2. H. G. Koenig, "The Relationship Between Religious Activities and Blood Pressure in Older Adults" [La relación entre las actividades religiosas y la presión arterial en las personas mayores], *International Journal of Psychiatry in Medicine* [Revista internacional de psiquiatría en medicina] 28, no. 2 (1998): 159–263.

3. D. Hales, "Why Prayer Could Be Good Medicine" [Por qué la oración puede ser una buena medicina], Parade (23 de marzo de 2003): 4–5.

4. M. W. D'Agostino et al., "Primary and Subsequent Coronary Risk Appraisal: New Results From the Framingham Study" [Evaluación de los riesgos coronarios primarios y subsecuentes: Nuevos resultados del Estudio Framingham], *American Heart Journal* [Revista estadounidense del corazón] 139 (2000): 272–281.

persestir insistir y Jamas insestir